Yogaterapia para combatir el insomnio y recuperar el sueño

LISA SANFILIPPO

Yogaterapia para combatir el insomnio y recuperar el sueño

Un método integral basado en la neurociencia que ayuda a dormir bien y a conservar la energía a lo largo del día

EDICIONES OBELISCO

Si este libro le ha interesado y desea que le mantengamos informado de nuestras publicaciones, escríbanos indicándonos qué temas son de su interés (Astrología, Autoayuda, Ciencias Ocultas, Artes Marciales, Naturismo, Espiritualidad, Tradición...) y gustosamente le complaceremos.

Puede consultar nuestro catálogo en www.edicionesobelisco.com

Colección Salud i Vida natural
YOGATERAPIA PARA COMBATIR EL INSOMNIO Y RECUPERAR EL SUEÑO
Lisa Sanfilippo

1.ª edición: febrero de 2021

Título original: *Yoga Therapy for Insomnia and Sleep Revovery*

Traducción: *Xènia Pawlowsky*
Maquetación: *Marga Benavides*
Corrección: *M.ª Jesús Rodríguez*
Diseño de cubierta: *Isabel Estrada*

Edita: Ediciones Obelisco, S. L.
Collita, 23-25 Pol. Ind. Molí de la Bastida
08191 Rubí - Barcelona - España
Tel. 93 309 85 25
E-mail: info@edicionesobelisco.com

ISBN: 978-84-9111-677-6
Depósito Legal: B-1.460-2021

Impreso en los talleres gráficos de Romanyà/Valls, S. A.
Verdaguer, 1 - 08786 Capellades (Barcelona)

Printed in Spain

Este libro está dedicado al recuerdo de dos personas
muy especiales para mí que siempre vivirán en mi corazón
y me visitarán en mis sueños:
Kevin Collis y Susan Z. Watson.

Agradecimientos

Un enorme agradecimiento a la familia Sanfilippo: Margaret, Charles y Diane, a los difuntos Barbara y Bill, y a los yoguis de la familia: John, Bob y Susan, por darme a conocer al tofu y los gurus, los malas y los mantras. Y a mi familia de expatriados: Simon Austin, Beverly Bonner, Susanne Miller, Jane de Teliga, Grace Saunders y Katinka Blackford Newman. También estoy eternamente agradecida a Anodea Judith, quien me mostró un modelo de yogaterapia que me llegó al corazón y me despertó el alma.

Igualmente deseo dar las gracias a un excelente grupo de comentaristas y revisores, entre ellos Katy Baldock, el doctor Shivanthi Sathanandan, el doctor Matteo Bernardotto, Kate Hewett Taylor y Theo Kyriakos.

Asimismo, hubo un equipo especial de personas que me hablaron de los traumas y del yoga sensible al trauma: Alexandra Cat, Frances Ross, Linda Karle y Theodora Wildcroft. Un agradecimiento muy especial a Heather Mason, del Minded Institute, por su colaboración y sus aportaciones.

Entre las personas cuyas enseñanzas y atenciones inspiradoras contribuyeron a la creación de este libro se encuentran Jono Condous, Jillian Lavender y Michael Miller, y la doctora Barbara Mariposa. Doy las gracias a Masha Pimas sus detallados dibujos, amorosamente creados; y a Jonathan Thompson por modelar algunas de las prácticas.

Me considero increíblemente afortunada por contar con el apoyo incansable de mis dos centros de yoga en Londres, donde nacieron los talleres y cursos que imparto. Siempre estaré agradecida a Jonathan Sattin y a su equipo en Triyoga; y a Elizabeth Stanley y su equipo en The Life Center y Yogacampus. Mi gratitud y aprecio van dirigidos también a todas las personas que me han permitido ofrecerles mi ayuda para que recuperen el sueño. Hemos aprendido unos de otros.

Gracias también al increíblemente paciente equipo de Singing Dragon: Sarah Hamlin, Victoria Peters y Vera Sugar.

Y, finalmente, mis más cálidos abrazos a los lugares y amigos que me ofrecieron sus casas para alojarme y escribir, así como unas relajantes tazas de té y aire fresco: Lucilla Green y su casa verde en Ibiza; Anais Theyskens y Sivaroshan Sahathevan, Hopewell y Lantern Cottages y The Hundred Monkeys en Glastonbury.

Descargos de responsabilidad

En este libro se han hecho todos los esfuerzos posibles para garantizar que la información que contiene sea correcta, pero de ninguna manera sustituye el consejo médico. Antes de seguir cualquier terapia complementaria o alternativa, el lector debe consultar siempre a un médico cualificado. Ni el editor ni la autora se hacen responsables de las consecuencias de cualquier decisión tomada a partir de la información recogida en este libro.

Introducción a la recuperación del sueño

Método de yogaterapia

Superar el insomnio y disfrutar de un sueño mejor y más reparador

El sueño es un recurso vital: nos restablece y repone a todos los niveles. En la actualidad, para un número cada vez más creciente de personas, conciliar el sueño se ha vuelto difícil o problemático. Es posible que el insomnio sea ahora más frecuente o tal vez que estemos hablando más abiertamente que nunca de los problemas del sueño. De cualquier manera, el insomnio o el sueño de baja calidad puede provenir de muchos otros desequilibrios en nuestra salud física o mental, o bien contribuir a ellos. Cuando no podemos dormir, dormimos mal, nos despertamos a medianoche, o nos levantamos aturdidos y cansados, podemos entrar en un círculo vicioso de todo tipo de problemas, desde dificultades de memoria hasta cambios en el estado de ánimo, en el sistema hormonal o en la química cerebral.

Este libro está escrito principalmente para terapeutas: terapeutas manuales y psicoterapeutas, médicos, maestros, sanadores, asistentes y médicos de todo tipo. Las personas acuden a nosotros en busca de soluciones y queremos ayudarlas a dejar atrás los dolores, a recuperar el equilibrio y comenzar a disfrutar nuevamente de sus vidas. Si tu cliente o paciente supiera qué hacer para resolver sus problemas y pudiera tomar medidas, no acudiría a ti. Aquí encontrarás algunas respuestas relacionadas con tu propia capacitación y experiencia. El libro te aportará un enfoque holístico y un conjunto de potentes herramientas para alcanzar un mejor sueño. Las cinco partes en las que se distribuye este libro pretenden dirigirse a la persona de manera global con soluciones creativas y flexibles. Consideradas de manera conjunta, y usadas de manera sensible y hábil, ayudarán a tus clientes a recuperar el sueño a corto y largo plazo.

¿Problemas para dormir? El insomnio y otros trastornos

Parece ser que vivimos en una sociedad cansada, en tensión. Necesitamos soluciones para poder dormir a la hora de dormir y para sentirnos despiertos durante el día que respeten nuestros cuerpos y sus ritmos naturales. El doctor Jim Horne, médico británico, pasó su vida profesional trabajando con los problemas del sueño y del insomnio; escribió dos libros sobre el tema (Horne, 2007, 2016), y descubrió que la mejor medicina para dormir bien es tener una vida feliz y saludable. Si bien procedemos de diferentes prácticas y experiencias, estoy totalmente de acuerdo con el doctor Horne. Cuando estamos felices y sanos, está claro que solemos dormir bien por la noche.

Como descubrió el doctor Horne, la limitación de la medicina moderna radica en que debe centrarse en el tratamiento de problemas agudos, en vez de mantener el bienestar, por lo que la felicidad está, de alguna manera, fuera de su territorio. Uno de los enfoques de la yogaterapia abarca esa tarea en su conjunto: lidiar con los efectos de los problemas agudos, resolver el problema subyacente reparando los desequilibrios que creó el problema, y restablecer y mantener el bienestar durante todo el ciclo de la vida. La yogaterapia va incluso más allá: promueve no sólo el bienestar físico sino también una sintonización más profunda con los aspectos mentales, emocionales e incluso espirituales. En cierto modo, **el insomnio puede ser, a través de la yogaterapia, un camino hacia el despertar.**

En este libro, abordaremos métodos más convencionales para combatir el insomnio, incluidos los modelos médicos, y luego exploraremos los recursos que ofrece un enfoque holístico de yogaterapia. Muchas de las opciones que aquí se consideran concuerdan totalmente con las investigaciones y las pruebas médicas, especialmente cuando se entrelazan con los enfoques cognitivo-conductuales. Otros aspectos de este programa van mucho más allá del dominio de la medicina moderna, pues incorporan métodos tradicionales basados en el yoga y probados en el tiempo que devuelven a la persona la capacidad de equilibrarse y curarse a sí misma antes de que resurjan los problemas.

El insomnio y los problemas de sueño: ¿Quiénes son y cuántas personas se ven afectadas por ellos?

Empecemos de manera práctica: ¿qué significa dormir bien? Dormir bien significa despertarse sintiéndose lo suficientemente fresco como para pasar el día con la energía adecuada para satisfacer las demandas diarias razonables. La cantidad de sueño necesaria varía de persona a persona, oscilando de las siete a las nueve horas diarias, aproximadamente. Algunas personas duermen más o menos horas, con un sueño más o menos profundo, sin que eso sea problemático. Por otro lado, dormir bien no significa que el individuo se acueste, cierre los ojos y duerma de inmediato profundamente, que no se agite en toda la noche y que se levante renovado tras ocho horas de sueño diarias. Dormir bien no significa que el cuerpo humano sienta una energía infinita cuando está despierto. Tampoco significa no necesitar descansar y tener un tiempo de inactividad además de dormir. **No somos máquinas que pasan de *on* a *off* y que durante el día vuelven a funcionar con un nivel constante de energía a lo largo de toda la jornada**. Todos tenemos flujos, reflujos y ritmos. La mayoría de nosotros experimentamos variaciones del sueño durante la semana; el sueño se ve afectado por muchos factores, desde la comida y la bebida hasta la exposición a la luz solar, o nuestro estado emocional. En los próximos capítulos trataremos con cierto detalle muchos de estos factores, y existen una gran variedad de excelentes obras que los contemplan más allá de lo que podemos hacer nosotros en este libro de yogaterapia.

Además de las fluctuaciones normales, el insomnio se ha convertido en un problema mundial. Se cree que la prevalencia del insomnio es más o menos similar en Estados Unidos, Reino Unido, Alemania, Australia y Japón (Havens *et al.*, 2017). Hay estudios que muestran que el 10-20 % de la población general de Estados Unidos experimenta insomnio, y el 50 % de esa población experimenta insomnio crónico (Buysse, 2013). Otros estudios elevan la cifra de insomnio en Estados Unidos a un 23,6 % (Roth *et al.*, 2011). En una reciente encuesta comercial británica (Dreams, 2016), más del 60 % de los encuestados afirmaron no estar contentos con las horas que dedicaban al sueño; casi el 30 % dijo que nunca se despertaba sintiéndose renovado, y el 74 % de los encuestados dijo que le preocupaba no dormir bien por la noche. En otro estudio realizado en 2017 (Sleep Council, 2017) se informó de que casi un tercio de los británicos (un 30 %) apreciaba que dormía mal.

Éste no es tan sólo un problema de salud *personal,* sino que es también un problema de salud pública. El insomnio puede causar pérdida de productividad en el trabajo, así como un mayor riesgo de accidentes de tráfico y de maquinaria, y puede llevar a errores de falta de atención hacia los demás. El insomnio aumenta indirectamente los gastos de atención médica a las personas, afecta a la salud pública a consecuencia del deterioro del funcionamiento del sistema inmunitario, y es posible que tenga ciertos vínculos con los índices de cáncer, de ansiedad y de depresión. **Restablecer el sueño deteriorado antes de que alcance un nivel crítico y ayudar a las personas a superar el insomnio puede ser una gran contribución a nuestro bienestar individual y colectivo.**

Así pues, vamos a contemplar el insomnio desde una perspectiva clínica. Los médicos consideran que el insomnio es crónico cuando el individuo tiene dificultades para dormir durante tres meses o más, y al menos tres veces por semana, a pesar de que la persona tenga la oportunidad de dormir lo suficiente «sin verse afectada por turnos laborales, viajes etc.», y eso le causa «angustia clínicamente significativa»: la persona se ve de algún modo obstaculizada en su vida personal y familiar, en el trabajo o en otras áreas importantes. El insomnio puede producir somnolencia, fatiga, cambios de humor, irritabilidad o dificultad para pensar o problemas de memoria.

Algunas fuentes dividen el insomnio crónico en insomnio primario «en el que el insomnio parece ser un problema por sí solo», y en insomnio secundario, en el que hay una causa subyacente identificable, por ejemplo, una afección psicológica o médica o un uso indebido de fármacos o drogas. En la práctica, yo no he encontrado un insomnio que haya surgido sin razón alguna.

Mi compañero yogui e investigador, el doctor Sat Bir Khalsa, y yo escribimos juntos un capítulo para un libro de yogaterapia (Mason y Birch, 2018).

El doctor Khalsa señala que, aunque las razones para el insomnio pueden ser genéticas, ambientales, conductuales, psicológicas y fisiológicas, todas ellas contribuyen a crear una hiperactivación psicofisiológica (Buysse, 2013). En otras palabras, el insomnio generalmente aparece por algo, ya sea un evento estresante, un viaje que produzca *jetlag,* un fármaco que interfiere en la calidad del sueño, cambios hormonales, crisis parentales, un trauma reactivado o la acumulación de malos hábitos de sueño junto a uno de los incidentes que lo provocan.

En pocas palabras: hay muchas cosas que nos hacen estar en tensión y demasiado alertas como para poder dormir adecuadamente. Y, para empeorar las cosas, cuando no dormimos bien, podemos comenzar a actuar o pensar de un modo que creemos útil, pero que en realidad dañará nuestro sueño.

Aquí hay algunos ejemplos comunes que Sat Bir Khalsa señaló como coautor en nuestro libro de yogaterapia para el insomnio citado anteriormente:

- Probablemente pasamos más tiempo en la cama tratando de «ponernos al día» con el sueño, pero esa conducta empieza a disrumpir los mecanismos de tiempo de sueño y vigilia.
- Se puede prestar más atención al sueño: «trata de dormir» o «piensa en dormir», lo cual es contraproducente, pues la propia preocupación por el sueño determina que el sistema nervioso provoque una hiperactivación que, por supuesto, perpetúa el insomnio.
- Hay quien intenta hacer cosas justo antes de acostarse (trabajar, ver películas, usar las redes sociales, etc.) para tratar de cansarnos o distraernos de la angustia de «tal vez no me duerma», pero la misma falta de relajación puede llevarnos a dormir peor.
- Usar sustancias como la cafeína u otros estimulantes para despertarse y el alcohol para conciliar el sueño es contraproducente, pues puede ser más difícil aún dormir o despertarse.
- Echarse la siesta puede eliminar el «impulso de sueño», necesario para pasar una buena noche de sueño en el momento adecuado, del mismo modo que tomarse un refrigerio puede acabar con las ganas de tomar una comida completa.

Entonces, incluso cuando el problema inicial haya desaparecido haga mucho tiempo, los hábitos utilizados para tratar de controlar el insomnio inicial pueden sabotear aún más el sueño.

El método de yogaterapia para recobrar el sueño ayuda a las personas a controlar los trastornos del sueño antes de que se conviertan en un insomnio intratable o se atrincheren a largo plazo en sus vidas. En este libro veremos cómo recuperar y restablecer un buen sueño de una manera natural y perdurable. Aprenderás una variedad de estrategias para reducir el nivel de excitación fisiológica real que previene el sueño, combatir el cansancio en momentos no idóneos del día para dormir y acabar con el «no podré funcionar» que a menudo añade sal a la herida con respecto al insomnio. Claramente, el insomnio y la vigilia son problemas múltiples que requieren soluciones múltiples.

Médico, cúrate a ti mismo

Ningún otro problema de salud parece ser tan generalizado como el insomnio, son muchas las personas que han llegado a ver como habitual sufrir somnolencia durante el día y la vigilia por la noche y recurren a los estimulantes de manera habitual para mantenerse despiertos. Recientemente, asistí a una conferencia sobre medicina del sueño en la Royal Society of Medicine, de Londres. Se celebraba en un auditorio sin luz natural, y observé que varios participantes echaron alguna que otra cabezadita durante las presentaciones, y luego, en el descanso, tomaron té o café. En nuestros lugares de trabajo, a menudo las instalaciones no tienen en cuenta las necesidades humanas de luz, descanso y ejercicio, y parece ser que estamos pagando el precio en cuanto a nuestros patrones de sueño-vigilia se refiere, dormitando o estando despiertos a base de estimulantes.

Está claro que necesitamos ayuda para conseguir un sueño eficaz y sostenible. Las herramientas propuestas en este libro ayudarán a nuestros clientes a «vivir la vida de manera natural»: es decir, les ayudamos a responder a las demandas de energía y actividad de la vida, así como a dormir y descansar, con recursos sostenibles y naturales. Con nuestra ayuda, se puede superar el insomnio, descansar mejor y encontrarse cada día más alerta, vivo y despierto.

Podrás ofrecer a cada persona algo que le permita combatir el sueño interrumpido, un sistema nervioso hiperactivo, la tensión física, la agitación emocional y muchas otras condiciones; podrás solventar los problemas de sueño de toda la vida o evitar que el insomnio alcance niveles perjudiciales, y sin usar medicación.

No es tan sólo «mente sobre materia»

Si bien los métodos de apoyo del sueño «de arriba abajo» o «mente sobre materia» dan por supuesto que de alguna manera la mente puede desconectar al cuerpo, esto es sólo parcialmente efectivo. Los seres humanos han evolucionado durante millones de años, y el centro de pensamiento enormemente potente de la neocorteza es sólo una parte de nuestro sistema de procesamiento. Estamos, además, estructurados de una manera que permite al cuerpo influir rápida y poderosamente en el cerebro respondiendo a las señales relacionadas con la seguridad. El estado de tensión o relajación de los músculos y de la respiración envía potentes señales al cerebro, y la neuroquímica le sigue, alterando así la condición global de nuestro sistema corporal. En lugar de tratar de cambiar simplemente los pensamientos, la yogaterapia permite cambiar el cuerpo, la respiración, los pensamientos, las emociones, y confiar en la capacidad natural de conseguir un sueño reparador, sin un enfoque de «mando y control» que nos trate como máquinas que obedecen al encendido y apagado.

Lo que aprenderás en este libro funciona con la compleja estructura del ser humano, más allá del simple binomio cuerpo- mente. En vez de atenernos a eso, observaremos cómo funcionamos en **cinco niveles llamados *koshas* o envolturas.**

Esto nos proporciona mejores maneras de identificar y corregir los desequilibrios de cada una de las personas.

Tenemos presente que cada individuo posee una constitución única: su propia naturaleza física y mental. Algunos incluso pueden reconocer una «naturaleza del alma». Debido a ello, las personas con diferentes naturalezas tenderán a sufrir distintos tipos de desequilibrios del sueño, y responderán a unos remedios y prácticas determinados que las equilibren adecuadamente según su «tipo». Nos basamos en unos modelos ayurvédicos que tipifican a los seres humanos teniendo en cuenta los elementos que se encuentran en la naturaleza y sus características. Estos tipos elementales se denominan ***doshas* ayurvédicos, o tipos *doshas*.**

Cuando tenemos problemas para dormir, necesitamos volver a aprender algunos aspectos de nuestros patrones y hábitos personales a fin de recuperar la salud. Si el insomnio se ha atrincherado en nosotros, desentrañar estos patrones puede llevar tiempo, pero los resultados serán permanentes. Aunque las personas que sufren insomnio o tienen alterados los patrones del sueño pueden recurrir a numerosos remedios externos (píldoras, pociones, aromas) o accesorios especiales de todo tipo, las soluciones rápidas a menudo son caras, se vuelven ineficaces cuanto más se usan o son de uno u otro modo insostenibles.

Las pastillas para dormir, por ejemplo, actúan rápidamente y proporcionan una solución rápida, pero su ayuda puede tener un alto costo. Si bien funcionan en un principio, si se usan de modo regular pueden volverse ineficaces con el tiempo (Hauri y Linde, 1996); inhibir la fase REM (movimiento rápido de los ojos) del sueño, relacionada con el descanso mental; o, en el caso del fármaco Zolpidem (comúnmente conocido por el nombre de Ambien), los estudios realizados demuestran que, aunque este somnífero no genera dependencia, puede producir diversos efectos secundarios adversos ««conductas complejas relacionadas con el sueño», como por ejemplo comer dormido o incluso conducir dormido, sufrir parasomnias, amnesias, alucinaciones e incluso provocar suicidios», en tasas mucho más altas en comparación con otros fármacos (Wong *et al.*, 2016, 2017).

Cuando esos remedios externos de los que depende una persona para dormir no están disponibles, es probable que la persona comprometida con el sueño entre en pánico y ponga en marcha la ansiedad que sabotea el sueño. En cambio, el enfoque de este libro enseña la autosuficiencia sostenible para que toda persona tenga lo que necesita para rebajar el ritmo, dormir mejor y sentirse descansada y alerta durante el día. Tus clientes no necesitarán depender de equipos y accesorios costosos: desarrollarán la capacidad innata para relajarse y restaurar desde dentro hacia fuera. Por esta razón, no nos centraremos en meditaciones guiadas externamente, y todo lo que ofrecemos se puede aprender en persona, o de un libro o un vídeo, practicar (lo cual es esencial) y luego recordar fácilmente con una mínima indicación externa.

A diferencia de lo que sucede con las pastillas para dormir, con este método, las prácticas de yoga y los hábitos de autocuidado se van volviendo más efectivos cuanto más se utilizan. Las posturas de estiramientos ayudan al cuerpo a relajarse y a estar físicamente más flexible y menos tenso. Las sencillas técnicas de respiración (pranayama) hacen que ésta sea más fácil, profunda y libre durante todo el día, lo que brinda un mejor acceso a estados de relajación de manera más rápida y fácil.

La meditación ayuda a crear un estado mental relajado pero consciente, exento de pánico o tensión, lo que facilita la calma de una mente reflexiva antes de ir a la cama o bien al despertarse en medio de la noche.

Si usan estas técnicas, nuestros clientes ya no nos necesitarán una y otra vez para resolver los mismos problemas o las mismas dificultades. Me emociono cuando mis alumnos y clientes dejan de «necesitarme» y se gradúan en yogaterapia para dar clases o atender consultas para combatir el insomnio. ¿Todos mis graduados se van cada noche a la cama a la misma hora, duermen ocho horas, saltan de la cama a la mañana siguiente, cada día? No, porque no son máquinas. Sus necesidades y su capacidad para descansar fluctuarán día a día con los cambios de la vida, al igual que muchas personas experimentan fluctuaciones de apetito por la comida. Sin embargo, cuando mis clientes siguen las pautas y las prácticas de mi método, experimentan un cambio impresionante, irrevocable y positivo en cuanto a la calidad y la duración del sueño y del descanso, y aprenden a calmarse para poder descansar cuando lo consideran necesario. Todos ellos experimentan beneficios en términos de hábitos personales y calidad de vida.

- En este libro aprenderás a evaluar los problemas del sueño desde una perspectiva holística. Tu visión incluirá múltiples aspectos de la experiencia personal, cómo éstos afectan a tu sueño y qué puedes hacer de un modo diferente.

- Podrás completar tu propio conjunto de herramientas y métodos, o saber cómo ponerte en contacto con otros profesionales cualificados para ayudar a tus clientes a superar verdaderamente los problemas de sueño.
- Unas instrucciones detalladas te ayudarán a experimentar las prácticas y, en las que estés cualificado para realizarlas, a transmitirlas a tus clientes, ya sea de manera individual o en grupo.

Una historia personal

Tengo una estantería llena de libros sobre el sueño y el insomnio. Muchos de ellos han sido escritos por profesionales que aportan una gran cantidad de información útil desde muchos puntos de vista. Sin embargo, parecen escritos por personas que nunca han sufrido un insomnio debilitante y crónico, ¡o no admiten haberlo padecido! Para algunos es un tema en el que especializarse, pues es para ellos académicamente interesante o bien una «elección profesional». Ése no fue mi caso. Hace ya casi 20 años empecé a investigar diversos enfoques holísticos para poder recuperarme de un insomnio grave. Necesitaba una forma de curarme. Había visitado a mi médica, quien después de un breve examen me dijo que no había nada fisiológico en mí que causara mi insomnio, pero que a mi edad (era veinteañera en ese momento) no estaba dispuesta a recetarme sedantes porque sabía que eso no me ayudaría. La doctora me ofreció el mejor consejo que podría darme: debería considerar aprender ciertas técnicas de yoga y de relajación, y también meditación, y, si el insomnio persistía, intentar con la psicoterapia. Hice todo lo que ella me sugirió, y usé mi insomnio como una llamada de atención. Sabía que no quería estar enferma y cansada durante toda mi vida, así que tenía que cambiar algo de manera drástica.

A finales de la década de los noventa, zolpidem era un fármaco nuevo, y la terapia cognitivo-conductual (TCC) enfocada a tratar el insomnio no estaba demasiado extendida. Eso sucedía también mucho antes de que pudiéramos encontrar en YouTube numerosas secuencias de yoga. De hecho, en aquel tiempo el yoga no era tan popular ni existían los maravillosos canales de yoga que se encuentran en Internet hoy día. En aquel entonces, la única información que pude encontrar sobre «yoga para el insomnio» fue una mención pasajera en el clásico libro de B.K.S. Iyengar, *Luz sobre el yoga* (1995). Su receta se incluía en cinco líneas de texto. Por el contrario, lo que encontrarás en este libro abarca dos décadas de prueba y error, formación en yoga Anusara, investigaciones sobre las aplicaciones terapéuticas del yoga, estudio de enfoques ayurvédicos tradicionales, una fructífera colaboración con la organización de formación en yogaterapia basada en las investigaciones del The Minded Institute, y más de media docena de años de formación y práctica en psicoterapia transpersonal en el Centro de Orientación y Formación de Psicoterapia de Londres.

Durante el tiempo transcurrido desde que superé mi insomnio crónico, el ritmo de vida parece haberse acelerado, y no sólo con la aparición de los ahora extendidos teléfonos móviles, con un teléfono inteligente en prácticamente todas las manos, sino también con la revolución de Internet. Mientras comenzaba a enseñar yoga, inicié y completé una carrera en políticas públicas y pude escuchar de mis alumnos que muchos de ellos tenían problemas para dormir.

A lo largo de los años, ofrecí talleres, cursos y sesiones privadas, compartiendo aquello que a mí me había funcionado, mientras devoraba todos los libros y métodos que encontraba. Esto me permitió seguir mejorando mi propia relación con el sueño a la vez que ayudaba a otros. Tuve la fortuna de que los dos estudios de yoga más establecidos y respetados en Europa, Triyoga y The Life Center, apoyaron mi trabajo y me dieron espacio y tiempo para desarrollar los programas que ofrecía. Desde entonces, he pasado de ser la única especialista en yoga que ofrece talleres centrados en los problemas del sueño a ser simplemente la primera de muchos en hacerlo. He capacitado a otros maestros y profesionales de la salud, y a lo largo de los años he añadido más conocimientos para adaptar el enfoque a muchos tipos de personas. La investigación y la experiencia clínica comenzaron con mi propia historia, y ahora se basan en las historias de muchos otros, con un enorme agradecimiento a muchas personas e instituciones, mencionadas todas, espero, en la dedicatoria del libro.

El insomnio como una llamada de atención

He compartido contigo mi historia personal porque, si observamos más detalladamente, vencer el insomnio no consiste tan sólo en solucionar un problema en particular, sino también en una oportunidad para recuperar el equilibrio, como hice yo, con una salud y un bienestar aún mayores que antes. No poder dormir puede ser una llamada de atención. Para mí, y para muchos de mis clientes y alumnos, ha sido un llamamiento al despertar. Como sanadores y profesionales de la salud y el bienestar, podemos contemplar ambas cosas para resolver el problema en cuestión y ofrecer la oportunidad a nuestros clientes de llegar a ser más saludables y vivir con más completitud a lo largo de la vida. Te mostraré aquí, lector, cómo usar esos mapas holísticos, enfoques y prácticas para comprender y curar el insomnio, lo que permitirá a tus clientes y pacientes dormir mejor esta noche y el resto de sus vidas.

Gente real, ejemplos reales

Examina detalladamente los ejemplos de personas reales (cuyas identidades y detalles personales se han cambiado para proteger su anonimato) que aparecen en este capítulo y en todo el libro. Verás diferentes tipos corporales y psicológicos, retos vitales y recursos (físicos, psicológicos y emocionales). Cada persona tiene sus propias propensiones, puntos flacos o baches. Algunas nunca harían yoga ni en un millón de años, mientras que otras ya eran fanáticas del yoga antes de practicarlo para recuperar el sueño. Si bien hay cosas que sabotean el sueño y cosas que lo promueven, éstas son diferentes en cada persona. Este método te enseñará a trabajar con principios generales y también a personalizar según las diferentes constituciones.

Todas las personas que se mencionan en esta obra a modo de ejemplos, si bien sus necesidades y personalidades eran muy diferentes, tienen características comunes:

- Todas estaban cansadas de dormir mal o de no dormir en absoluto.
- Todas querían sanar.
- Todas, con mi ayuda, asumieron la responsabilidad con respecto a su propia salud.
- Todas cumplieron las tareas propuestas y, cuando no pudieron o no quisieron, lo reconocieron y reajustamos las prácticas.

Evaluación

Las herramientas y los procesos de este programa y de este libro funcionan, pero sólo si los «trabajas», hay que usarlos y ponerlos en práctica. Así pues, el primer paso es evaluar el nivel de frustración y dolor de un cliente, y comprobar si ello motiva a la persona a cambiar. Cuando se adapta el método a cada individuo, lo vital es encajar los cambios y las prácticas en lo que ya está haciendo, y con el tiempo reajustar los cambios. A ello se debe el que la mayor parte de las veces el cliente me vea durante seis sesiones y que yo le vaya siguiendo semana a semana, como en este libro, añadiendo y ajustando habilidades, herramientas y prácticas que satisfagan sus necesidades.

¿Por qué no sólo yoga? ¿Y por qué yogaterapia?

Algunas personas desconocedoras del yoga, cuando llegan a mí, están tan desesperadas por dormir mejor que «intentarían cualquier cosa», aunque crean que eso del yoga va de «unicornios y arcoíris». Han perdido la fe, casi totalmente, si bien no del todo. Quizás ya han probado las pastillas para dormir, la TCC, los suplementos especiales, los aerosoles para la almohada, una cama nueva y muchos otros intentos. Y puede que haya quien ni siquiera ha pensado en la posibilidad de dejar de sentirse exhausto y frustrado.

Habrá personas «interesadas en el yoga», pero que no han aprendido ni utilizado con éxito el método del yoga para dormir mejor de manera continua. Yo doy clases en dos de los centros de estudios de yoga más grandes de Londres, y ambos cuentan con muchos profesores expertos en estilos modernos de yoga. Muchos de mis alumnos y clientes ya practicaban anteriormente un yoga que no les había ayudado a superar el insomnio y los problemas del sueño.

Hoy día en eso que se llama «yoga» se incluyen desde ejercicios intensos que van desde el lento y constante Hatha o Scaravelli yoga hasta las clásicas series del Ashatanga Yoga, Power Yoga, Vinyasa Yoga, Rocket Yoga y Hot Yoga. Cada vez es más común practicar posturas de yoga y realizar ejercicios de respiración mientras se baila o se escucha música pop, acompañándose de un ritmo rápido de latidos por minuto que lleva a la frecuencia cardíaca a seguir su ejemplo. Si bien estos estilos de yoga aportan beneficios en cuanto se refiere a una puesta a punto muscular y aeróbica del cuerpo, así como a la concentración, con frecuencia se trata de unos ejercicios demasiado rápidos o musculares para permitir que el sistema nervioso se estabilice. Por otra parte, hay centros de yoga y gimnasios modernos que ofrecen clases intensas y estimulantes hasta altas horas de la noche, cuando la mayoría de las personas con un sueño sensible necesitan empezar a «acampar». Puede que eso cause una sensación de cansancio inmediato nada más terminar el «entrenamiento», pero no funciona para entrenar al sistema nervioso a descansar profundamente. Para facilitar el sueño, no hay nada que reemplace el aspecto más tranquilo del yoga físico: seguir la respiración, regular el ritmo cardíaco y trabajar con los ritmos naturales innatos del organismo.

La mayoría de los estilos modernos para practicar yoga, si bien son beneficiosos a su manera, no enseñan los métodos esenciales para relajarse y dormir mejor. Dado que estamos en medio de una epidemia de falta de sueño, la comunidad de profesores de yoga prestaría un gran servicio público enseñando a inducir el sueño (y no sabotearlo), un aspecto clave para el bienestar general.

Un enfoque de la yogaterapia

Mientras que el yoga es tradicionalmente una práctica orientada a la iluminación, la transcendencia o el despertar espiritual, la yogaterapia utiliza muchas de las herramientas yóguicas para propósitos más cotidianos: aliviar los trastornos físicos y mentales específicos. La yogaterapia utiliza evaluaciones tanto fisiológicas como médicas, basadas en el yoga para crear un determinado tratamiento. Según la Asociación Internacional de Terapeutas de Yoga (IAYT, por las siglas en inglés), «la yogaterapia es el proceso de empoderar a las personas para que, aplicando las enseñanzas y prácticas del yoga, progresen hacia una mejor salud y un mayor bienestar». Me gusta especialmente la definición del fallecido doctor Georg Feuerstein, que encontré en la página web de la IAYT:

> La yogaterapia [...] integra conceptos y técnicas yóguicas tradicionales con conocimientos médicos y psicológicos occidentales. Si bien el yoga tradicional se ocupa principalmente de la transcendencia personal de un individuo «normal» o saludable, la yogaterapia tiene como objetivo el tratamiento integral de diversos tipos de disfunciones psicológicas o somáticas, las cuales van desde problemas de espalda hasta angustias emocionales. Sin embargo, ambos enfoques comparten la concepción del ser humano como un sistema integrado cuerpo-mente que funciona de manera óptima sólo cuando en él existe un estado de equilibrio dinámico.
>
> (Feuerstein, sin fecha)

Para ayudar a contextualizar el trabajo, presento los casos de cuatro de los clientes de mis prácticas: sus problemas de sueño y también cómo les ha ayudado un enfoque holístico basado en las ideas y las técnicas del yoga. La mayoría de las personas que llegan a mis clases o a mi consultorio han probado antes ya otros métodos o terapias. En el libro veremos cómo superaron el insomnio y cómo experimentaron el proceso como fundamento de una salud y un bienestar más completos.

En primer lugar, revisaremos algunas de las herramientas del yoga atendiendo al enfoque del yoga de los ocho pasos o estadios, el cual es el que más comúnmente se practica hoy en día.

Después, observaremos una forma holística de contemplar a las personas: tenemos cinco capas o *koshas*, una idea que proviene de los yogas Upanishads.

A continuación, nos reuniremos con varios de mis clientes (cuyos nombres e identificaciones he cambiado, por supuesto), que corresponden a diferentes «tipos» físicos y de personalidad, tal como se entiende desde la óptica del Ayurveda, y veremos de qué modo la perspectiva y las prácticas del yoga abordaron sus problemas de sueño.

Tabla 1-1: Marcos teóricos de la yogaterapia para combatir el insomnio y recuperar el sueño

Marco teórico	Cómo se utiliza en este método	Origen
Los ocho pilares del yoga	Marco para la comprensión de las prácticas del yoga que incluye: formas de relacionarse con uno mismo, maneras de orientarse éticamente con respecto a los demás, uso de la(s) postura(s), la respiración que dirige el prana (fuerza vital), mirada interior ajena a la información sensorial externa, y cultivo de la meditación con el propósito de conseguir la iluminación.	Atribuidos a Patanjali, aparecen en un texto tradicional llamado Yoga Sutras, al cual se hace referencia en muchos cursos de formación de profesores de yoga en Occidente.
Los cinco koshas o envolturas del ser humano	Mapa para la comprensión del individuo como ser formado por capas. Las alteraciones del sueño pueden estar causadas por razones físicas, energéticas, mentales o emocionales. Se utilizan para hacer una evaluación, y en este método se usan las prácticas de los ocho pilares y otras modalidades de curación para devolver el equilibrio a cada envoltura o capa.	Los Upanishads, un tratado filosófico de yoga que ofrece una comprensión de la naturaleza del ser humano.

Los siete chakras	Manera de entender el «sistema energético» del ser humano que reconoce las correspondencias entre las características fisiológicas, energéticas y psicoespirituales del cuerpo y ofrece una manera de redirigir la energía (su equilibrio, aumento o disminución) con fines curativos o transcendentales.	En los antiguos textos de yoga tántricos se describen como sutiles centros energéticos, mientras que las interpretaciones modernas sugieren que existe una correlación entre estos centros energéticos y las estructuras anatómicas, las características psicológicas y las etapas de desarrollo.
Los tres doshas o tipos fundamentales	Forma de comprender la constitución física y la personalidad de un individuo. Con frecuencia, el ser humano tiene un «tipo» dominante, mientras que los otros dos contribuyen en cierta medida a equilibrar su constitución.	Ayurveda: sistema tradicional de curación y bienestar desarrollado a la par que el yoga.

Los ocho pilares: Prácticas tradicionales del yoga

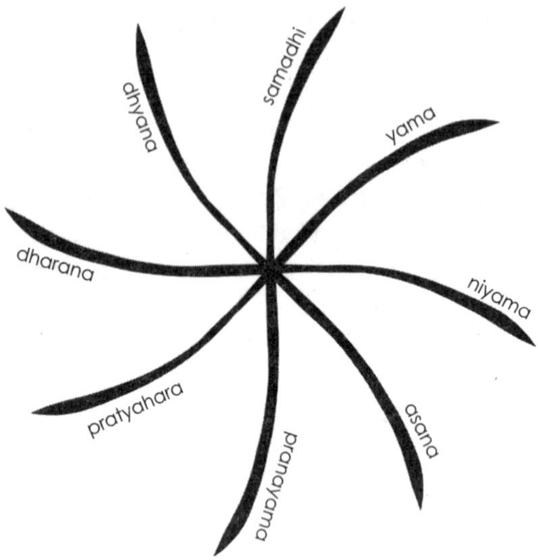

Los ocho pilares o ramas del yoga en los Yoga Sutras de Patanjali

Si bien los textos de yoga tienen orígenes diversos y se centran, principalmente, en el desarrollo espiritual, el enfoque moderno para la formación de los profesores de yoga se ha apropiado de los Yoga Sutras para las prácticas. Aunque inicialmente no se pensó en ellos como método terapéutico, sino como un camino hacia la transcendencia, los ocho pilares o pasos del yoga que se enuncian en estos textos, modificados para una comprensión moderna, resultan de gran valor cuando se adaptan con fines terapéuticos.

El método integrado del yoga para dormir mejor ofrece unas excelentes posturas del yoga (asanas), tipos de respiración y control de la energía (pranayama) y meditación. Pero, además, la yogaterapia busca integrar todo nuestro ser para no sólo dormir mejor y paliar los síntomas de la enfermedad, sino también para estar completamente «despiertos» como seres humanos. Los textos y las tecnologías yóguicas apuntan hacia la iluminación, a la que con frecuencia se llama acertadamente «despertar».

Los yoguis modernos han hecho suyo el proceso descrito en el segundo *pada* (parte o, más literalmente, pie) de los Yoga Sutras de Patanjali (Shearer, 2002). Si bien el yoga clásico se orientó hacia la «transcendencia», elevando la experiencia diaria corpórea a la iluminación, en la yogaterapia nuestro enfoque es bastante diferente. La yogaterapia utiliza las herramientas y los conocimientos del yoga para enfrentar los desafíos del mundo con paz, ecuanimidad, adaptabilidad y gracia. Filosóficamente hablando, ésta es una noción tántrica: la transcendencia o la iluminación en la «inmanencia» o el ser-en-el-mundo. De este modo, el cuerpo no es un problema que hay que resolver o una carga de la que librarse, sino que se ve como algo sagrado. Este enfoque integral positivo del cuerpo multirramal cambia las construcciones familiares adaptadas de los Yoga Sutras. Así pues, es una tradición viva aplicable a la experiencia del cabeza de familia y un marco para la curación holística («cabeza de familia» se utiliza como un término que contrasta con el del yogui como seguidor asceta o religioso). En los apartados que siguen se explica la relación que hay entre los ocho pilares y nuestra yogaterapia para tratar el insomnio.

***Yamas* y *niyamas*:** Cómo tomamos decisiones y cómo actuamos con el mundo de los demás en nuestra vida, en el entorno o en la naturaleza. Estos aspectos de la vida pueden mostrar áreas de armonía o de desarmonía, y la desarmonía puede causar la interrupción de los equilibrios naturales, incluido el sueño. Los *niyamas* abordan la relación con uno mismo internamente: el mantener un equilibrio mental y emocional a través de un estilo de vida equilibrado. Esto, en concreto, se relaciona con los aspectos físicos del sueño y, en general, ofrece un marco para una buena higiene de vida, así como para el cuidado del sueño.

Asanas: Posturas físicas. Las secuencias de los asanas de yoga que se ofrecen en este método causan relajación o estado de alerta según necesite la estructura física del cuerpo, como contenedor de la conciencia.

Pranayamas: Ejercicios de respiración (para conducir el *prana* o la energía). Los ejercicios de respiración y autoacupresión en particular, así como los asanas, dirigen el *prana* y la energía sutil hacia el equilibrio y la conexión con la tierra, necesarios para dormir mejor, o bien el estado de alerta imprescindible para estar despiertos.

Pratyahara: «Retirada» de los sentidos/desconexión. Estando en el mundo de los sentidos, la atención se dirige hacia fuera. En una sociedad excesivamente estimulada por los sentidos, los ejercicios de yoga más lentos y conscientes, incluida la meditación y los asanas y pranayamas dirigidos hacia nuestro interior, nos enseñan a desconectar del mundo exterior y a volvernos hacia nuestro interior.

Dharana: Concentración/estabilidad mental (recipiente). Cuando la mente se ve continuamente afectada por impactos externos o por una constante preocupación por los pensamientos, es difícil dormir. Entrenarnos en la meditación y en la liberación de la tensión emocional es esencial para permitirnos la estabilidad y la calma, un enfoque integral necesario para dormir.

Dhyana: Meditación. Esta rama del yoga se refiere clásicamente a la fusión mental con un objeto, lo que lleva a una experiencia de conexión y unidad. Cuando sentimos que somos parte de la naturaleza, del universo o de la fuerza vital, algo especial nos sucede. Comenzamos a descentrar nuestras preocupaciones, dolores e inquietudes, y empezamos a sentir humor, alegría o paz.

Samadhi: Conciencia de ecuanimidad. La profundísima paz que se alcanza puede equipararse a una sensación de rendido duermevela.

Los cinco *koshas:*[1] Mapa de las envolturas o capas

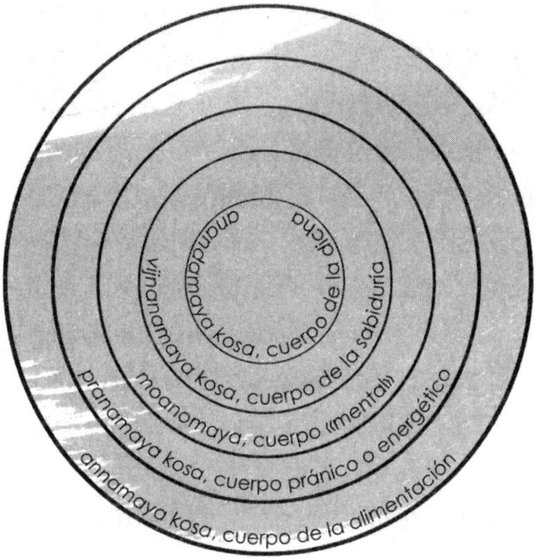

Los círculos de los cinco koshas

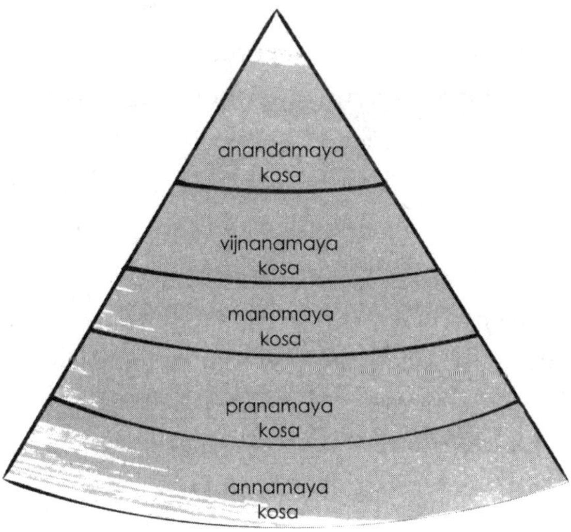

Pirámide de los cinco koshas

1. A la hora de transcribir el sánscrito, hay muchas variantes ortográficas. En este libro he usado «*kosha*» (aunque con frecuencia también se utiliza *kosa*) y «*koshas*» en plural.

En este método para restablecer el sueño utilizamos un esquema conocido como *panchakosha*, o cinco envolturas, un mapa de la conciencia encarnada derivado de un texto tradicional llamado Upanishads (Feuerstein, 2011).[2] No pretendo ser fiel a la expresión tradicional de cada uno de los *koshas*. De hecho, los he adaptado ampliamente con fines terapéuticos contemporáneos, al igual que han hecho algunos de mis colegas (Koay, 2012; Stiles, 2010, 2013). El libro tiene apartados organizados según las cinco envolturas, tal y como las he diferenciado para el trabajo de yogaterapia del insomnio, y pueden realizarse de manera diferente a como lo han hecho mis colegas. Y también describo aquí las envolturas, junto con los ejercicios de los ocho pilares o ramas clásicos del yoga, e incorporo adaptaciones modernas a otras tradiciones allá donde he visto que podrían ser útiles en la práctica. Dado que, originalmente, los textos del Upanishads y los Yoga Sutras no tenían el propósito de ofrecer un modelo de yogaterapia a partir de los cinco *koshas* y los ocho pilares, todos usamos esos conceptos para propósitos diferentes de los previstos. Y podría afirmarse que, si bien no históricos, son útiles.

Usar un mapa no te muestra el territorio en sí, pero te guía en el viaje. Contemplar el ser humano como un individuo formado por cinco envolturas nos permite abordar algo más que el cuerpo y la mente, y nos proporciona un mapa más detallado para poder «leer» a la persona de una manera más sutil y ofrecer unos ejercicios que generen el equilibrio en cada una de esas capas. Según tu formación profesional y tus intereses personales, contarás con más conocimientos o experiencias en una zona que en otra.

Para ayudar a dormir mejor, comienzo con la envoltura física más externa y me muevo con más profundidad a medida que el trabajo avanza. En los cursos grupales que duran varias semanas, me centro en

---

2. Para profundizar más en los koshas, véase http://hareesh.org/blog/2015/12/16/the-five-koshas-and-the-five-layered-self-a-comparison.

una envoltura por semana y para equilibrar el sueño enseño ejercicios y hábitos relacionados con los aspectos físicos, energéticos, mentales, emocionales y sentimentales. Trabajar de manera individual es muy similar, pero me permite enfatizar en la envoltura o en el aspecto del yo más desequilibrado de la persona. Cuando trabajo con una persona en concreto y durante un período de tiempo más largo, la conciencia del sistema de los siete chakras, que más adelante se comenta en este libro, me ayuda a trabajar con una dimensión más profunda en los problemas del sueño de la persona. Si imaginas un árbol, puedes visualizar los anillos que irradian horizontalmente de dentro afuera, como los cinco *koshas*, y la estructura que va de la raíz a la copa, como el camino de los siete chakras, que transcurre de la raíz a la corona.

El cuerpo físico

La tradición del yoga llama «cuerpo de la alimentación» a la envoltura más externa, nuestros cuerpos físicos. Ahí se incluyen los músculos, los huesos, los órganos, los tejidos y también la sangre y los flujos corporales. Y todo ello abarca las estructuras físicas densas que tienen peso. Lo que comemos, cómo nos relacionamos con el entorno exterior y el cuerpo físico están incluidos en esta envoltura.

Ejercicios físicos de yoga. Los ejercicios físicos de yoga facilitan el sueño calmando el cuerpo y preparándolo para descansar por la noche. Hay otros ejercicios que inducen a una sensación de vigilia y alerta adecuada a unas horas determinadas del día. Todos estos ejercicios están diseñados para mantener los ritmos circadianos. La práctica diaria y unas pautas son las claves físicas para dormir mejor, controlando los hábitos durante todo el día para que éste sea «a prueba de sueño».

Posturas que inducen el sueño.[3] En la yogaterapia para el insomnio, los alumnos aprenderán y practicarán posturas de yoga (asanas) para eliminar la tensión muscular y transmitir la relajación del cuerpo

3. El término *postura* se alterna en el libro con el de *pose*.

Kosha, definición	**Aspectos contemplados desde esta parte del método**	**Ejercicios de yoga**	**Ejemplos de terapias e intervenciones**	**Perspectiva clave en la recuperación**
Annamaya kosha: el cuerpo físico	Tensión física, desequilibrios físicos y respuesta al estrés, higiene del sueño, hábitos alimentarios, bebida, ejercicio, ritmos circadianos.	Secuencia de sueño sencilla: Poses que calman y conectan con la tierra. *Posturas energizantes:* Rehabilitan el sistema nervioso y restablecen la respuesta de relajación. *Secuencia creadora de estados de vigilia:* Crean un estado de alerta sin estímulos dañinos.	Osteopatía, quiropraxia, terapia nutricional; manipulación profunda del tejido conectivo y la fascia como en el método Rolfing; Feldenkreis; técnica Alexander; método de restricción del sueño medicación/psiquiatría; tratamientos dietéticos, desde los de la medicina convencional a los de la medicina holística tradicional, incluidas las medicinas ayurvédica y la tradicional china; los cinco elementos.	¿Dónde almaceno la tensión y cómo puedo liberarla para el cuerpo no dé señales de «alerta» o de tensión? Hábitos de lo que ingerimos y que contribuyen a dormir mal (saboteadores) o a inducir a un buen sueño (salvadores).

Pranayama kosha: el cuerpo energético	Los cambios en la respiración afectan directamente al sistema nervioso, ya sea estimulándolo o relajándolo. Circulación. Niveles de energía/ agotamiento y agitación. Esta envoltura aúna los aspectos físicos y mentales del sistema nervioso.	Pranayama: Respiración en tres fases para estirar el cuerpo desde el interior. Alterar la duración de la inhalación con respecto a la exhalación crea diferentes efectos. Los ejercicios de respiración determinan una respuesta de relajación o de vigilia. En la acupresión, los puntos *marma* activan la circulación y las respuestas nerviosas en todo el cuerpo.	Energía: Reiki; acupuntura; acupresión en sistemas orientales; terapia de *marma*. Respiración; máquinas CPAP;[1] terapias para mejorar la respiración.	¿Cómo respirar para controlar el estrés o para sentirme más activo? ¿Cómo salir de las continuas respuestas frente al estrés?
Manomaya kosha: el cuerpo mental	Incapacidad para «desconectar» la mente. Ansiedad por dormir. Percepciones erróneas sobre el sueño.	Técnicas de autoguía: La meditación altera, en realidad, las ondas y puede «procesar» los pensamientos antes de que fluyan a la hora de acostarnos. Anotar los pensamientos en un diario también es una herramienta útil en este caso.	La psiquiatría y algunas formas de psicoterapia como la terapia cognitivo-conductual; las técnicas del *mindfulness* o la atención plena; el psicoanálisis; otras meditaciones guiadas o el yoga nidra trabajan con la mente y otras envolturas o capas.	Los pensamientos necesitan un lugar «adonde ir». Tenemos que trabajar en las preocupaciones, dilucidar las informaciones erróneas, desdramatizar el problema del sueño y otros problemas de ansiedad. El sueño está compuesto por diferentes estados de ondas cerebrales. Podemos practicar en las que nos ayudan a dormir y en las que nos mantienen despiertos.

Vijnanamaya kosha: emociones/sabiduría	Control emocional. Respuesta al estrés emocional, capacidad de «soltar» y confiar en dormir. Problemas de conciencia. Conciencia del trauma subyacente como resultado de la superación, activa en otros niveles, pero abordada aquí para nuestros propósitos.	Conciencia emocional y ejercicios de liberación similares a la meditación. Relacionarse con uno mismo y con los demás, en la orientación vital de la tradición yóguica fomenta la armonía y el equilibrio emocional.	Proceso de conciencia del trauma y tareas de liberación como el EMDR; TRE[2] y experiencia somática. Algo de psicoterapia y asesoramiento: imaginación creativa, trabajo del sueño, técnica de liberación emocional hipnoterapia.	Las dificultades emocionales pueden causar tensiones físicas y agitación en el sistema nervioso. Necesitan espacio y ser procesadas para trabajarlas y ser liberadas.
Anandamaya kosha: el cuerpo de la dicha/nivel espiritual		Confianza. Los preceptos filosóficos del yoga nos orientan hacia una vida valiosa y bien equilibrada; confianza en la naturaleza o en un poder mayor que el del mero esfuerzo individual.	Prácticas espirituales; orientación religiosa, perspectiva o sentido del lugar que ocupa uno en el universo.	Vivir con un sentido excesivo de la responsabilidad y una falta de confianza en la naturaleza puede ocasionar una larga incapacidad de sentirse bien con el propio cuerpo y con el sueño.

1. Las máquinas de presión positiva continua en las vías respiratorias (CPAP, según sus siglas en inglés) ayudan a respirar bien por la noche, mientras uno duerme. Son los médicos quienes las facilitan. Además, por lo general, constituyen una ayuda para quienes sufren apnea del sueño.
2. La desensibilización y el reprocesamiento por movimientos oculares (EMDR, según sus siglas en inglés) y los ejercicios para la liberación de la tensión y el trauma (TRE, según sus siglas en inglés) son dos métodos modernos para la liberación de traumas. El EMDR trabaja con el movimiento de los ojos para desbloquear traumas, y el TRE incluye ejercicios físicos (temblores). Ambos se basan en la comprensión del funcionamiento del cuerpo y en los mecanismos del cerebro para almacenar y liberar el trauma.

al cerebro creando sensaciones de relajación, calma y seguridad. El cerebro interpreta la tensión física como un mensaje de «no estoy seguro y, por lo tanto, no debería relajarme». La transmisión de la mente al cuerpo de una señal de seguridad puede comenzar eliminando la tensión muscular clave y ampliando las áreas esenciales que el cerebro utiliza para interpretar las señales precognitivas.

Posturas para despertarse. Durante el día, ciertas posturas de yoga hacen que el cuerpo envíe al cerebro señales de «activación» o de alerta.

Posturas reconstituyentes. Durante el bajón que muchas personas experimentan por la tarde, en consonancia con los ritmos circadianos, este método utiliza unas poses de yoga reconstituyentes para «dejar en reposo» y «devolver energía a la red», en lugar de «tomar la energía prestada de la tarjeta de crédito».

El cuerpo energético

El cuerpo «energético» es un concepto que abarca el sistema nervioso, la respiración y la circulación. Evidencia la relación que existe entre cómo respiramos y cómo nos sentimos, y la importancia del sistema de comunicaciones nerviosas entre el cuerpo y el cerebro.

Pranayama o ejercicios de respiración del yoga. Se trata de una herramienta esencial para restablecerse de los problemas del sueño y del insomnio. La adaptación que hace este método es suave y hace hincapié en tres habilidades clave:

- La **conciencia de la respiración** es un camino hacia la función interoceptiva. La respiración basada en practicar la sensación corporal fortalece la capacidad de respirar de una manera rítmica y completa, y aumenta la habilidad de sentir y disipar la tensión en la zona del vientre, el abdomen, la caja torácica, el pecho y los hombros.
- **La respiración puede crear un estado de calma.** Nosotros ofrecemos unos ejercicios que estimulan la parte parasimpática del sistema nervioso (descanso y digestión), apropiados para controlar la ansiedad, las respuestas frente al estrés y la tensión previa al sueño.

- **La respiración puede crear un estado de alerta sin caer en la agitación.** Las prácticas de respiración suave estimulan el sistema nervioso simpático (estado de alerta, pero sin llegar al extremo de «lucha o huida»). Son ejercicios que aportan claridad y vigilia sin llevar a la agitación, y no nos mantiene despiertos del modo en que lo hace la cafeína.

La **autoacupresión** permite acceder a las respuestas musculares y nerviosas, y se puede practicar junto a ejercicios suaves de respiración. Para combatir el insomnio y dormir mejor, la terapia de autoacupresión y *marma* incluye la estimulación de unos puntos específicos en las manos, la cara y la nuca.

El cuerpo mental

En la tercera envoltura trabajamos con la mente y con los pensamientos. La ansiedad, las preocupaciones e inquietudes de nuestra vida, especialmente el miedo a no dormir bien o no dormir lo suficiente, pueden causar insomnio. Son muchas las personas que se quejan de no poder «desconectar o apagar» sus mentes. Ahí radica uno de los principales problemas: no somos máquinas que se encienden y apagan. Por las noches, antes de acostarnos, o a medianoche, cuando vemos interrumpido el sueño, podemos controlar una actividad mental intensa, si durante el día supervisamos nuestra mente y trabajamos con ella. Desde una perspectiva yóguica, los ejercicios autoguiados sirven para equilibrar y preparar la mente para dormir. Aquí abordamos los enfoques más comunes acerca del cuerpo-mente, de este modo comprenderemos cómo este tratamiento incluye algunas de sus mejores características, al tiempo que aporta recursos adicionales.

Meditación. Utilizamos el tipo de meditación sencilla, la de enfocar un objeto, que se practica regularmente. Esto aumenta la capacidad de estar despierto sin dirigir el pensamiento, así como de caer más fácilmente en unos patrones de ondas cerebrales menos alterados.

Escritura. El proceso de desacelerar la mente a un ritmo en el que podemos escribir a mano los pensamientos es una práctica formidable. Muchos de mis clientes descubren que, si antes de acostarse escriben sus reflexiones o los pensamientos que acuden a sus mentes, pueden dormir de una manera más fácil y placentera.

Emociones/Sabiduría

En esta envoltura contemplamos las emociones que subyacen a los procesos del pensamiento racional, lo cual proporciona un tipo de sabiduría diferente. Cuando el propio estado emocional o sabiduría interior se ve alterado, bien al no permitirse emociones sombrías como el miedo, la ira, la tristeza y la culpa, bien al ser consumido por ellas, es difícil alcanzar un equilibrio. En este nivel más profundo que el cognitivo es en el que las experiencias abrumadoras, aterradoras y traumáticas pueden atraparnos mucho más allá del tiempo que nuestras mentes racionales creen. En esta envoltura o capa, los ejercicios para fomentar el sueño desempeñan el importante papel de permitir que las emociones surjan, se sientan, procesen y liberen.

En este método de yoga valoramos el papel de las terapias de conversación, evaluándolas cuando sea necesario y ofreciendo algunas técnicas para reforzarlas.

Técnica de liberación emocional para quien no tiene síntomas traumáticos. Si bien esta técnica no consiste en una meditación en el sentido descrito anteriormente («envoltura de la mente»), permite al alumno sentarse en silencio, sentir la tensión del cuerpo e identificar las emociones y los sentimientos relacionados con esa tensión. Al respirar teniendo conciencia de la emoción, se desarrolla la capacidad de situarse en ella, permitir que surja, crezca y luego desaparezca. Ésta es una técnica intensa, especialmente después de eliminar la mayor parte de la tensión física a través de los estiramientos de yoga.

Trauma es el término que se utiliza para describir el impacto de ciertas experiencias terribles y abrumadoras que, mucho tiempo después de haber sucedido, dejan huellas en nuestras respuestas. El capítulo 4 te ayudará a entender que las reacciones postraumáticas pueden ser el principal motivo de los problemas para dormir, y te ofrece un estudio preliminar de los aspectos que deberías considerar si trabajas con una persona que sufre un insomnio postraumático.

El cuerpo de la dicha/Nivel espiritual

No dormir bien puede significar una llamada de atención profunda, un deseo de dejar de sufrir que pone en marcha una intención de sanar, mientras que la capacidad de quedarse callado y escuchar nos aporta una valiosa información de cómo llevarlo a cabo. Si trabajamos con experiencias dolorosas o incómodas como el insomnio, y reunimos las herramientas necesarias para recuperar el equilibrio, es posible que afloremos más saludables, incluso más felices y sintonizados con nuestras necesidades que nunca. La yogaterapia, en vez de ofrecernos soluciones rápidas, nos invita a considerar nuestra salud y nuestro bienestar como algo sagrado, y a cuidarnos amorosamente. El bienestar no es tan sólo ausencia de sufrimiento. En esta parte del tratamiento aprenderemos a escuchar más profundamente todos los aspectos de nuestro ser y a responder a ellos cuidadosamente, sin críticas, con recursos y no con resistencia.

En el capítulo 5 señalo especialmente los **siete chakras** con el fin de relacionar el método de la yogaterapia para tratar el insomnio con el desarrollo individual, y lo utilizo principalmente en un enfoque terapéutico personal. Es una oferta para quienes están familiarizados con el modelo y desean integrar sus conocimientos o examinarlos en profundidad.

Recuperar el sueño

Mi método de yogaterapia para tratar el insomnio anima a vernos a nosotros mismos como individuos formados por múltiples envolturas o capas, y lleva a contemplar los aspectos del cuerpo, la energía, la mente, el corazón y el alma como actores que desempeñan un papel en la salud, el equilibrio y el bienestar propios. Por otro lado, veremos que cada persona tiene una constitución particular en cada una de sus envolturas corporales. Si bien existen muchos enfoques tradicionales para comprender las constituciones de las personas, aquí observaremos nuestra «naturaleza» desde la visión ayurvédica.

Los tres *doshas* ayurvédicos: La constitución física y psicológica

Cuando ofrezcamos determinados ejercicios para abordar los diferentes aspectos de los problemas del sueño de una persona, también debemos tener muy en cuenta la constitución del individuo: su naturaleza. Yo animo a mis clientes a pensar en la necesidad de dormir como el apetito por la comida. Hay quien tiene un apetito regular y constante, y a diario come la misma cantidad. Hay quien come más unos días que otros, dependiendo de su estado de ánimo y de sus hábitos. Y hay quien tiene trastornos alimentarios causados por su idea de una imagen corporal idónea. El malestar emocional o los viajes pueden afectar a apetito y a la digestión, y esos mismos factores pueden afectar al sueño. Algunos de nosotros contamos con tener fluctuaciones normales, las aceptamos como parte de nuestro día a día y, en consecuencia, nos adaptamos a ellas. Todos tenemos constituciones diferentes, y del mismo modo que el apetito varía según la persona y el día, con nuestro sueño sucede lo mismo.

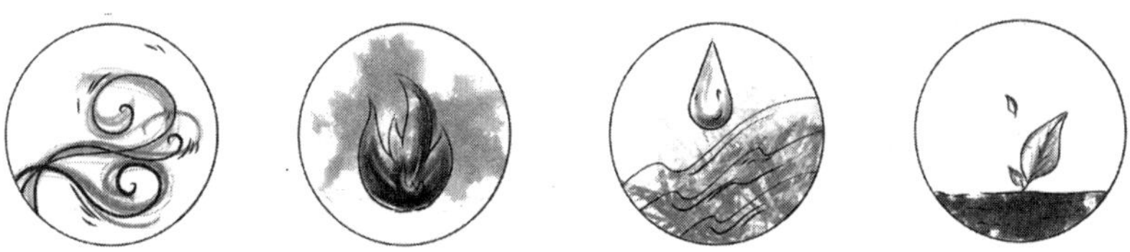

Los doshas ayurvédicos

El Ayurveda, la medicina tradicional denominada «ciencia hermana» del yoga, describe tres tipos principales del concepto cuerpo-mente. Nos será útil comprender cómo la naturaleza de un individuo y la relación de éste con la naturaleza externa afectan al sueño. Los enfoques de la yogaterapia contemporánea adaptan ejercicios y hábitos para sus clientes en función de sus constituciones y naturalezas (Stiles, 2010). Este apartado se basa en gran medida en el trabajo de Vasant Lad, una de las principales autoridades del mundo moderno en el Ayurveda, por ello aporto aquí información de su obra: *Textbook of Ayurveda: A Complete Guide to Clinical Assessment,* vol. 2, 2007.

Según la ciencia ayurvédica, todos solemos presentar unas características que se alinean con diferentes elementos de la naturaleza. Los *doshas* (tipos constitucionales), llamados «*prakruti*» en lengua sánscrita, vienen determinados por la observación, el cuestionamiento y el tacto: forman una tendencia general en la naturaleza física, energética, mental y emocional de la persona. Cada individuo tiene, en mayor o menor medida, algo de cada *prakruti.* Mientras que la mayoría de las veces es uno de los *doshas* el que domina, en algunas personas hay dos tipos igualmente dominantes, por lo que el tercero destaca en menor proporción; y hay casos, poco frecuentes, en los que los tres aspectos o *doshas* pueden ser igualmente dominantes.

Con nuestras acciones y hábitos podemos crear equilibrios o desequilibrios en nuestra constitución natural. Según el pensamiento ayurvédico, si el estado actual de un individuo es el mismo que su constitución, es que está equilibrado y saludable. La dieta, el estilo de vida, las emociones, la edad y el medio ambiente afectan al estado actual (para el cual se usa la palabra sánscrita «*vikruti*») en tiempo real. La curación devuelve el equilibrio a la constitución natural del individuo.

Aunque según el Ayurveda el insomnio se conoce generalmente como un «trastorno *vata*», que implica nerviosismo, ansiedad, inconsistencia, hipersensibilidad y exceso de pensamientos y preocupaciones (Frawley, 2000), en las personas con todos los *doshas* dominantes, el insomnio puede surgir de diferentes maneras. En este apartado se habla de cómo el desequilibrio de cada uno de los tipos *prakruti/doshico* se relaciona con problemas para dormir. A partir del conocimiento del tipo de *dosha* básico de una persona, los ejercicios se adaptan para «conocer» a dicha persona en su elemento predominante y así ayudarla a equilibrar su estado actual y a crear un sueño mejor.

Vata *(aire)*

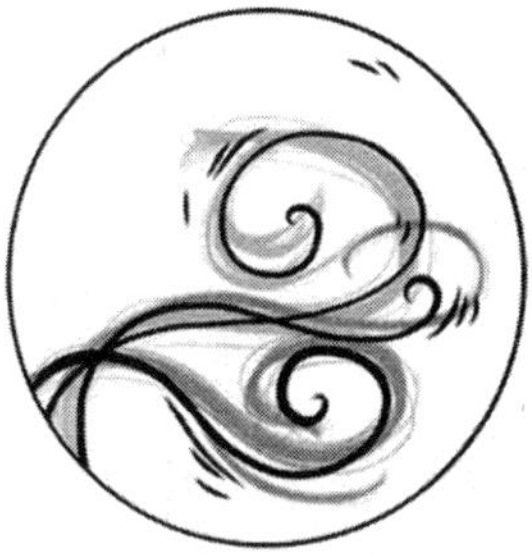

Aire

Quienes suelen tener problemas para conciliar el sueño y dormir bien, o se despiertan muchas veces durante la noche, es posible que tengan un desequilibrio *vata*. La ansiedad puede ser síntoma de ese desequilibrio y, cuando una persona ha sufrido un trauma, es probable que su sistema nervioso responda con un predominio *vata*. Las personas de tipo *vata* suelen tener un sueño ligero y necesitan más ejercicios encaminados a dirigir la energía, el prana o la circulación de la cabeza hacia la parte inferior del cuerpo, la pelvis, las piernas y los pies. Los ejercicios de calentamiento, los alimentos calientes y las prácticas de enraizamiento son saludables y contribuyen al equilibrio de la constitución *vata*.

Planteamiento del doctor Lad

El dosha vata [sus características] es móvil, frío y ligero. La persona vata se agita y da vueltas en la cama, apoya la cabeza sobre la almohada, pero no duerme. Ese tipo de agitación e inquietud es característico del insomnio vata: cuesta dormir y cuando se consigue el sueño se interrumpe de manera continua. Cuando el individuo vata no duerme lo suficiente, se siente mareado y somnoliento. El insomnio vata crea estreñimiento, ansiedad y miedo.

La persona vata a menudo tiene un sueño escaso y discontinuo. Le resulta difícil dormir porque su mente está activa. A los vata les cuesta dormir en la oscuridad, porque la conciben como algo vasto, extenso; a veces, ven en ella figuras extrañas y, debido a ese miedo inherente, se asustan. Con frecuencia, prefieren dormir con una luz tenue encendida. El sueño vata es variable, ligero e interrumpido por una vigilia frecuente. El predominio de vata conduce a la falta de sueño. Para conseguir un sueño profundo, es necesario contar con las características lentas, pesadas y tamásicas del dosha kapha. Debido al aumento del dosha vata, en el individuo predomina la luz y la movilidad, por lo que la mente y los sentidos están demasiado alertas y activos.

Pitta *(Fuego)*

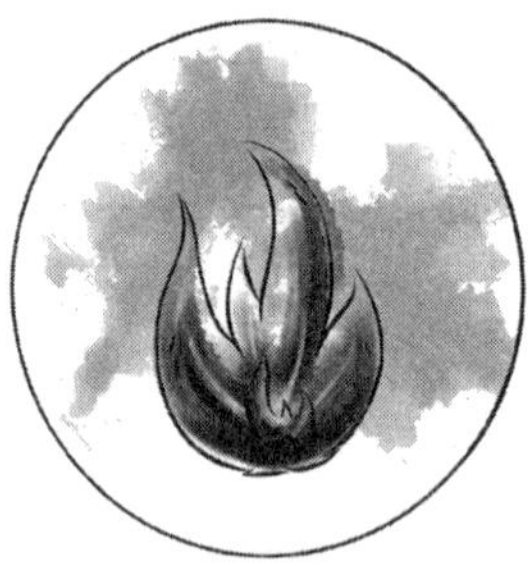

Fuego

Quienes tienen problemas para conciliar el sueño porque hacen demasiadas cosas y por las mañanas se despiertan con un alto nivel de cortisol en el cuerpo, es muy posible que tengan un desequilibrio *pitta*. Estas personas suelen dormir poco. Las emociones asociadas al tipo *pitta* son la ira, las emociones no resueltas o la frustración. Las personas con un predominio *pitta* necesitan gastar energía y descargarla para poder relajarse. Precisan, asimismo, equilibrar el agotamiento que sobreviene tras «funcionar a toda máquina». Pueden resultar beneficiosos los ejercicios encaminados a equilibrar el sobreesfuerzo suprarrenal y a nutrir los riñones. Cabe pensar en las prácticas de «enfriamiento y relajación».

El planteamiento del doctor Lad

Las personas pitta pueden tener tanta energía a medianoche que este hecho les impida dormir. Con frecuencia, a esa hora les gusta leer libros y, a menos que sus ojos se cansen, les resulta difícil conciliar el sueño. Es típico de un individuo pitta leer un par de capítulos y luego, cuando los ojos se le cansan, dormirse con el libro en el pecho. Estas personas no puede dormir con la luz encendida porque en sus ojos brilla la intensa pitta. El sueño pitta es de duración moderada pero profundo [ ]

Alpa nidra es una condición del desequilibrio pitta: sueño escaso debido a una gran abundancia de las cualidades de calentamiento, pero no un insomnio total como el que se da a consecuencia de los desequilibrios vata [...]

En el insomnio pitta, con frecuencia también aparece la dificultad para conciliar el sueño. Sin embargo, una vez que el individuo pitta se duerme, sólo se despierta por lo general una vez, desde la medianoche hasta las 2 de la madrugada.

Sin embargo, el sueño pitta puede perturbarse por pequeños ruidos, incluso por el tictac de un reloj. Cuando un pitta no duerme lo suficiente, se vuelve irritable, crítico y le pican los ojos. Echará la culpa a la cama o a la luz, y empezará a trastear con el reloj.

Kapha (Agua/Tierra)

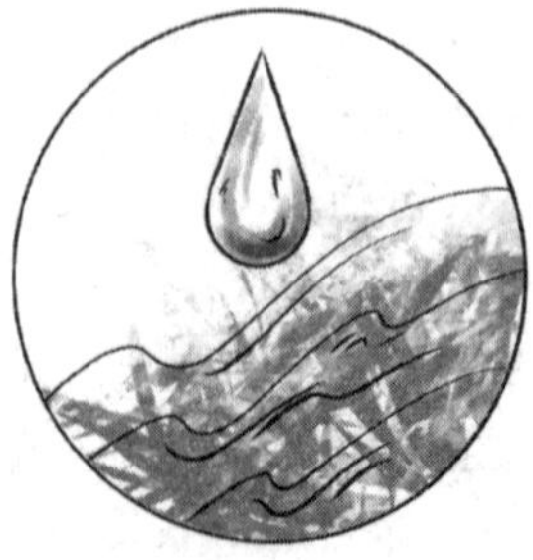

Agua

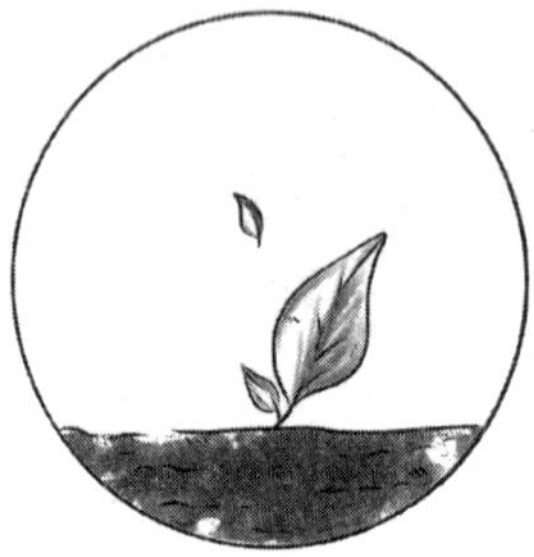

Tierra

Quienes tienen una constitución más marcadamente *kapha* suelen estar más conectados con la tierra y tender al letargo. Es posible que no consigan activarse lo suficiente para llegar a la relajación necesaria y entrar en un sueño profundo. En momentos adecuados del día, moverse más, tener una actividad cardiovascular y que les haga sudar puede ser muy útil. Los individuos con una constitución más *kapha* pueden caer más fácilmente en un estado depresivo. Es posible que duerman muchas horas y, aun así, se sientan cansados: sentirse atontado y fatigado, independientemente de haber dormido muchas horas, es síntoma de un desequilibrio *kapha*. A las personas con esta constitución les será muy útil realizar ejercicios activos como la respiración de la dicha, el saludo al Sol y la respiración *kapalabhati* (de bombeo, un ejercicio vigorizante que se usa a menudo en el yoga Kundalini) y concentrarse menos en su conexión con la tierra y más en las prácticas de «elevación». Los ejercicios revitalizadores pueden realizarse por la mañana y por la tarde.

> **Planteamiento del doctor Lad**
> El sueño del individuo kapha es pesado y prolongado. Una persona kapha puede quedarse dormida de inmediato, en una cama o en donde sea: sobre una alfombra, en un rincón o sentada en una silla, pues le encanta dormir.

Conoce a algunas personas con problemas de sueño

Las historias de mis clientes de yogaterapia ayudan a dar vida a los principios de esta terapia para la recuperación del sueño, en ellas he cambiado los nombres y los detalles de las diferentes identidades por respeto a su privacidad. Volveremos a ellas a lo largo del libro con ejemplos relacionados con los diferentes aspectos de la yogaterapia y cómo se utilizan en la práctica. Son historias de exploración, autoconocimiento, intervención y curación. Trabajar con cada una de estas personas me ha enseñado mucho y ha conformado mi enfoque terapéutico. Les doy las gracias, disfruto compartiendo sus historias. Es un honor ver cómo las personas recuperan el bienestar y se sienten más positivas respecto a sus vidas.

BRIAN

Brian, cuando vino a verme, dormía regularmente tres horas cada noche. Tenía una cara hermosa, un cuerpo alto y delgado, y unas profundas ojeras que le daban el aspecto de un zombi. Parecía tenso, encajaba muy bien con la descripción ayurvédica de una constitución *vata*. Como escritor, mostraba inteligencia e imaginación. Su mente trabajaba a gran velocidad, y a menudo lo hacía justo en el momento en que debería estar durmiendo. Aunque era profesor universitario y un escritor de éxito, sentía en su vida cierto descontrol y caos a causa del insomnio que padecía. Un pequeño problema en el trabajo le provocaba una gran ansiedad. Durante varios años, Brian había consumido marihuana de manera regular con el fin de poder desacelerar su mente y relajarse. Correr, por ejemplo, le dio un respiro a su mente demasiado activa y, a veces, lo agotaba lo suficiente como para dormir por la noche, pero no mucho más tiempo. Él y su novia vivían en pisos separados, pues él temía que ella le dejara si se enteraba de su manera torturada de dormir y de que se automedicaba.

Comenzamos con la serie sencilla para dormir de posturas de yoga durante una semana, después la revisamos en la segunda semana y avanzamos a algunas de las posturas de la serie profunda para dormir. Esto ayudó a suavizar su cuerpo tenso, rígido e inquieto. Su respiración se hizo más libre y larga. Cuando ejecutaba las posturas, su cuerpo se asentaba mejor en el suelo y parecía más extendido, con una mejor circulación en la cara y las extremidades.

Le enseñé posturas de yoga reconstituyentes en las que pudo afianzarse después de cuatro semanas de realizar la serie sencilla para dormir. (Un intento anterior, antes de practicar regularmente las posturas de yoga, lo había dejado temblando, incapaz de relajarse). Utilizó las posturas reconstituyentes para tomarse un descanso sin escribir, sin tomar cafeína y sin convertir su cuerpo en una montaña rusa de energía.

Tras seis semanas de practicar yoga, pudo pasar a la meditación, a la que atribuye los cambios drásticos de su vida. Me encontré con él en un tren unos cinco años después de su última cita conmigo, y apenas pude reconocerle. Tenía un aspecto saludable y enérgico. Me explicó que no sólo estaba durmiendo bien, sino que, además, estaba preparando su luna de miel. Más adelante volveremos al caso de Brian.

CATHY

Cathy era una abuela italiana jubilada que, después de haber practicado yoga suave durante la mayor parte de su vida, asistió en Londres a uno de mis cursos de seis semanas. Ella disfrutaba del yoga como una forma de combatir la depresión moviendo el cuerpo. Aunque tenía los largos patrones de sueño del tipo *kapha*, rara vez se sentía relajada. Permanecía despierta hasta muy tarde, pues no sentía sueño, y luego podía dormir hasta unas diez horas, pero se despertaba a media mañana aturdida y con poca energía.

Hacer todas las noches la serie sencilla para dormir, y cada mañana las posturas de despertar, ayudó a Cathy a crearse una rutina, algo que no tenía durante su jubilación. La información que se impartía en el curso sobre los ritmos circadianos, los efectos de la cafeína y las estrategias para manejar las emociones difíciles le ayudó también a estructurarse los días con un mejor equilibrio físico y emocional, y a dormir mejor por las noches.

A Cathy le encantaron las clases grupales: en ellas conoció a personas de diferentes edades y descubrió que no estaba sola en su insomnio. Aunque sus médicos eran comprensivos, el hecho de abordar sus problemas de sueño a base de medicación y con poco éxito le causó un sentimiento de estar enferma, de aislamiento y de vergüenza con respecto a su insomnio. El ambiente de grupo le ayudó a superar los sentimientos de vergüenza y extrañeza, y desapareció gran parte de su ansiedad. Se sentía como una participante activa en una reunión social: disfrutaba retroalimentando cada semana sus progresos, hacía preguntas y obtenía apoyos y sugerencias para mejorar cada día.

Cathy llevaba un diario en el que registraba sus patrones de sueño, hacía un seguimiento de las noches en las que ejecutaba la serie sencilla para dormir y los ejercicios de respiración, y anotaba cuando no lo hacía. Algunas noches, en las que se sentía aceptablemente somnolienta a la hora de acostarse, omitía el yoga previo al sueño, pero notó que era más propensa a despertarse a medianoche o a dormir a intervalos. Se dio cuenta de que hacer yoga antes de ir a dormir no sólo le ayudaba a conciliar el sueño cuando lo necesitaba, sino que también conseguía dormir más relajada y profundamente y se despertaba más fresca por la mañana. A esto añadió algunos estiramientos matutinos y la respiración de la alegría a diario. Sus hijos percibieron a Cathy más enérgica cuando jugaba con sus nietos, para su deleite. En el capítulo 3 hablaré más de Cathy, y sabrás cómo ella usaba el diario para dormir mejor.

SIMON

Simon, de poco más de cincuenta años, era un hombre casado, padre de dos hijos y consultor empresarial de alto nivel, muy involucrado en la política local. Divertido e ingenioso, hablaba con frases agudas y rápidas llenas de humor. Era un líder natural, con el «fuego» natural de su constitución *pitta*, y tenía sobre sus espaldas un historial repleto de problemas familiares. Su rostro mostraba mucha tensión y se sentaba siempre en el borde de la silla. Llevaba un cuaderno en el que anotaba sus «malas noches». Entre frase y frase apenas había una pausa.

Cuando Simon comenzó mi curso grupal de seis semanas dormía mal seis de cada siete noches por semana. Luchaba por quedarse dormido y, cuando lo conseguía, se despertaba sobresaltado a mitad de la noche y era incapaz de conciliar de nuevo el sueño. Después de 25 años de éxito en los negocios y la política, comenzó a tener ataques de pánico en relación con estos dos ámbitos de su actividad. No era un apasionado del yoga, probó mi curso por pura desesperación, a instancias de un profesor de gimnasia de confianza, con el que había trabajado durante muchos años.

Después de la sesión de la primera semana, con gran sorpresa nos informó de que todas las noches había estado practicando las posturas según las indicaciones dadas. Esto le había hecho sentirse menos tenso antes de acostarse y había dormido notablemente mejor. Durante las seis semanas trabajamos su respiración para que fuera menos fuerte, más suave. Repasamos los estiramientos y añadimos algunos para medianoche en el caso de que se despertara y necesitara ayuda para volverse a dormir. Su sueño mejoró enormemente, y su confianza en el proceso creció durante el curso hasta el punto de querer explorar con mayor profundidad, de una en una, las otras «envolturas» de sus problemas de sueño.

Comenzamos haciendo una evaluación exhaustiva de sus hábitos físicos, y después con el patrón del sistema nervioso, el control del estrés y los problemas del paso de la vida. Simon me preguntó: «¿Tengo que renunciar para siempre al vino y al café?». Y mi respuesta fue: «Si estás teniendo problemas para dormir y quieres dormir mejor, tendrás que hacerlo, aunque sea de momento». Cuando dejó de tomar café y se pasó al té antes de las 11 de la mañana, notó una marcada diferencia. También comenzó a darse cuenta de que las alteraciones del sueño a medianoche eran mucho más recurrentes, aunque sólo se hubiera tomado una copa de vino al anochecer. Estaba convencido de que necesitaba cambiar algunos de sus hábitos antiguos.

Simon mantuvo el ritmo de las posturas de yoga todas las noches, y yo evaluaba periódicamente cómo las hacía para asegurarme de que se tomara el tiempo suficiente con cada pose, redujera la velocidad de la respiración y completara cada exhalación sin problemas. Inicialmente eso le resultó muy difícil, pero, cuando comenzó a respirar más lentamente, notó grandes cambios. Comenzamos a trabajar en el modo diferente en que podía estar presente en sus reuniones: respirando más, manteniéndose más conectado con su cuerpo, viviendo con una energía menos alimentada por la adrenalina, más sostenible. Respirar durante todo el día de manera más calmada le ayudó a reducir su nivel de hiperactivación, lo que le permitió acumular menos tensión durante el día y no despertarse tanto en plena noche.

La meditación se convirtió para Simon en una práctica «básica» fácil. La planteamos como «tener una reunión consigo mismo» o «tiempo personal ejecutivo». Decidió practicar meditación en el coche, antes de entrar en la oficina, o en su dormitorio, justo al volver del trabajo, antes de reunirse a cenar en familia. Esto le ayudaba a «procesar» su ajetreado día y a que su flujo de pensamientos nocturnos pasara de ser de un torrente a un goteo. En el pasado, los pensamientos sobre los negocios, la familia y la política se apoderaban de él en cuanto se acostaba; ahora, comenzó a darse tiempo para trabajar en todos esos pensamientos a primera hora del día y conseguir un estado mental más tranquilo antes de acostarse.

Si bien los beneficios que experimentó tuvieron lugar apenas tras algunas semanas de realizar posturas de yoga, Simon siguió con ellas y este proceso contribuyó a que se produjeran grandes cambios en su vida. Ahora entra en la sala con más calma, se relaja fácilmente y se le ve menos tenso. Se sigue riendo con facilidad y con más ganas que nunca.

LINA

Si bien sufría un insomnio casi incapacitante, Lina era incapaz de asistir a una clase de yoga grupal o a un curso. En grupo se sentiría nerviosa y tensa acostada sobre una esterilla de yoga entre otras personas. Si su cuerpo se relajaba un poco, podría llegar a tener convulsiones, espasmos, lo cual sería vergonzoso y contraproducente para ella.

Durante la semana, casi cada noche, Lina recurría al alcohol para conciliar el sueño, pues sufría pesadillas tan terribles que dormir se convertía en sí mismo en una perspectiva horrorosa. En nuestra primera reunión dijo que no quería comprometerse con seis sesiones completas de trabajo individual, ya que durante años había intentado muchas soluciones costosas que no le habían funcionado. Quería ver cómo se iría sintiendo con las sesiones poco a poco. Al final, trabajamos juntas durante ocho semanas.

En su caso, hice una excepción. Uno de mis requisitos es que los alumnos se comprometan de antemano a realizar todo el curso de sesiones, pues ello me parecía clínicamente importante; en el caso de un trauma complejo, es fundamental poner límites y explicar la importancia clínica o de recuperación de cada aspecto que trabajamos y cómo lo hacemos, pero sin forzar o imponer nunca nada. Era importante que Lina estuviera ya en un proceso de psicoterapia bien establecido para poder llevar sus experiencias de nuevo a su terapia. Aunque soy una terapeuta cualificada, a fin de mantener los límites claros nos centramos «sólo en el yoga». Cumplir con lo que se nos pide acentúa la capacidad del cliente de guiar su propia recuperación y mantener los límites de una forma segura.

Le enseñé a hacer la serie sencilla para dormir e introduje en ella algunas posturas de la serie profunda para dormir, después de comprobar qué poses parecían originalmente «motivadoras» o no para ella. Le permití elegir entre opciones, sin necesidad de explicación alguna. Lina disfrutaba de las posturas y sentía que liberaban tensiones en las extremidades. Si nos hubiéramos quedado mucho tiempo en un determinado estiramiento, su cuerpo se habría convulsionado y se habría tensado de nuevo. Para Lina, era un proceso de liberación «suficiente, pero no excesivo» para aportarle relajación, y lento para que su cuerpo y su mente pudieran confiar en el proceso de liberación.

Abordamos también el temor de Lina de quedar exhausta tras una noche de mal dormir. Cada mañana, las tres o cuatro posturas de despertar se convirtieron en parte de su rutina, y ella las encontraba muy revitalizadoras y reconfortantes. En lugar de depender únicamente de la cafeína, que la despertaba, pero agotaba un sistema nervioso ya cansado, los estiramientos le proporcionaron algo placentero que ayudaba a su cuerpo.

Cuando ya llevábamos algunas sesiones, Lina me habló de que sentía las «piernas inquietas» por la noche y tensas durante el día. Los estiramientos de muslos e isquiotibiales de la serie sencilla para dormir le ayudaron a ser más consciente de lo tensos que tenía los músculos durante todo el día. A sus ejercicios añadimos una serie personalizada de los aquiles, los isquiotibiales, las caderas y los muslos, así como ejercicios para enraizarse, los cuales realizaba durante el día para aliviar la tensión. También le informé de que las investigaciones llevadas a cabo habían demostrado que fumar es un factor de riesgo para padecer el síndrome de las piernas inquietas (RLS, según las siglas en inglés), por lo que redujo el consumo de tabaco y logró fumar sólo el cigarrillo electrónico una vez al día, por la mañana.

De esta manera, trabajamos dentro del marco de tolerancia de Lina, y le ayudamos a controlar su nivel de tensión durante todo el día a fin de que, por la noche, no acumulara un nivel de tensión incontrolable.

Si hubiera trabajado con Lina como su única terapeuta a largo plazo, podríamos haber hecho un trabajo de experimentación somática y del sueño a fin de ayudarla a entender el contenido y el simbolismo de sus pesadillas, investigando acerca de lo que su inconsciente trataba de resolver en su vida. Según los terapeutas que trabajan de esta manera, crear una base de seguridad corporal puede proporcionar un buen recurso.

El sueño de Lina mejoró y ella adquirió una sensación mayor de controlar su vida. Si bien seguía sufriendo pesadillas, la calidad y duración de su sueño y la sensación de calma fueron aumentando a lo largo del trabajo que hicimos juntas. En el capítulo 4 veremos algunas consideraciones sobre el insomnio postraumático.

OTRAS PERSONAS CON PROBLEMAS DE SUEÑO QUE PRESENTAREMOS A LO LARGO DE NUESTRO TOUR DE RECUPERACIÓN DEL SUEÑO

Silvia había tenido problemas para dormir desde que entró en la perimenopausia, y debido a ello se había vuelto dependiente de los somníferos. Finalmente, pudo ganar confianza para librarse de éstos gracias a la serie sencilla para dormir y a las técnicas de respiración relajantes para reducir su temperatura corporal y su tensión. Gracias a las posturas vigorizantes, se sintió más capaz de controlar los sofocos, los cambios de humor y el cansancio durante el día.

Thom, un joven músico que trabajaba en la cafetería de mi barrio, me habló de su insomnio mientras me hacía un descafeinado. Compartí con él varios consejos para trabajar sus hábitos diarios y poder dormir mejor.

Marielle había pasado recientemente por un tratamiento contra el cáncer. Aunque antes de la enfermedad siempre había dormido bien, el trastorno y el trauma de la enfermedad y de la cirugía la llevaron a tener un sueño interrumpido y azaroso. Gracias a las técnicas de este tratamiento, Marielle recuperó el sueño, la capacidad de dormir bien.

Paul, tras un amargo divorcio, se encontró con que no podía dormir bien, y su estado de ánimo se resquebrajó. Utilizó las herramientas para la recuperación física, mental y emocional del sueño: trabajó con las tensiones y también capeó las difíciles transiciones que agravaban su incapacidad para dormir bien. Paul utilizó nuevos recursos para superar la rabia y encontrar mayores perspectivas, el equilibrio y un sueño regular.

En las más extrañas circunstancias

Recientemente, mostré a una presentadora de televisión la serie sencilla para dormir en un programa sobre el sueño y la salud. La presentadora no se identificaba con el insomnio, pero me contó que por la noche se despertaba normalmente una o más veces para ir al baño. Frente a un equipo de televisión, con todas las interrupciones comunes en una grabación, realizó la serie sencilla para dormir, la respiración en tres fases y unos minutos de la postura del puente. Aunque nos detuvimos y volvimos a empezar varias veces, los ejercicios de yoga terminaron alrededor de las 5 de la tarde, muchas horas antes de acostarse. Al día siguiente la presentadora afirmó que por primera vez en meses había dormido toda la noche. Enseguida, me llegó un correo electrónico de agradecimiento: «¡Nunca habría creído en el efecto de unos estiramientos tan simples y de la respiración, de no haberlo experimentado yo misma!».

Y ahora tú: La práctica como recurso

Una premisa del enfoque de la yogaterapia para combatir el insomnio y recuperar el sueño es la de salvar la distancia entre el profesional y el cliente. Según una perspectiva clínica, el cliente o paciente se presenta con una patología y el profesional de la salud le proporciona la solución desde una perspectiva racional basada en pruebas empíricas, en unos ensayos aleatorios controlados y en los protocolos médicos establecidos. Esto es útil y ayuda a garantizar la validez de los enfoques médicos, pero si adoptamos un enfoque holístico basado en el yoga, existe otra forma de saber que éste es accesible para nosotros: la experiencia corporal.

Pongamos un ejemplo extremo: si estás sano, no recibirás sesiones de quimioterapia para empatizar con los pacientes que siguen un tratamiento contra el cáncer. Si no sufres insomnio, es absurdo tomar pastillas para dormir para comprender el mundo de tu paciente o cliente; eso sería perjudicial para tu salud y, de todos modos, no llegarías a entender realmente su mundo.

Sin embargo, con los ejercicios de este libro, incluso aunque no tengas problemas para dormir, podrás sentir los efectos de las posturas en tu propio cuerpo. Te beneficiarán aun cuando no las utilices para superar el insomnio. Con los ejercicios de respiración puedes experimentar la forma en que tu mente cambia con ellas, y también el impacto de los puntos de autoacupresión. Si los haces siguiendo mi guía, percibirás sensaciones. Te afectarán. Asimismo, podrás desarrollar el sentido de lo que estás ofreciendo a los demás y cómo puede afectarles. Ésta es la base para desarrollar un enfoque integral. Es muy práctico y determinante analizar con este libro tu propia relación con las cinco envolturas, y aprovechar la oportunidad de experimentar algunas de las prácticas y sugerencias de cada una de ellas.

Del mismo modo, tendrás una idea mejor de tu propia constitución, y verás si es igual o diferente de la de tus clientes, pacientes o alumnos. A la hora de ayudar a los demás, te vuelves más sensible e intuitivo cuando experimentas el mismo tratamiento que administras.

Como profesional, tu excelencia en ayudar a los demás destaca por la experiencia personal de sentir cómo funcionan los ejercicios para cambiar el cuerpo, la mente y demás. Para ser altamente eficaz a la hora de ayudar a tus clientes a recuperarse del insomnio o de los problemas de sueño, lee o échale un vistazo al libro, luego dedica entre cinco días y una semana a cada capítulo, a cada envoltura de los cinco *koshas*, y haz los ejercicios cada día. Si deseas apoyo para realizar un curso de seis semanas, tienes también la opción de llevar a cabo el curso online en la página www.sleeprecoveryyoga.com

La experiencia personal significa que sabes cómo funcionan las prácticas para ti, cómo funcionan en ti y los cambios que experimentas. Desarrollarás una relación más profunda con cada cliente y, sabiendo que cada persona responde a las prácticas de una manera diferente, tendrás algunas buenas bases para compartir.

> La agenda del sueño y también las diversas series del sueño que aparecen en el capítulo 1, marcadas con ✔ están disponibles para descargar e imprimir en la página www.jkp.com/catalog/book/ 9781848193918

Capítulo 1

La recuperación corporal

Este capítulo ofrece los conceptos básicos de la ciencia del sueño, los aspectos físicos del mismo y los hábitos diarios que bien pueden sabotearlo o propiciarlo. Los he expuesto en términos suficientemente generales para que puedan ser compartidos con clientes, pacientes y alumnos. Existen muchos y buenos libros sobre la higiene del sueño, su reprogramación y otros aspectos que contemplan los buenos hábitos relacionados con él, por tanto, aquí se presenta una visión general y una mirada centrada en vertientes relacionadas más específicamente con el enfoque de la yogaterapia.

Las fuerzas que subyacen en nuestro sueño

En primer lugar, veremos los procesos naturales por los que nuestro cuerpo necesita pasar para dormir bien. Abordaremos algunas de las formas más comunes con las que en ocasiones saboteamos esos procesos con nuestros hábitos, y expondremos cómo adaptando nuevos hábitos y utilizando prácticas de yoga podemos colaborar activamente en la reparación de la mecánica física del sueño. Parte de la información que aquí se da puede parecer de sentido común: el cliente sabe que la cafeína, la luz, el ruido, el sueño y la alimentación afectan negativamente a la manera de dormir. Asimismo, los tiempos de sueño y vigilia y el ambiente del dormitorio también marcan la diferencia. Considerar en conjunto todos los hábitos y relacionarlos con los patrones de sueño es muy importante, si bien en este método lo es mucho más tener en cuenta los cambios físicos relacionados con el equilibrio del sistema nervioso y la experiencia de la relajación. Las personas que duermen tranquilas y relajadas tienen menos probabilidades de despertarse con el ruido ambiental que aquellas que están en un estado de hiperactivación constante.

Para una persona que sufre un estado de hiperexcitación psicofisiológica, el hecho de establecer en su vida la mejor higiene y los mejores hábitos del sueño del mundo puede ser tan inútil como «ponerse a reorganizar las tumbonas en el Titanic».

Trabajo con mis clientes con el fin de identificar y eliminar cualquier saboteador claro del sueño, así como su herramienta real de recuperación del insomnio: el registro del sueño (también conocido como diario del sueño). Ésta es una herramienta estándar que utilizan los médicos. El registro que yo he creado es una adaptación del modelo que ofrece la National Sleep Foundation (Fundación Nacional del Sueño) y está disponible en su página web. Anotar hábitos y patrones ayuda a descubrir los diversos factores de la vida que desempeñan un papel en la experiencia de dormir bien o mal. Trabajemos juntos como detectives: busquemos el vínculo que hay entre las formas en que los hábitos rompen los mecanismos del sueño y las prácticas que ayudan a reparar esos mecanismos. La información te permitirá dar prioridad a la orientación y a los enfoques terapéuticos. Cuando identificas en primer lugar a los potenciales saboteadores del sueño, puedes iniciar unos cambios de comportamiento razonables.

En un nivel fisiológico más profundo, se dan por lo general tres factores que afectan al sueño: el impulso de la homeostasis del sueño que equilibra el cuerpo, los ritmos circadianos (ciclos diarios) y el nivel de activación (estrés versus relajación). Aquí veremos cómo contribuir a la recuperación del sueño en cada área. Puesto que en este capítulo nos centramos en los aspectos físicos para esa recuperación, trataremos en él los impulsos homeostáticos y circadianos, e incluiremos los ejercicios adecuados para establecer un estado físico que permita los buenos patrones de sueño.

El capítulo sobre la energía o «*prana*» trata más detalladamente la activación y la relajación del sistema nervioso y el modo como se utilizan los ejercicios de respiración, la acupresión y otras técnicas para la recuperación del sueño inmediata y a largo plazo.

El impulso del sueño: La homeostasis en acción

El «impulso de sueño» o impulso homeostático de dormir se refiere a la tendencia del organismo a autorregularse y a mantener un equilibrio interno. Tras un día de actividad, tendemos a sentirnos cansados. Cuando hemos realizado la suficiente actividad, lo ideal es que este impulso nos supere y, cuando las señales del día y la noche nos indican que es hora de dormir, somos capaces de dormir y de permanecer dormidos. Sin embargo, si el sistema nervioso está demasiado agitado ocurrirá lo siguiente:

- Algunas personas pueden sentirse cansadas, pero sin sueño, debido a que tienen demasiada actividad (tensión, hormona del estrés) en el cuerpo. De este estado se dice comúnmente estar «cansado pero conectado». Si bien nuestro organismo necesita poder entrar en estados de excitación y relajación para mantener un nivel saludable de energía, cuando un individuo permanece en un estado de agitación, estrés o excitación, su capacidad para pasar al modo parasimpático o de «descanso» queda limitada. Hay personas que por mucho que se les dé tiempo suficiente de inactividad tienen dificultades para descansar o relajarse, y sufren una sensación generalizada de ansiedad, tensión, nerviosismo o inquietud. En el capítulo 2 hablaremos de cómo restablecer y reequilibrar el sistema de activación-relajación del organismo.

- Hay personas que se duermen con facilidad, pero manifiestan dificultades para mantener el sueño una vez que la necesidad apremiante de descanso físico que tiene el cuerpo disminuye durante el primero de los dos ciclos del sueño; algo que veremos a continuación. Otras muchas se despiertan en plena noche una o más veces. Esto suele suceder cuando desaparece el «impulso» de dormir que causa el agotamiento. Hay que recordar que el descanso profundo que revitaliza nuestro organismo sobreviene en los primeros ciclos del sueño. En esos momentos estamos físicamente menos cansados y, si el sistema nervioso es irregular o está activado, somos más susceptibles de despertarnos con estímulos externos, la actividad mental o la tensión física. Con la edad, y en el caso de las mujeres, las fluctuaciones hormonales debidas a la menopausia también trastornan el sueño.

Este tratamiento, en vez de causar más estrés cuando uno se despierta por la noche, sugiere utilizar cualquier tiempo de vigilia para invertir en prácticas relajantes y contemplación tranquila. Si practicas las posturas físicas del yoga y el trabajo de respiración, podrás desarrollar la capacidad física que te permita mantener estados más profundos de sueño y de descanso, y resistirte a despertar cuando haya ruido u otros estímulos externos.

Aunque hay personas que experimentan estados intensos de agitación de forma episódica o esporádica, las hay también que sufren problemas de sueño y viven en un estado de alerta permanente debido a algún trauma. Tal vez, cueste creer que un suceso pasado llegue a afectar el sueño de estas personas a largo plazo, pero el patrón del sistema nervioso puede indicar lo contrario. El insomnio es uno de los síntomas principales del trastorno de estrés postraumático (TEPT), que puede desarrollarse a causa de acontecimientos catastróficos o abrumadores, o a un trauma complejo, que da lugar al TEPT o al TEPTC, el cual se refiere a una exposición prolongada a un abuso relacional o a un abandono en un momento de la vida. Es importante tener en cuenta que estos traumas influyen en el cerebro, el sistema nervioso y los estados psicológicos de tal modo que, en realidad, pueden impedir un nivel profundo de descanso como el del sueño REM. En el capítulo 4 del libro hay un apartado especial dedicado a la yogaterapia aplicada al insomnio.

Ritmos circadianos: El código clave

Los ritmos circadianos son cambios físicos, mentales y de comportamiento que siguen un ciclo de 24 horas y responden principalmente a la luz y la oscuridad. Estos ritmos naturales a menudo se ven interrumpidos por los hábitos de la vida moderna: esperamos que nuestro cuerpo esté alerta, cuando ha sido programado evolutivamente para estar dormido, o que duerma cuando se lo ordenamos, sin tener en cuenta los ritmos naturales establecidos durante los millones de años de la historia humana.

Uno de los objetivos del enfoque de la yogaterapia es hacernos sentir que la realineación con la naturaleza no es un castigo, sino un paso positivo hacia delante para vivir una vida mejor y más agradable. Ya sea rápida o lentamente, cambiar aquellos hábitos que nos hacen «nadar a contracorriente» «en cuanto a dormir bien por la noche se refiere» por otros que nos permitan «seguir el fluir de la corriente» de la naturaleza será un esfuerzo bien empleado.

El mismo esfuerzo que se necesita para ir a una cafetería a buscar un café para llevar se puede utilizar para conseguir una recarga sostenible, como es una postura vigorizante o una simple cabezada contemplativa. Pasar horas frente al televisor o darse un atracón con una serie «relajante» antes de acostarse puede convertirse en 15 o 20 minutos de relajación física profundamente efectiva con unas sencillas posturas de yoga que crean una sensación de calma y de paz.

Los hábitos que se describen en este capítulo y los ejercicios del capítulo siguiente están orientados a los ritmos circadianos.

Puntos clave

- La luz solar y la oscuridad nocturna provocan diferentes reacciones en el cerebro que señalan la liberación de hormonas relacionadas con el sueño y la vigilia (neurotransmisores).
- Las variaciones de la temperatura corporal y la digestión afectan también al aumento o la disminución de las hormonas que regulan el sueño.
- Adecuarnos a las respuestas de luz y oscuridad, y vincular nuestro comportamiento con la hora del día, nos ayuda a restablecer el sueño.
- Los ejercicios de yogaterapia de este libro te alinean con esos ritmos diarios para que te sea más fácil dormir por la noche y sentirte alerta todo el día.

Un reloj de precisión en tu cerebro

En el cerebro se reúnen alrededor de 20 000 células nerviosas para formar un «reloj maestro» biológico que controla nuestras respuestas corporales, la claridad/oscuridad y las señales oscuras del entorno. A este conjunto de células se les llama núcleo supraquiasmático, o SCN, que forma el reloj maestro y reside en el hipotálamo, justo encima de la unión de los nervios ópticos, los cuales transmiten información de los ojos al cerebro. En una persona con un funcionamiento normal, la atenuación de la luz diurna y el aumento de la oscuridad ambiental provocan una reacción en cadena que induce al sueño. En primer lugar, los ojos perciben el cambio de la claridad a la oscuridad; el cambio se registra en el SCN, y éste envía un mensaje a la glándula pineal que, a su vez, activa el cerebro para convertir una conocida sustancia química del cerebro llamada serotonina (coloquialmente, hormona de la felicidad) en melatonina, la hormona que prepara el cerebro para dormir. La melatonina actúa como un inductor del sueño, nos produce somnolencia y pone en marcha una serie de cambios fisiológicos que disponen el cuerpo y el cerebro para dormir, y en ello se incluye una disminución de la temperatura corporal central.

Las luces y los dispositivos

Cuando durante el día no recibimos suficiente luz solar (ya sea porque estamos durmiendo o porque ésta es débil), el cerebro pierde los mecanismos naturales que usan la luz y la oscuridad para determinar las horas de vigilia y de sueño. La brillante luz diurna es una porción de la parte azul del espectro luminoso que específicamente desencadena «durante el día» la respuesta cerebral. Esto es algo que puede funcionar también en contra de nuestro sueño, pues las pantallas electrónicas, las luces LED y los fluorescentes emiten luz en la porción azul del espectro que imita la luz del día. El espectro azul se encuentra en las luces LED, los televisores, los ordenadores y los teléfonos móviles. Esto significa que podemos estar exponiendo a la luz azul los ojos y el cerebro hasta altas horas de la noche, y a menudo con esas fuentes de luz brillante a escasos centímetros de los ojos. La luz roja de las velas o de las bombillas incandescentes suaves no tiene el mismo efecto que la luz diurna; ahora, cada vez más, los nuevos dispositivos electrónicos ofrecen un modo nocturno para minimizar las emisiones de luz azul.

Existe la teoría de que la exposición a la luz azul a altas horas de la noche puede afectar negativamente la calidad del sueño, engañando al cerebro para que responda con señales contrarias al sueño, como la de inhibir la melatonina: de alguna manera, el cerebro percibe la luz brillante como «luz diurna» e inhibe el sueño. Si bien hay pruebas que sugieren que la luz azul de los dispositivos electrónicos perjudica el sueño (Chang *et al.,* 2014), otras investigaciones indican que eso es algo que aún no se puede afirmar. Algunos de los «efectos de los dispositivos electrónicos» pueden deberse a la activación del sistema nervioso y a un mayor funcionamiento cerebral vinculado al hecho de estar trabajando o tener relaciones sociales hasta el momento de ir a dormir. De cualquier manera, a quienes tienen un sueño ligero se les aconseja evitar las luces brillantes y el uso de dispositivos antes de dormir, así como dejar una hora o más entre la exposición a dichos aparatos y el sueño.

Desconectar: Gestión de la luz y de los dispositivos digitales

- Comienza apagando las luces de la casa una hora antes de acostarte, si es posible.
- Mantén lejos de los ojos los dispositivos emisores de luz.
- Por la tarde y por la noche, reduce el brillo de la pantalla. Muchos de los nuevos dispositivos tienen la opción de atenuar la luz o activar la «luz cálida».
- Evita estar frente a una pantalla una hora antes o más de acostarte y permite así la conversión de serotonina en melatonina.
- En vez del teléfono móvil, usa un reloj como despertador.
- Lee en soporte papel en vez de en pantalla y usa luz cálida por la noche.
- No trabajes ni te conectes con las redes sociales en el dormitorio, y termina esas prácticas una hora antes o más de acostarte.

La interrupción del sueño puede deberse a un cambio de los patrones del mismo, como en el caso del «trabajo por turnos». Alternar patrones puede ser muy perjudicial para el sueño, como es el caso de los turnos diurnos y nocturnos alternos de los médicos en formación y las tripulaciones en la aviación. Otros individuos con horarios solamente nocturnos también pueden sufrir alteraciones del sueño importantes. Si bien hay personas que se adaptan con mayor facilidad a los patrones cambiantes de sueño y vigilia, para quienes tienen un sueño sensible o ligero esos cambios son grandes saboteadores del sueño. Si lo pensamos bien, esto tiene mucho sentido: trabajar contra millones de años de evolución humana tratando de reorganizar los patrones de sueño y vigilia puede ser una batalla perdida.

Problemas como el desfase horario y el trastorno afectivo estacional surgen también cuando durante el día no se cuenta con la suficiente exposición a la fuerte luz ambiental del espectro azul y no se da el contraste con la oscuridad ambiental nocturna. El cuerpo humano no establece adecuadamente las señales de sueño y vigilia. Cuando esos cambios de luz suceden de una forma natural con las estaciones, nos vamos adaptando gradualmente a la luz y la oscuridad. Sin embargo, cuando viajamos a través de diferentes zonas horarias, al aterrizar, nuestro cuerpo tiene establecido un reloj de 24 horas con un conjunto de patrones de claridad y oscuridad, mientras que las señales que nos llegan de la nueva ubicación pueden ser muy diferentes. En el cerebro, los mecanismos del sueño necesitan ponerse al día con el entorno.

Por esa razón, un dormitorio oscuro es esencial para las personas con sueño sensible. Ésta es también la razón por la que muchas se despiertan a las cinco de la madrugada, antes de que suene el despertador. Al amanecer, los cambios del entorno afectan mucho más a los ritmos circadianos de los durmientes sensibles. Eso no es un problema si la persona se va a dormir poco después del anochecer, o con suficientes horas de sueño por delante, pero en el mundo moderno la vigilia pasa a la oscuridad de las altas horas de la noche con efectos peligrosos.

La edad y las etapas de la vida afectan al sueño

Todos dormimos según unos patrones de sueño basados en la etapa de vida en que nos encontramos. Los bebés entran en el sueño REM antes del sueño no REM, tienen ciclos de sueño mucho más cortos que los adultos y, debido a su pequeño estómago, a su flamante aparato digestivo y a la gran demanda de alimentos necesaria para su desarrollo, se despiertan con mucha frecuencia. Sus ciclos de sueño no están sincronizados con las demandas de los adultos. En el transcurso de nuestras vidas, la edad adulta posterior a la adolescencia y previa a la vejez nivela el sueño dentro de un patrón medio. Sin embargo, no es que los adolescentes intenten crear problemas yendo a dormir tarde y durmiendo después todo el día. En gran parte de los adolescentes, la fase del sueño pasa a horas más tardías, mientras que en la población de ancianos lo más probable es que esa fase se mueva hacia horas más tempranas. En las mujeres, los cambios hormonales y de temperatura corporal que acompañan los días premenstruales, así como las fluctuaciones hormonales propias de la menopausia, pueden perturbar considerablemente sus patrones de sueño.

Temperatura

La temperatura corporal, como parte de los ritmos circadianos del cuerpo, a lo largo del día cambia dentro de unos niveles normales (Murphy y Campbell, 1997). Si todo funciona normalmente, deberíamos experimentar un descenso de la temperatura corporal central después del anochecer, alrededor de las 21-22 horas, y antes de acostarnos. Si durante ese período de tiempo hacemos un ejercicio físico extenuante o tomamos un baño o una ducha excesivamente caliente, el aumento de la temperatura corporal puede afectar negativamente al sueño al emitir una señal que engaña al cuerpo y lo lleva a la vigilia. Existen diferentes teorías acerca de si un baño caliente favorece o inhibe el sueño. Lo mejor es que cada persona lo compruebe por sí misma observando lo que sucede en sus anotaciones del sueño. Por lo general, es buena idea dormir en una habitación lo más fresca posible sin que llegue a estar fría, de este modo se refuerzan las señales que el cuerpo envía para dormir.

Estado de ánimo, sueño y automedicación

Como se ha señalado anteriormente, para tener sueño el cerebro necesita convertir la serotonina en melatonina. La ciencia médica ha asociado los bajos niveles de serotonina con un estado de ánimo decaído o con depresión, y eso es la clave de la serotonina en los medicamentos antidepresivos. Debido a que la melatonina depende de la serotonina, un nivel bajo de ésta puede estar relacionado, asimismo, con los problemas para dormir. Algunas investigaciones muestran una correlación entre el nivel más bajo de serotonina y el nivel más alto de la hormona del estrés llamada cortisol.

Si bien necesitamos cortisol durante el día para permanecer despiertos y alertas, cuando el nivel es demasiado alto experimentamos ansiedad. Si por la noche hay demasiado cortisol en el cerebro, aparecen problemas para conciliar el sueño o bien para permanecer dormidos. En un reciente e interesante estudio se ha demostrado que el nivel de cortisol, medido en la saliva, disminuía significativamente después de que los participantes en el estudio se ejercitaran en prácticas de yoga.

El mal uso de ciertas sustancias

Algunas personas con problemas para dormir usan ciertas sustancias, químicas o naturales, que ejercen efectos estimulantes o depresivos para controlar los efectos de un sueño no deseado durante el día o crear relajación por la noche. Sin embargo, es sabido que las pastillas para dormir se vuelven ineficaces al cabo de semanas o meses. El uso a largo plazo de estas y otras sustancias puede afectar a los mecanismos naturales de sueño-vigilia. Es común usar diversas sustancias, desde el café hasta la cocaína, el alcohol y las anfetaminas, para controlar la energía y el estado de ánimo, y a menudo para evitar sensaciones incómodas o incontrolables que van desde el cansancio hasta el dolor emocional.

SILVIA

Silvia tiene más de cincuenta años y sufre trastornos del sueño desde que llegó a la menopausia. Durante años ha estado tomando pastillas para dormir y, como médico de cabecera que es, es muy consciente de que cada vez le hacen menos efecto. Sabe que ahora ya apenas le producen beneficios, pero se siente reacia a renunciar a ellas porque le proporcionan tranquilidad. En su caso, en su rutina nocturna fuimos incorporando posturas de yoga, y Silvia ha podido dejar poco a poco la medicación, ha sustituido el efecto placebo de las pastillas por una genuina sensación física de calma, lo cual le permite dormir más fácilmente. Los desvelos a medianoche han disminuido drásticamente, y cuando se dan realiza ciertos estiramientos y ejercicios de respiración que la mayoría de las noches le permiten volver a conciliar el sueño.

Cafeína

La cafeína es el saboteador del sueño más generalizado. Es irónico: cuando nos cuesta conciliar el sueño y al día siguiente estamos cansados o somnolientos, recurrimos a la cafeína como solución, pero eso a algunas personas les mina el sueño a la hora de acostarse. Si bien hay quien puede tomarse una taza de café y acto seguido ponerse a dormir profundamente, la mayoría de las personas que tienen un sueño ligero ven cómo este estimulante les afecta durante horas y les «activa» más el sistema nervioso. Algunas personas experimentan una mayor estimulación del sistema nervioso simpático que otras (hablaremos más sobre ello en el capítulo 2) o bien pueden ser más sensibles a la cafeína. De todas maneras, es importante conocer y compartir con los clientes que la cafeína tiene una vida media en el organismo de dos a seis horas (Arnaud, 1987). Yo me baso como guía general en una prevalencia de cuatro horas. En este caso, teniendo en cuenta las variaciones de cada metabolismo, la mitad de la dosis aproximadamente se metaboliza en un tiempo de cuatro a seis horas.

Considéralo de esta manera: si a las ocho de la mañana te bebes un café expreso doble, a mediodía sólo habrás metabolizado la mitad, y a las cuatro de la tarde todavía queda una cuarta parte en tu organismo. A las ocho de la tarde aún queda ahí una octava parte, y a medianoche, los niveles son insignificantes. Sin embargo, si te tomas ese mismo café doble a las cuatro de la tarde, a las ocho sigue rondando en tu organismo un café solo, y a medianoche todavía queda en él un cuarto de ese expreso. El conocimiento es poder, y nuestros clientes deben entender las contrapartidas del uso de la cafeína. El descanso de media tarde que ofrece este método en el apartado de posturas de yoga reconstituyentes hace maravillas en aquellos que suelen tomar cafeína a esa hora. Los clientes que ya han abandonado la cafeína por completo, tras un período inicial de abstinencia que incluye irritabilidad y dolores de cabeza, experimentan una notable disminución en la excitación de su sistema nervioso y una mayor facilidad para quedarse dormidos, especialmente cuando se combina con los ejercicios contemplados en este libro.

THOM

Thom trabaja en una cafetería de barrio y cuando supo que yo estaba escribiendo un libro sobre el sueño me contó su historia personal y me mostró el envase de melatonina que llevaba en la mochila y que toma para tratar de dormir un poco por la noche.

—¿Y qué tal te funciona? –le pregunté.

—No muy bien –fue su respuesta.

Sabiendo que trabaja en un café, mi siguiente pregunta fue:

—¿Cuántas tazas de café tomas al día?

—Seis «me contestó», siete u ocho, tal vez

Le pregunté por las horas en que consumía el café. La última taza la tomaba al cerrar la cafetería, hacia las seis de la tarde. Cuando le expliqué la vida media de la cafeína en el organismo, Thom tuvo claro que un café doble a la hora del cierre estaría aún a medianoche activando su sistema nervioso, además del efecto negativo que suponía la acumulación del estimulante en su organismo. Me dijo que durante una semana iba a intentar reducir los cafés y a dejar de tomarlos después del mediodía. Cuando la semana siguiente pasé por allí a comer, Thom me informó de la gran mejora que había experimentado a la hora de conciliar el sueño. Le expliqué que la melatonina era especialmente útil para los problemas de sueño que provoca el *jetlag*, o para los cambios de sueño que tienen los adolescentes o los ancianos, y Thom afirmó que eso le iba a ahorrar algo de dinero y le permitiría probar con su primera clase de yoga.

Azúcar

El azúcar refinado es otro estimulante muy común. Si bien no produce un efecto tan directo como la cafeína, y técnicamente no es un estimulante, el uso excesivo de azúcar puede ocasionar un ciclo de subidas y bajadas de energía que enmascare el descenso natural del nivel de energía, así como una necesidad real de descanso durante el día. Utilizar el azúcar para animarse en vez de, sencillamente, descansar un rato significa no enfrentarse al agotamiento. Además, el uso excesivo del azúcar refinado puede provocar problemas metabólicos. Existen pruebas de que algunas personas se despiertan en la mitad de la noche debido a los efectos hipoglucémicos del ciclo de subidas y bajadas de azúcar (St-Onge, Mikic y Pietrolungo, 2016).

Alcohol

Aunque el alcohol es inicialmente un relajante, hay dos maneras en las que puede alterar el estado de ánimo y la química del cerebro, lo cual puede perturbar el sueño. En primer lugar, el alcohol estimula la liberación del GABA, un neurotransmisor que reduce la ansiedad al inhibir los llamados «impulsos excitadores» de las ondas cerebrales rápidas. Esto explica el efecto inicialmente relajante del alcohol. Sin embargo, tras un corto período en que el GABA inunda el cerebro, éste deja de producirlo y la persona en cuestión experimenta un vacío. Después de la relajación inicial, la caída del GABA significa que los individuos particularmente sensibles a la ansiedad experimentan sentimientos de inquietud u otros síntomas como palpitaciones o un aumento de las tensiones musculares. Sin el GABA que frene los impulsos de excitación, esos síntomas se acentúan. Éste es el mecanismo que explica que muchos bebedores nocturnos se despierten a medianoche con síntomas de ansiedad. Además, cuando el hígado descompone el alcohol, que es principalmente azúcar, la temperatura corporal puede aumentar, y eso también altera el sueño. Cortar o limitar estrictamente el consumo de alcohol, y eliminar la copa antes de dormir, puede ser muy útil para restablecer el sueño. Asimismo, es muy importante tener en cuenta el uso de cualquier otra droga recreativa, ya que, si bien puede parecer que alivia los problemas del sueño, en realidad, a la larga rompe los mecanismos de éste. En el libro *Cómo acabar con el insomnio* (1996), de Hauri y Linde, y en otras obras sobre el tema con una base médica, se habla con más detalle del impacto de estas sustancias en el sueño.

SIMON

Simon dijo que renunciar a tomar vino a la hora de la cena con su esposa y sus amigos restaría interés a su vida, y que no lo iba a hacer. Pero visto que sólo dormía bien una noche por semana, se dio cuenta de que necesitaba cambiar algunas cosas. Gracias a su cuaderno de anotaciones de horas de sueño, Simon comprobó que las noches en que tomaba más de una copa de vino, se despertaba siempre al menos una vez con palpitaciones, ansiedad y tensión corporal. Ahora, de vez en cuando, Simon disfruta de una copa de vino en la cena, pero sabe que si toma más de una y si son más de las nueve, es muy probable que se despierte por la noche. Entonces dará un paseo tranquilo por la casa, seguido de unos ejercicios de yoga y de respiración que le aliviarán la tensión corporal y le permitirán restablecer los patrones de respiración que crean relajación. Por otra parte, ha comenzado a sopesar con su naturópata la posibilidad de utilizar suplementos de GABA para mejorar los desvelos de medianoche.

Durante el sueño, en realidad, no desconectamos

En el sueño, además de los ciclos circadianos, se producen otros ciclos. Mientras dormimos, nuestro cuerpo y nuestro cerebro, en un tiempo aproximado de 60-90 minutos, pasan por un ciclo completo de sueño. Al inicio de cada ciclo, aparece una etapa de adormecimiento o duermevela, como cuando nos acabamos de dormir. Después, nos sumergimos en un sueño más profundo, y al final de cada ciclo volvemos a subir a la superficie para comenzar otro nuevo. La incapacidad de controlar la parte de estar «casi despierto» sin llegar a despertarnos realmente puede suponer varios despertares durante la noche. A menudo, un ligero ruido o una luz encendida pueden hacernos salir del sueño. Dormir y permanecer dormido es más fácil si seguimos una rutina de ejercicios específicos que reeducan el cuerpo y el cerebro, reorganizan nuestra capacidad para entrar y mantener los estados de adormecimiento, relajación y descanso profundo.

Las posturas de yoga disminuyen el nivel básico de excitación, de modo que el impulso del sueño es mayor que el de activación, lo que nos permite mantener el sueño de manera más fácil. Las técnicas de meditación que se describen en el capítulo 3 se encuentran entre los métodos más efectivos para entrenar a una mente sumergida en un sueño inconsciente a que tolere disrupciones y fluctuaciones ambientales, mientras sigue calmada y en reposo.

Las ondas del sueño: El hipnograma

Aquellos que no pueden dormir fácilmente o se despiertan en plena noche suelen decir cosas como «no puedo desconectar» o «no desenchufo la mente». Cuando nos vamos a dormir, no pasamos de «*on*» a «*off*» como lo hace una máquina. Mientras tenemos los ojos cerrados suceden muchas cosas. Sin una fuente de alimentación, un ordenador no puede reorganizar su memoria, buscar virus o limpiar el escritorio. Sin embargo, el cuerpo y el cerebro humanos llevan a cabo el mantenimiento, la reparación y las mejoras esenciales estando en modo «desconectado».

El hipnograma (diagrama del sueño) muestra los diferentes patrones de ondas cerebrales que corresponden a la reparación neurológica y fisiológica y a la reorganización que suceden durante el sueño. En la figura que sigue (Ciclos óptimos del sueño nocturno), se muestra un hipnograma medio. Cada sección del ciclo de sueño en forma de U, llamada «etapa», cumple en el cuerpo y el cerebro durante la noche funciones ligeramente diferentes. Algunas actividades corporales y cerebrales se ponen en marcha en los primeros ciclos del sueño, mientras que otras etapas del sueño pasan a dominar más adelante. Es muy útil comprender este patrón general de los ciclos del sueño, pues es muy probable que los diferentes problemas de sueño se correspondan con dificultades en las distintas etapas.

Al principio, durante el sueño, mientras el cuerpo está en su mayor parte relajado, el cerebro sigue activo de varias maneras. Existen dos categorías generales de sueño. Al estado de profundo descanso corporal se le llama sueño no REM. En el sueño REM, los ojos se mueven rápidamente bajo los párpados, ya que el cerebro está muy activo «procesando», reorganizando la memoria y otras funciones. En un adulto, el ciclo del sueño comienza con cuatro fases de sueño no REM, y cada etapa aborda diferentes funciones corporales y cerebrales. Después de estas cuatro fases no REM, cada ciclo de sueño termina con una fase de sueño REM. Dependiendo de cuánto tiempo estemos dormidos, podemos tener hasta seis ciclos de sueño, pasando por cada una de las etapas. Sin embargo y curiosamente, dependiendo de cuánto tiempo hayamos estado dormidos, las etapas de cada ciclo pueden ser más largas o cortas.

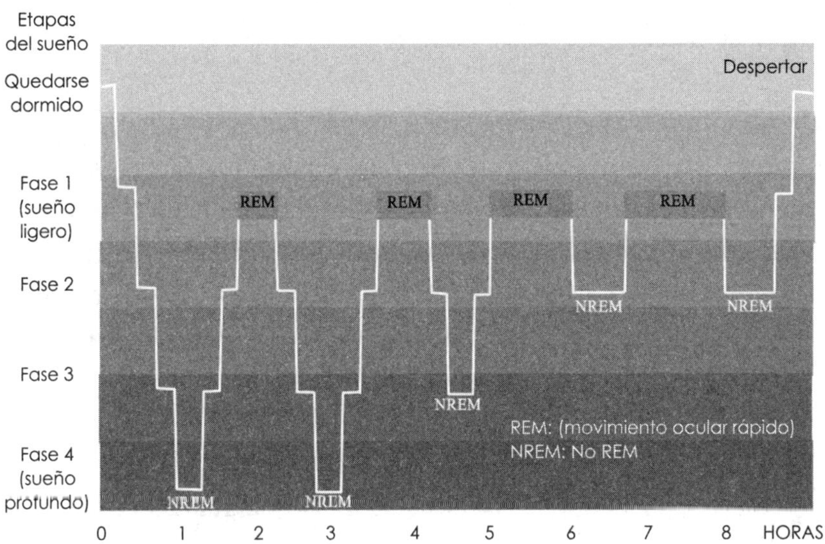

Ciclos óptimos del sueño nocturno

Podemos imaginar que sucede más o menos de este modo: en las personas adultas, al comienzo de la noche el sueño realiza ciclos de recuperación del cuerpo, y dedica relativamente menos tiempo al sueño REM. Esto da prioridad a la función corporal, incluso en un par de ciclos del sueño. Desde el punto de vista evolutivo, esto es beneficioso, pues si un ser humano se despertaba a causa del ataque de ciertos depredadores peligrosos o de la falta de seguridad, el cuerpo podía responder pasando de inmediato a la acción.

Una vez que el cuerpo se ha restablecido, las últimas etapas del sueño ponen más énfasis en la reparación y restauración del cerebro, el cual se encuentra en sueño REM. Solemos soñar más y recordar más los sueños en los últimos ciclos, hacia primeras horas de la mañana, probablemente debido a un mayor aumento de la duración del sueño REM. Cuando una persona toma pastillas para dormir, esta última etapa de la actividad de las ondas cerebrales, el sueño REM, puede verse inhibida, lo cual lleva a un aturdimiento mental al día siguiente.

En el apartado que sigue veremos un ciclo completo con todas las etapas del sueño.

Ondas cerebrales y sueño

Cuando estamos despiertos y activos, el cerebro produce unas ondas muy pequeñas, rápidas y aleatorias llamadas ondas BETA: las células nerviosas cerebrales o neuronas se ponen en marcha de una manera menos integrada. Cuando nos relajamos y cerramos los ojos, más neuronas comienzan a cooperar creando una forma más sincrónica: ondas ALFA (8-12 ciclos por segundo). Mientras dormimos, las ondas se vuelven más lentas y «grandes».

- **Fase 1:** En esta fase se produce una transición gradual de la relajación al sueño. Los pensamientos van a la deriva, pero no estamos dormidos. El cerebro entra en un patrón de ondas THETA. El tiempo de duración de esta fase es de cinco a diez minutos, aproximadamente, en promedio, pero puede ser más largo.
- **Fase 2:** En ella comienzan a aparecer en el cerebro, de modo abrupto, unas ondas cerebrales rápidas y rítmicas, conocidas como husos del sueño (complejos K). La temperatura del cuerpo empieza a disminuir y también la frecuencia cardíaca.

- **Fase 3:** Esta fase se caracteriza por el inicio de unas ondas cerebrales profundas y lentas llamadas ondas DELTA. Este proceso hace que el sueño pase de un sueño ligero a uno muy profundo.
- **Fase 4:** En ella predomina el sueño de ondas DELTA (un sueño profundo que dura aproximadamente 30 minutos). Se dice que éste es clásicamente el sueño más reparador, el que está relacionado con la recuperación mental. Las personas privadas del sueño DELTA o que lo interrumpen en esta fase se despiertan a menudo con una sensación de embotamiento y de que algo no va bien físicamente.
- **Fase 5:** Llamada también sueño REM, en ella tienen lugar la mayoría de los sueños. El sueño REM se caracteriza por movimientos oculares, aumento de la frecuencia respiratoria y de la actividad cerebral. A este sueño se le conoce también como sueño paradójico, ya que mientras el cerebro y otros sistemas corporales se vuelven más activos, los músculos se relajan más. Mientras que el sueño DELTA parece más preocupado por la recuperación física, se dice que el sueño REM forma parte del proceso de recuperación mental. Es esta fase del sueño la que ayuda a «dar sentido a nuestras vidas».

El movimiento ocular durante el sueño tiene lugar cuando en nuestros sueños «buscamos algo». Antes del sueño REM, un núcleo de neuronas del tronco encefálico relaja los músculos del cuerpo hasta un estado casi de parálisis, de modo que, cuando en nuestros sueños sentimos que nos estamos moviendo, no movemos el cuerpo. Algunas personas apenas se mueven durante el sueño REM, mientras que otras experimentan mucho movimiento cuando sueñan porque su mecanismo de inhibición no funciona correctamente. Esto se considera un trastorno de la conducta REM, una forma de parasomnia.

El sueño REM tiene lugar normalmente cada 90 minutos en promedio durante todo el período que dura el sueño. El período comprendido entre la fase 2 y la fase 5 del sueño REM se denomina «ciclo del sueño». A medida que el sueño continúa a lo largo de la noche, cada período de sueño REM se va alargando. El primer período REM es de aproximadamente cinco minutos, el segundo, de diez minutos, y el tercero, de unos 15 minutos. Cuando una persona lleva ya dormida 3 o 4 horas en los ciclos de 90 minutos, el episodio final del sueño REM puede durar de 30 a 60 minutos. Un sueño medio consta aproximadamente de cinco a seis ciclos por noche durante las etapas 2-5.

Estas fases del sueño están relacionadas con diferentes estados cerebrales. Una de las características que un método holístico de yogaterapia ofrece es la recuperación del sueño mediante el reentrenamiento del cuerpo y del cerebro, lo cual, a mi entender, facilita un mejor acceso a esos estados de vigilia y sueño. En los capítulos que siguen, recordaremos esos estados y los relacionaremos con las prácticas que los sustentan, entre ellas la meditación y las poses restaurativas, a la vez que citaremos siempre que sea posible las pruebas de investigación académica/médica que las avalan.

Un diario del sueño

Para recuperar el sueño, necesitaremos identificar y revisar los hábitos diarios y reparar los mecanismos del sueño mediante prácticas basadas en el yoga. Comenzaremos con la información de lo que sucede en la vida del cliente mediante el uso de un cuaderno o diario del sueño. Esta herramienta ayuda a nuestros clientes a ser más realistas respecto a los períodos de sueño y vigilia, cuánto duermen y los hábitos diarios que afectan a su sueño. Es muy importante contemplar los hábitos diarios establecidos en una hoja de papel. En esta página web www.jkp.com/catalogue/book/9781848193918 hay una plantilla de diario del sueño para descargar e imprimir.

Tabla 2-1: Diario del sueño

	Lunes	Martes	Miércoles
Datos sobre el sueño			
Hora de despertar			
Hora de dormir			
Tiempo de sueño (horas estimadas de sueño)			
Despertar por la noche			
Horas totales de sueño			
Hábitos y experiencias			
Cuánto y cuándo tomo Cafeína Alcohol Nicotina			
Cantidad, tipo y tiempo Ejercicio Descanso			
Ejercicios de recuperación del sueño Mañana Tarde Antes de acostarse			
Somnolencia diurna			
Estado de ánimo			

	Jueves	Viernes	Sábado	Domingo
Datos sobre el sueño				
Hora de despertar				
Hora de dormir				
Tiempo de sueño (horas estimadas de sueño)				
Despertar por la noche				
Horas totales de sueño				
Hábitos y experiencias				
Cuánto y cuándo tomo Cafeína Alcohol Nicotina				
Cantidad, tipo y tiempo Ejercicio Descanso				
Ejercicios de recuperación del sueño Mañana Tarde Antes de acostarse				
Somnolencia diurna				
Estado de ánimo				

Reconexión del cuerpo: Liberar la tensión, cultivar la interocepción

El siguiente paso en la recuperación del sueño es reducir los efectos generalizados del estrés, la tensión, la sobrecarga y el exceso de trabajo. Muchas personas que tienen dificultades para dormir también tienen problemas para atender las señales interoceptivas, aquellas que indican las sensaciones y las necesidades corporales. Nuestras ocupaciones y el estilo de vida actual requieren que trabajemos intensamente y que desarrollemos ciertos hábitos para superar el hambre o el cansancio, para seguir forzándonos a cumplir un plazo o una obligación. La sobreexcitación debida a un exceso de información parece agravar el problema, pues ambas cosas están relacionadas entre sí. La insensibilidad generalizada con respecto a nuestro cuerpo implica que muchos de nosotros ignoramos los signos de cansancio y seguimos adelante, aunque pensemos que deberíamos ir a dormir, perdiendo así los importantes ritmos circadianos: «el autobús del sueño».

El autobús del sueño versus el taxi del sueño

Para las personas con problemas para dormir, sentirse somnoliento puede llegar más como un autobús o un tren que como un taxi, ya que a menudo la somnolencia se experimenta a oleadas o de acuerdo con un horario determinado, en vez de aparecer en cualquier instante. Muchos de nosotros, cuando superamos el primer momento de somnolencia, pasamos a sentir una energía renovada que puede durar mucho más de lo deseado. Es posible que nos veamos superando la ola de somnolencia y luego nos sintamos despiertos mucho más tarde de lo que es conveniente para gozar de una buena noche de descanso. Parte de la yogaterapia para recuperar el sueño consiste en aprender a escuchar las señales de somnolencia y acostarnos cuando realmente tenemos sueño, y no cuando pensamos que deberíamos hacerlo. Hay muchas personas que se mantienen despiertas hasta muy tarde trabajando, comiendo o charlando con los amigos. Escuchar el reloj natural del cuerpo ayuda a restablecer los patrones saludables del sueño y la vigilia acordes con los ritmos circadianos.

A veces, superar la somnolencia no tiene que ver solamente con los hábitos cotidianos. Una persona que ha sufrido malos tratos, abandono u otro tipo de traumas en los primeros años de su vida puede que nunca haya aprendido a interpretar las señales internas de sus necesidades corporales, puede que se haya visto obligada a anularlas, o bien a obedecer las ideas de otra persona respecto a lo que debe hacer en vez de seguir sus propias necesidades innatas. Restableciendo la sensibilidad con respecto a las señales del cuerpo ayudamos a nuestros clientes a interpretar y a responder eficazmente las señales de cansancio y de somnolencia. Podemos proporcionarles la manera de seguir estas señales físicas adecuadamente en diferentes momentos del día a fin de superar o prevenir el insomnio.

Desarrollar la interocepción (saber escuchar al propio cuerpo) y tomar medidas efectivas son los conceptos que propone David Emerson (2015) en su enfoque del yoga sensible a un trauma. En el capítulo 4, en el que se habla más detalladamente del insomnio causado por un trauma, este aspecto se aborda más en profundidad.

El cuerpo influye en el cerebro

Desde la perspectiva de la yogaterapia trabajamos la comunicación entre el cuerpo y el cerebro como una vía clave para fomentar la relajación «y de hecho la neuroquímica« necesaria para dormir. A través del sistema de nervios aferentes y eferentes que envían mensajes de la musculatura y vísceras al cerebro, la tensión corporal envía un mensaje de «alerta» al cerebro. Éste a su vez produce las hormonas que permiten el estado de alerta o, en casos extremos, de lucha o huida. Tomemos como ejemplo la posición adelantada que se crea al sentarnos frente al ordenador o al volante de un automóvil. Cuando adelantamos los hombros, la caja torácica se contrae, y de ello resulta una pose parecida a la postura defensiva de un boxeador, y la respiración se vuelve corta y desigual. La tensión muscular y la respiración más corta son lo opuesto a una posición relajada y abierta, y cuando tomamos una u otra posición de inmediato sentimos la diferencia. Todo el sistema responde a la tensión del cuerpo sintiéndose más estresado. Pero podemos deshacer la posición de un cuerpo estresado y enviar una señal de «calma» abriendo el pecho suavemente, estirando los músculos intercostales y activando los receptores de estiramiento de lenta adaptación de los pulmones, de este modo se desencadena un estado relajado y abierto en el que nos sentimos seguros y expansivos. A lo largo del día vamos acumulando una tensión que puede enviar una señal de estrés y evitar la sensación de relajación. Las secuencias del sueño de este método están específicamente diseñadas para marcar los «puntos álgidos de tensión» y crear un cuerpo relajado, expansivo y flexible, preparado para descansar y dormir.

Sabemos que el cuerpo humano está diseñado para tensarse, como una armadura, para protegernos si se siente amenazado. Esto sucede antes incluso de que lo pensamos, y crea una tensión protectora y la química del cerebro adecuada para responder de manera efectiva a la amenaza. La tensión física puede permanecer en nosotros mucho tiempo después del suceso estresante que la ha provocado, a menos que la liberemos. Quienes sufren a menudo problemas de sueño viven en un estado físico que va desde una tensión crónica de bajo grado a una hiperactivación crónica y la tensión física correspondiente. Otros individuos pueden llegar a un agotamiento total y no hallarse en un estado de hiperactivación, sino sentirse laxos, sin poder reunir la energía suficiente para acumular el cansancio necesario para dormir.

Además, el dolor puede desempeñar un papel importante en el insomnio, y el yoga puede ayudar a aliviarlo. Como bien sabemos, el dolor es una señal de que algo anda mal. Bien se trate de un desajuste, bien de una respuesta al estrés, el dolor persistente actúa como las interferencias que oímos cuando una emisora de radio está mal sintonizada. El dolor perturba de manera sutil o grave, incluso un malestar físico leve puede interferir en el sueño. Es bien sabido que el dolor y la tensión muscular son características del estrés crónico. Si bien no todo el dolor puede abordarse con posturas de yoga, sí pueden aliviarse algunos tipos de tensión muscular y de desajustes. Las posturas y el trabajo de respiración, por ejemplo, que distienden regiones corporales como el cuello, los hombros, las caderas y la parte posterior de la región lumbar pueden ser muy beneficiosos.

Las secuencias de yoga de este método ayudan de diversas maneras a reconstruir los mecanismos del sueño. Hay ejercicios que están pensados para eliminar la tensión corporal y enviar una señal del cuerpo al cerebro de que «estoy seguro, puedo descansar», mientras que otros hacen que la circulación continúe y señalan la vigilia de manera sostenible. Estas prácticas aumentan la capacidad de resistencia del cuerpo, lo que significa que el individuo no sólo recobrará el sueño, sino que también afrontará el estrés más fácilmente y se sentirá mejor en general. Los tres tipos de ejercicios de asanas de yoga (para dormir, recuperarse y despertar) pueden utilizarse en diferentes momentos del día para satisfacer las necesidades del cuerpo.

Éstos son los pasos básicos sobre los que se construyen los demás aspectos de la recuperación del sueño, pues crean un cambio palpable y autodirigido, permitiendo que aparezca un estado de relajación y capacitando al cliente para cambiar su estado de manera sencilla, sin depender de otras personas, de artilugios o de ciertas sustancias.

Las prácticas se ajustan a los ritmos circadianos para lograr el efecto deseado

Las posturas físicas y los estiramientos crean diferentes efectos a la hora de acostarse, por la mañana o por la tarde, según corresponda, a fin de armonizar con los ciclos día-noche conocidos como ritmos circadianos. Eliminar la tensión corporal por medio de los estiramientos (los asanas de yoga) libera unos grupos musculares clave y manda una señal de relajación a través de los nervios aferentes, del cuerpo al cerebro. El uso de determinadas posturas (restaurativas para descansar en unos momentos apropiados del día) contribuye a eliminar el cansancio acumulado y a reducir los niveles de estrés, mientras mantiene intacto el impulso para dormir, de modo que el sueño sigue siendo posible por la noche. También utilizamos posturas físicas para estimularnos o despertarnos en momentos apropiados del día, en vez de recurrir a estimulantes dañinos, excitantes que restringen el sueño o que crean hábitos.

La recuperación del sueño implica entrenar el sistema nervioso para que se relaje y establezca unos hábitos durante el día que nos ayuden a descansar lo necesario, ya sea de noche o en breves momentos del día. No es necesario realizar a diario todas las prácticas que aquí se mencionan, pero una combinación bien escogida y adaptada al estilo de vida de cada individuo puede hacer maravillas.

- Práctica matutina: «Limpiar» el sueño interrumpido, corto o de mala calidad.
- Durante el día (el bajón de las tres de la tarde): Meditación o posturas restaurativas en el tiempo natural de «descenso».
- Óptima: Meditación de 20 minutos por la mañana y por la tarde, «entrenamiento de las ondas cerebrales» y procesamiento de los factores estresantes del día.
- De desconexión: Previa al sueño para relajarse del día.
- Nocturna: Preparación para dormir, incluye la secuencia sencilla de sueño o la más profunda, el pranayama y/o el diario del sueño.
- De gestión de cualquier despertar de medianoche, prácticas que descargan la tensión, permiten el reposo o generan el impulso de dormir para conseguir uno o dos ciclos de sueño adicionales.

Recuperar el cuerpo para dormir: Movimientos de yoga

La siguiente es una descripción general de las posturas de yoga que ayudan en diversos aspectos a recuperar el sueño. Las fundamentales son las que conforman la Secuencia del sueño simple. Después, para muchas personas, lo siguiente es incorporar una postura restauradora de mañana y/o tarde o en unas prácticas matutinas para configurar el día cuando el sueño ha sido difícil o insuficiente. Las necesidades del cliente guiarán las prácticas que tú le sugieras, y su experiencia e intuición desempeñarán un papel importante en lo que siga haciendo.

Los ejercicios de respiración, la meditación y el control de la mente y la emoción que aparecen en los siguientes capítulos pueden utilizarse conjuntamente y conseguir así muy buenos resultados. Lo mejor es ir incorporando los buenos hábitos de uno en uno y comprobar que el cliente o el alumno encuentran el tiempo y el espacio para realizar las prácticas recomendadas.

En este capítulo estudiamos:

- La secuencia de sueño sencilla y la secuencia de sueño más profunda, en detalle.
- Posturas restaurativas en profundidad.
- Posturas básicas de yoga matutinas: una secuencia sugerida por profesores de yoga para clientes o alumnos.
- Prácticas avanzadas de los asanas para el despertar matutino (para aquellos que están más familiarizados con la práctica del yoga).

Secuencias del sueño

Estas secuencias están cuidadosamente pensadas para tratar uno o más «puntos calientes de tensión» del cuerpo. Los aspectos generales incluidos tanto en la secuencia de sueño sencilla como en los ejercicios de la secuencia de sueño más profunda implican:

- Precalentamiento mediante la respiración.
- Estiramientos de los muslos.
- Estiramientos de la cadera.
- Estiramientos de los isquiotibiales.
- Torsiones en posición sentada o en decúbito supino.
- Inversiones o posturas del puente que ayudan al sueño.
- Flexiones hacia delante, principalmente en decúbito supino.

Todas las ilustraciones de las secuencias de sueño que siguen a continuación y están marcadas con un ✔ pueden descargarse e imprimirse desde la página www.jkp.com/catalogue/ book/9781848193918

Las secuencias ofrecen dos variantes: para aquellos que buscan una práctica básica o para quienes habiendo practicado yoga anteriormente desean practicar unos estiramientos un poco más profundos.

La **Secuencia del sueño simple** es más fácil para las personas que aún no están familiarizadas con las posturas de yoga. Los terapeutas, médicos de cabecera, psiquiatras y otros profesionales clínicos, así como los profesores de yoga, pueden recomendar estas posturas básicas de manera segura a los clientes que no sufren lesiones: existe una posibilidad mínima de lesionarse.

Puedes sugerir estas posturas o proponer a otros para que se las enseñen. En primer lugar, por supuesto, deberías consultar la normativa y la política de seguridad que rigen en tu entorno.

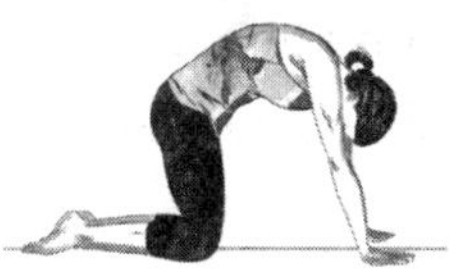

1a

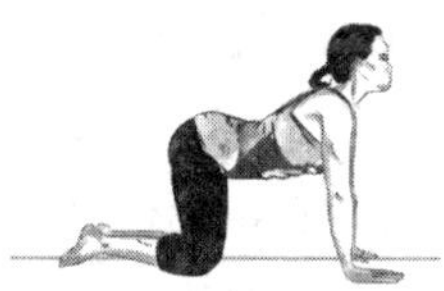

1b

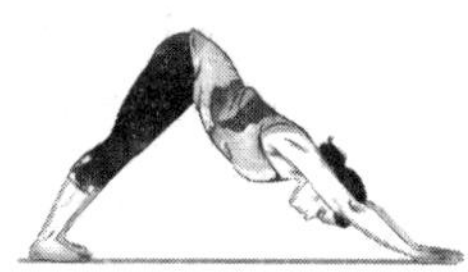

2

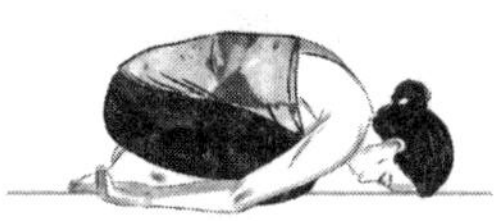

3

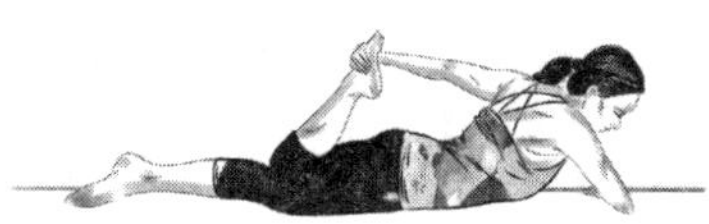

4

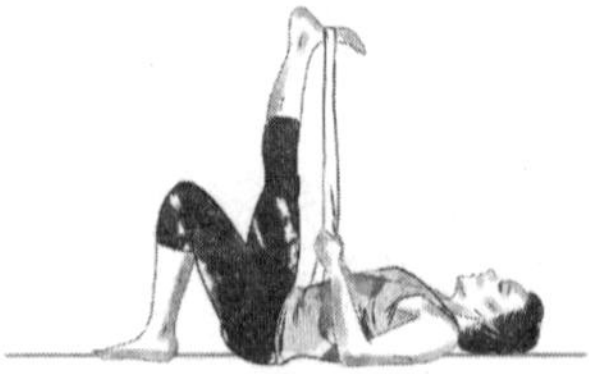

5

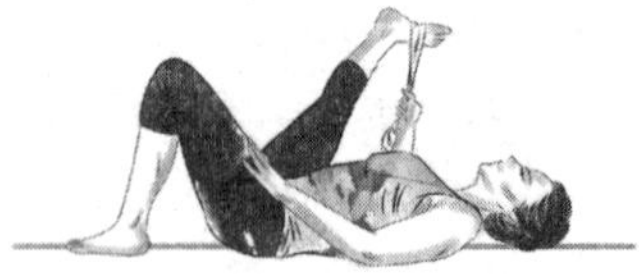

6

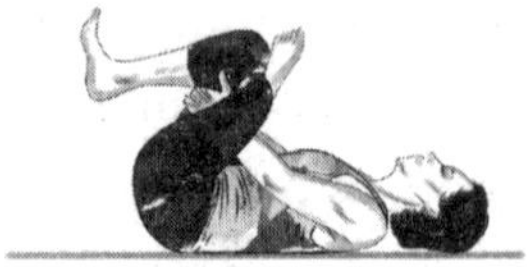

7

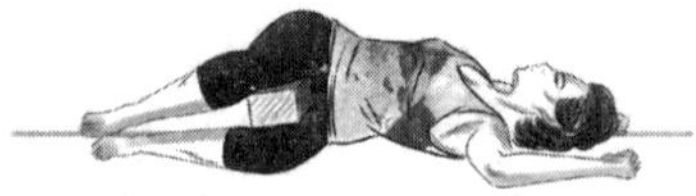

8

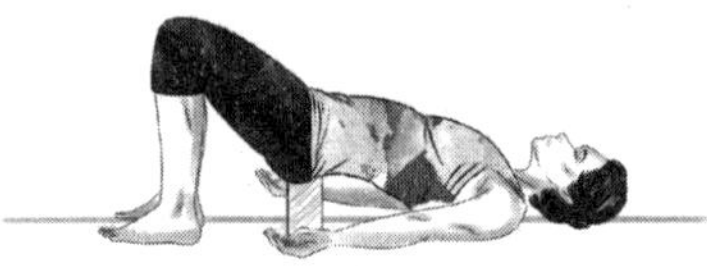

9

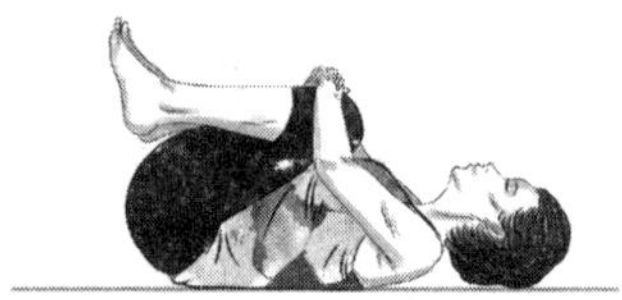

10

La secuencia de sueño más profunda es un poco más complicada en cuanto a indicaciones posturales, y las poses no son tan adecuadas para responder a un amplio abanico de condiciones físicas. Sin embargo, son más satisfactorias para quienes han practicado yoga durante algún tiempo o bien tienen cuerpos más flexibles. Esta secuencia es menos adecuada para profesores que no son maestros de yoga, ya que las claves son más implícitas.

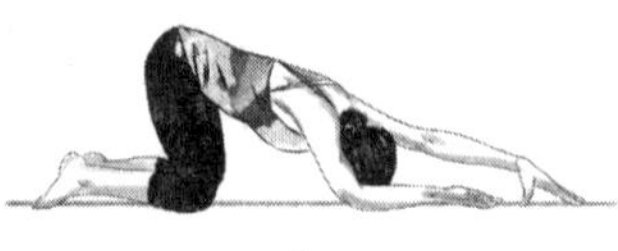

1

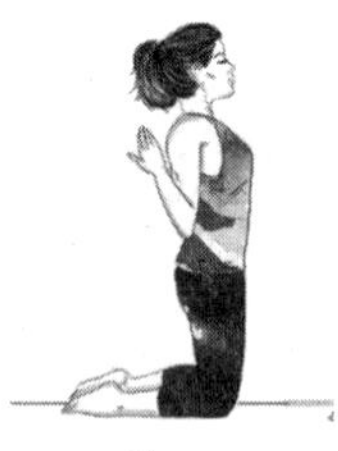

2a

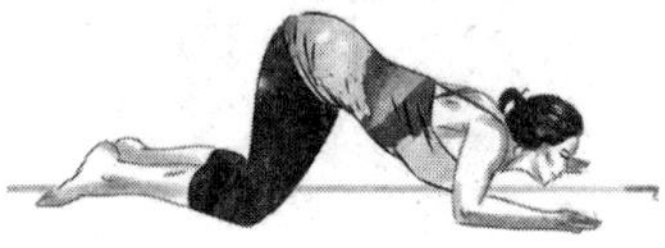

2b

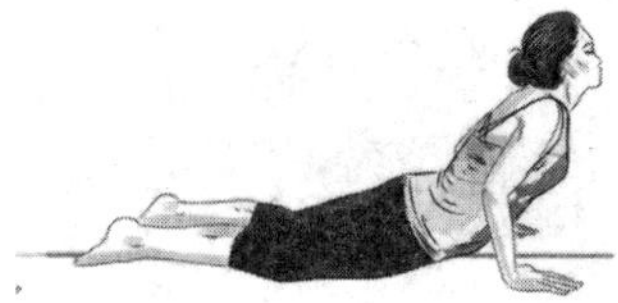

2c

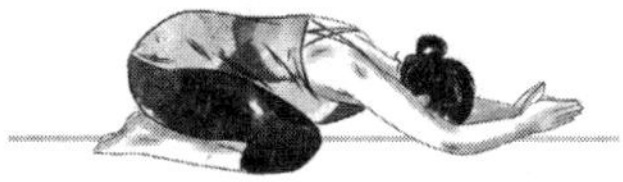

2d

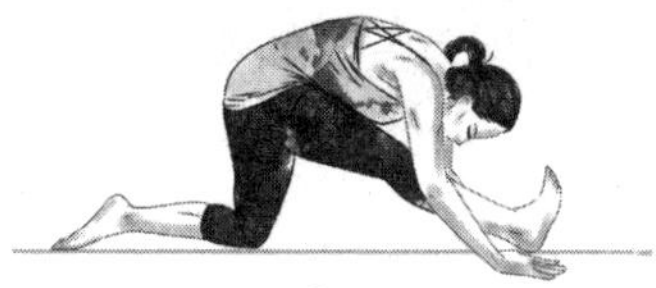

3a

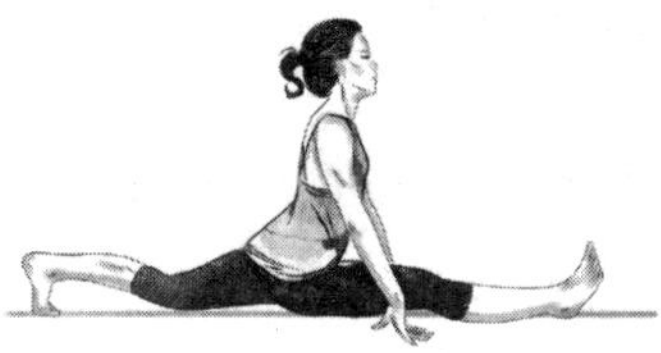

3b

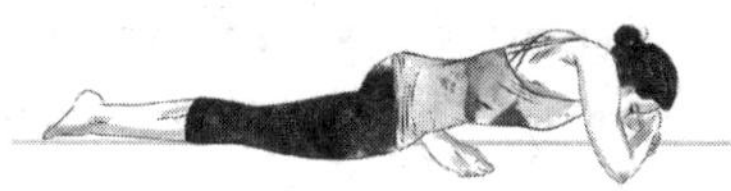

4

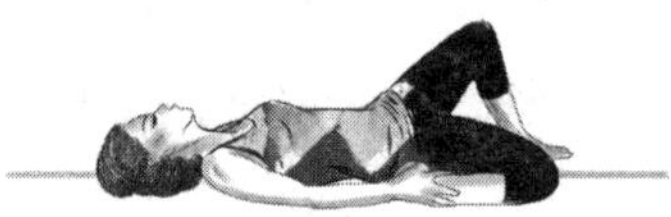

5

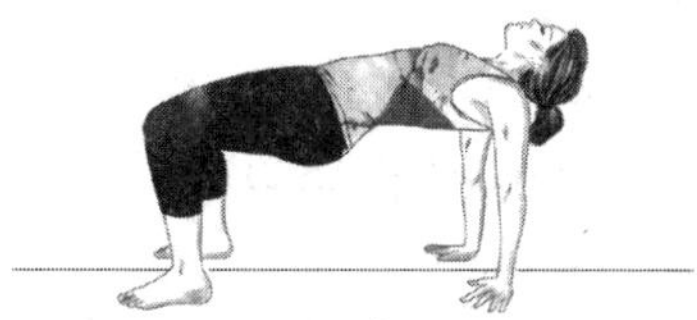

6

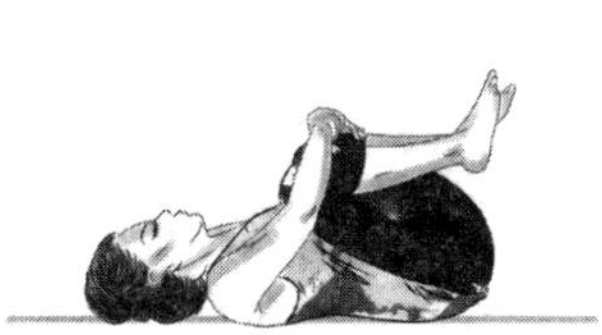

7

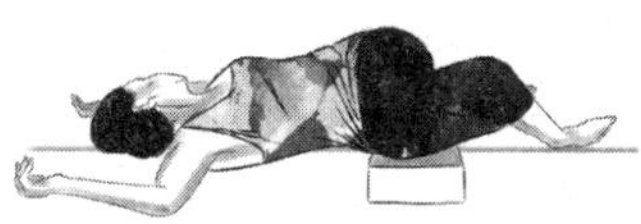

8

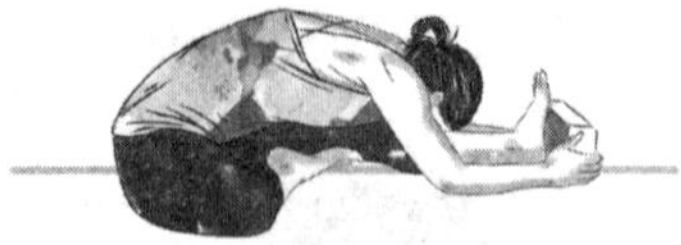

9

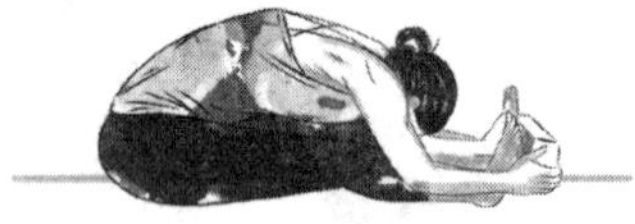

10

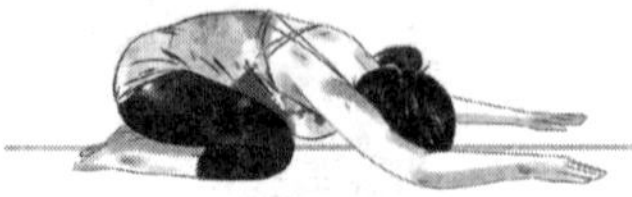

11

Yoga diurno: Recuperación y despertar

Las posturas restaurativas estimulan la «respuesta de relajación» (Benson y Klipper, 2001; Lasater, 2011). Las que se han incluido en este método han sido elegidas por su efectividad y por la relativa facilidad de llevarlas a cabo con el mínimo de accesorios de yoga. La excepción la encontramos en la «postura del diamante», que precisa algún utensilio para apoyar el cuerpo. Si bien requiere algo más de preparación, es tan eficaz que a mis alumnos y clientes les encanta y encuentran un gran alivio en ella. Estas posturas son las que usan más eficazmente:

- Por la mañana, para hacer «limpieza» después de un sueño desordenado, para comenzar el día más descansado y con una mayor resistencia física y psicológica.
- Para el bajón de la tarde, o cuando empieza a anochecer, para «volver a cargarse de energía» de una manera sostenible, sin dormir realmente, pues eso supondría el riesgo de disminuir el muy necesario impulso nocturno de dormir.
(figuras de posturas)

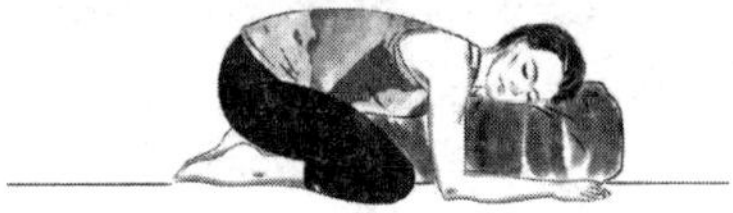

1

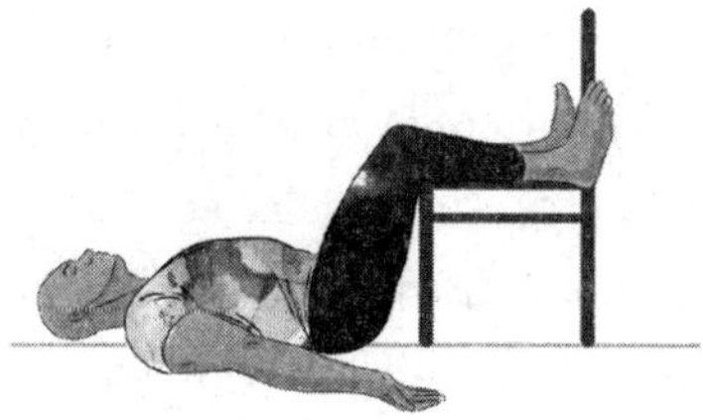

2

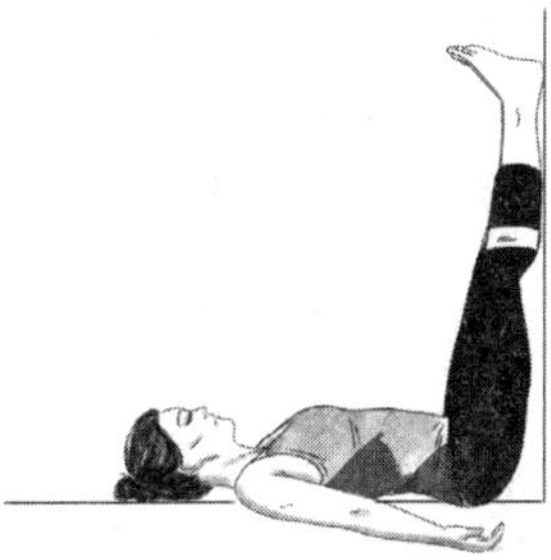

3

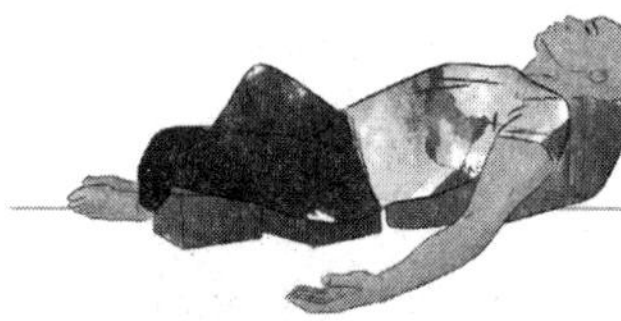

4

Las posturas básicas matutinas de yoga pueden ayudar a las personas a aumentar la energía de manera sostenible. Para aquellos que tienen un estilo de vida más sedentario o días de trabajo inactivos, la práctica de yoga por la mañana puede ser un recurso vital que les permita desarrollar el impulso homeostático hacia el sueño, gastar energía física, por ejemplo, sin acumular tensiones nerviosas. Estas prácticas contribuyen también a desarrollar la capacidad de permanecer en un estado activo y moderadamente dominante del sistema nervioso simpático mientras se respira de manera completa y uniforme. Llevar a cabo posturas complejas, permanecer en alineación y realizar respiraciones largas y regulares, aumenta la capacidad de satisfacer las demandas físicas y mentales con más equilibrio y gracia. En el próximo capítulo se proponen ejercicios de respiración matutina: éstos complementan bien las posturas físicas, pero, si se desea, se pueden realizar solos. Las posturas de yoga más dinámicas para los **asanas avanzados de despertar** es mejor aprenderlas de profesores cualificados para enseñar yoga o muy versados en el dinamismo, la fisiología y otras artes del movimiento. Yo recomiendo atenerse a las secuencias del sueño que detalla el libro, pues están cuidadosamente concebidas, y en ellas e presta mucha atención al propósito de cada pose; en cambio, las prácticas para el despertar matutino siguen unas pautas más generales para que los profesores cualificados las usen tal como están o bien las adapten.

La secuencia de yoga matutina consta de unas posturas y poses de zancada para fortalecer las piernas, estiramientos laterales revitalizantes, flexiones hacia delante que despejan la cabeza, torsiones que estimulan la digestión y liberan la tensión del torso, y ejercicios para abrir los hombros y el pecho, que ayudan a mantener una respiración más profunda. La segunda secuencia contempla una flexión posterior profunda y una versión de la postura sobre la cabeza, y eso hace que sólo sea apropiada para aquellos que están preparados físicamente y han practicado yoga antes. Se propone aquí para quienes llevan a cabo una práctica establecida de yoga, y como una guía general y un conjunto de ideas para quienes enseñan yoga.

Puesto que no se recomienda ofrecer estas prácticas a quienes no sean profesores de yoga titulados, en el apartado de la práctica matutina se ofrecen unas indicaciones mínimas, descritas paso a paso, y una visión general de las posturas sugeridas.

✔ SECUENCIA DEL SUEÑO SIMPLE

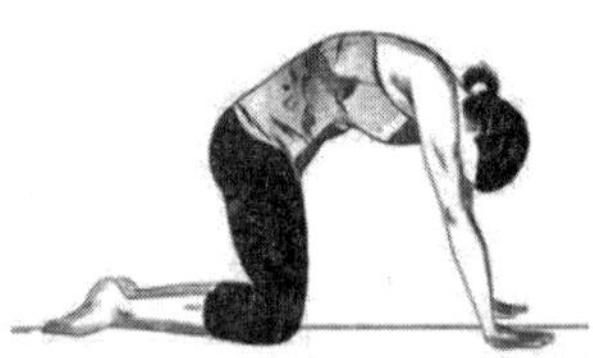

1a

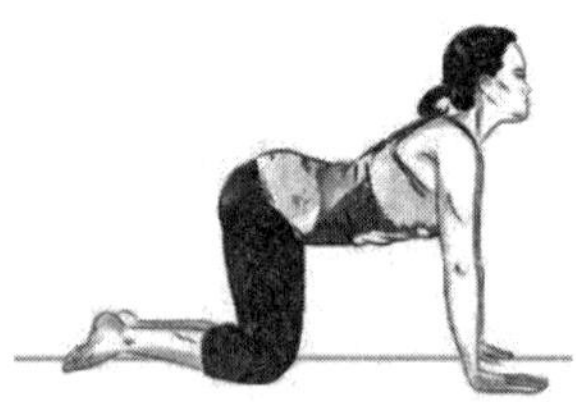

1b

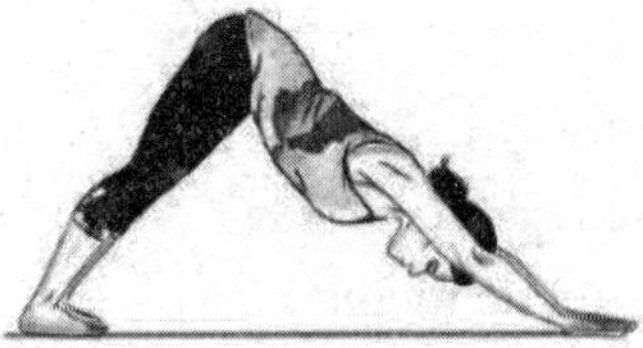

2

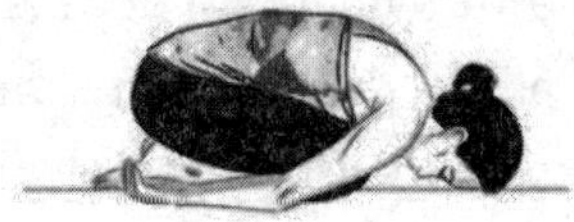

3

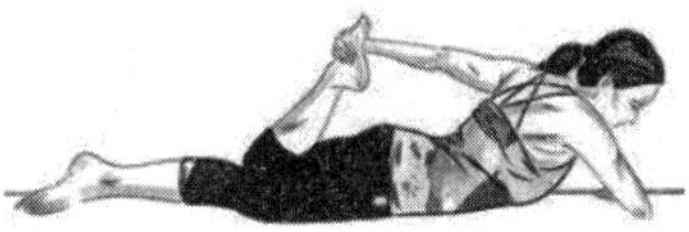

4

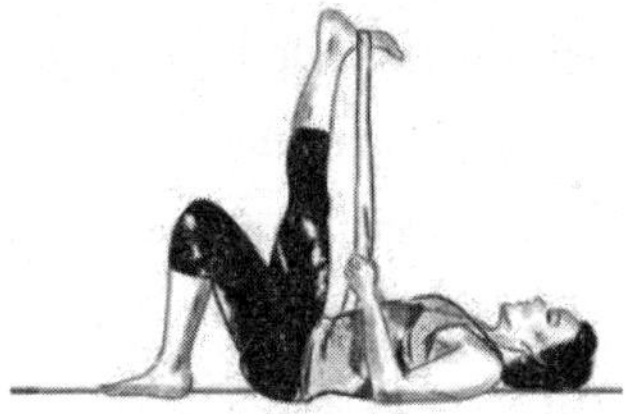

5

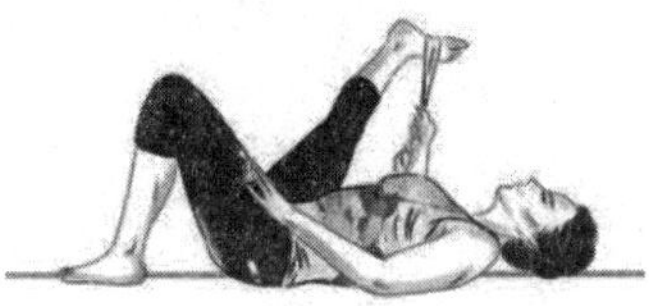

6

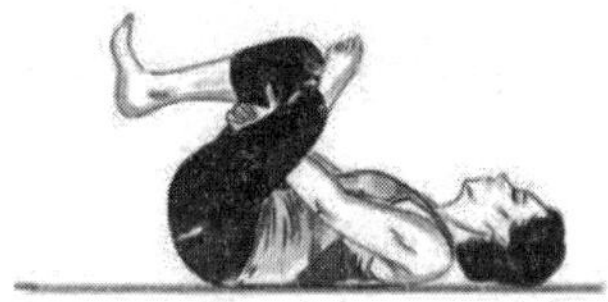

7

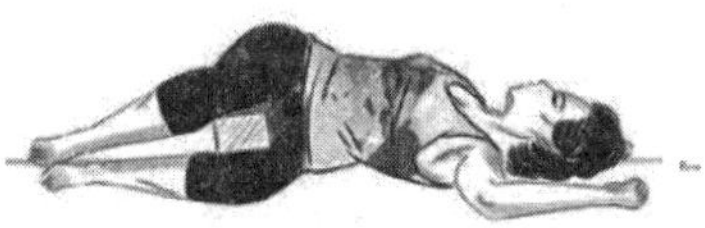

8

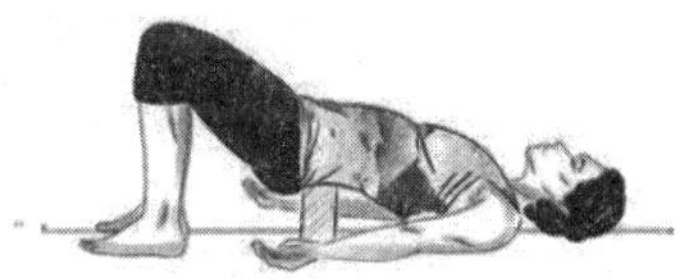

9

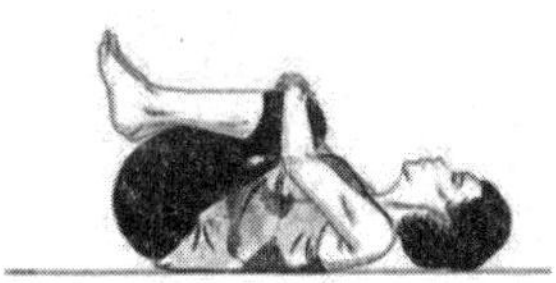

10

Estas posturas están pensadas para ser practicadas en el suelo o bien en la cama. En el siguiente apartado se describen paso a paso los ejercicios de la Secuencia del sueño simple:

1. Estiramiento de gato/vaca
2. Postura del perro boca abajo (opcional)
3. Postura del niño: estiramiento para relajar la espalda
4. Estiramiento simple del muslo: Postura de media rana
5. Estiramiento con la pierna extendida: Estiramiento de los isquiotibiales/parte posterior del muslo
6. Estiramiento de la parte interior del muslo con la pierna extendida
7. Estiramiento de la parte exterior de la cadera: «Enhebrar la aguja»
8. Torsión espinal supina simple
9. Postura del medio puente con apoyo
10. Postura de rodillas al pecho: *Supta Balasana*

1. Estiramiento del gato/vaca

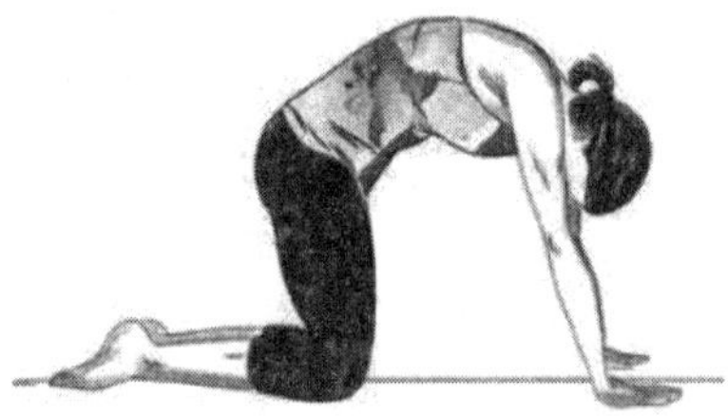

a
Estiramiento del gato

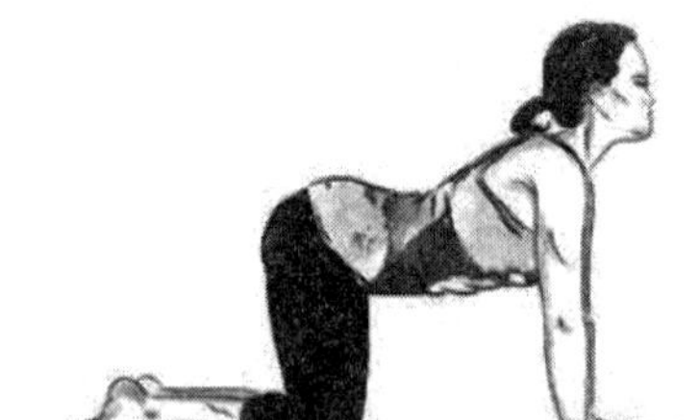

b
Estiramiento de la vaca

Beneficios

Esta postura estira los músculos intercostales y los hombros, y aporta más espacio a la práctica de la respiración. Por consiguiente, es muy beneficioso comenzar así los ejercicios del sueño. Para mantenerte relajado, asegúrate de tener los ojos relajados mientras estiras la barbilla hacia arriba.

Paso a paso

- Colócate en posición de cuadrupedia (cuatro patas), sobre las manos y las rodillas.
- Mantén ambas muñecas a la altura de los hombros y las rodillas a la altura de las caderas, y las manos y los pies, alineados.
- Al inhalar, eleva el pecho mientras arqueas la espalda. De este modo, llevas la respiración a los pulmones.
- Mientras exhalas, lleva el ombligo hacia la columna vertebral.
- Repite varias veces el ejercicio manteniendo el rostro relajado.

2. Postura del perro boca abajo (opcional)

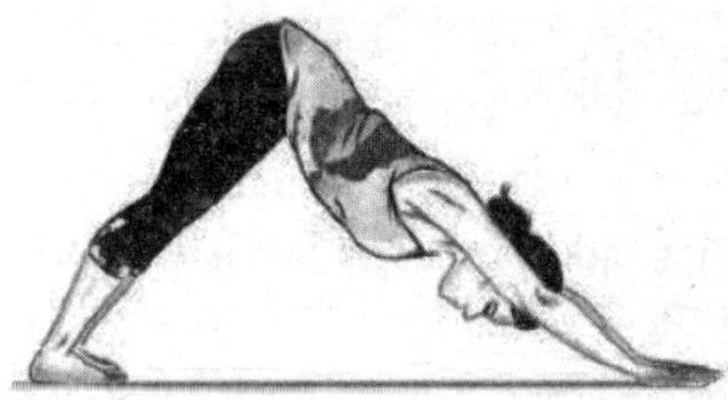

Beneficios

Esta postura restablece la buena circulación sanguínea y combate la respiración estancada. Colocar la cabeza por debajo del corazón calma la mente, y estar boca abajo hace que la circulación llegue a los brazos y al pecho. Con esta postura se estiran, además, los isquiotibiales y se alargan los músculos de la columna vertebral.

Paso a paso

- Desde la posición de cuadrupedia, levanta las rodillas del suelo y mantén igual el resto del cuerpo.
- Lleva las caderas hacia arriba y hacia atrás, formando una V invertida, de modo que el trasero quede en el vértice de la V.
- Mantén los brazos rectos y los dedos de las manos extendidos uniformemente, de manera que el peso se reparta bien por toda la mano.
- Mantén el pecho presionando hacia los muslos, para que los hombros no reciban presión alguna.

3. Postura del niño: Estiramiento para relajar la espalda

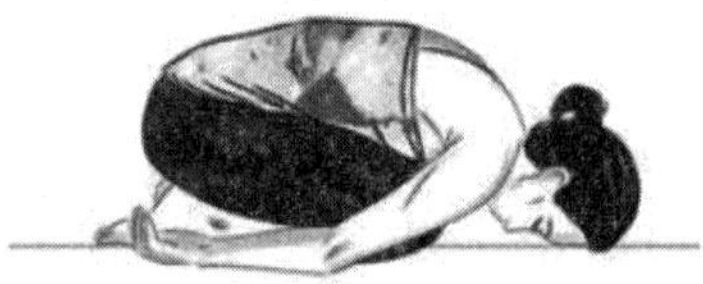

Beneficios

Esta postura suavemente restaurativa calma el cuerpo y la mente, a la vez que estira los músculos largos que cubren la columna vertebral, abre ligeramente las caderas y estira la parte anterior de las piernas y la parte superior de los pies.

Paso a paso

- Ponte en cuadrupedia.
- Junta los dedos gordos de los pies y separa las rodillas.
- Lleva el trasero hacia los talones. Si sientes demasiada tensión en las caderas, puedes colocar una manta enrollada bajo el trasero.
- Si no llegas con la cabeza al suelo, puedes colocar una manta o un bloque de yoga. Con la frente hacia abajo, presiona el suelo con ella para para calmar el sistema nervioso.

- Respira elevando la parte posterior del cuerpo y rebajando la parte anterior del mismo. Quédate así entre cinco y diez respiraciones, o más, si lo deseas.

4. Estiramiento simple del muslo: Postura de media rana

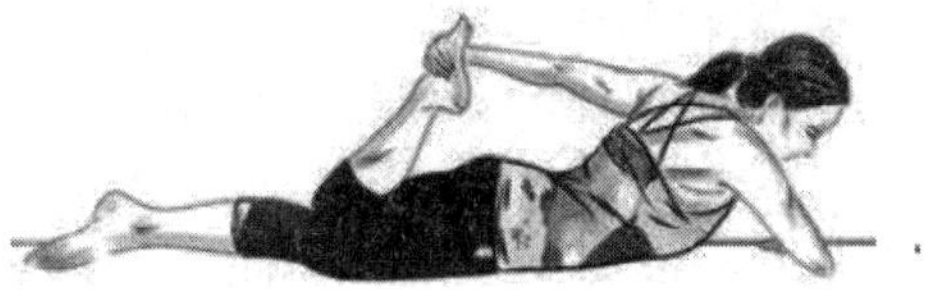

Beneficios

Esta postura estira los cuádriceps del muslo, uno de los músculos más grandes del cuerpo. Cuando este músculo está tenso, crea tensión en la parte baja de la espalda, ya sea directamente o mediante su efecto sobre los isquiotibiales, en el otro lado del fémur, o al presionar el flexor de la cadera justo por encima del músculo del muslo. Puesto que esta postura estira el músculo más grande y grueso del cuerpo, llevando un mayor flujo sanguíneo al músculo, la circulación mejora y crea un efecto de conexión con la tierra.

Paso a paso

- Acuéstate boca abajo con el vientre bien apoyado y la parte anterior de los pies presionando sobre el suelo.
- Coloca el antebrazo derecho paralelo al borde frontal de la colchoneta y levanta los hombros y el pecho del suelo.
- Dobla la rodilla izquierda y lleva hacia atrás la mano izquierda para sujetar la parte superior del pie izquierdo.
- Mantén estirado el lado izquierdo del torso, respirando profundamente y extendiendo el cuerpo.
- Aprieta los muslos hacia la línea media del cuerpo y mantén la rodilla izquierda alineada con el isquion de ese lado, a fin de que ésta quede bien alineada y la espalda protegida.

- Separa del suelo la parte baja del abdomen y lleva el trasero hacia los talones con el fin de borrar parte de la curva de la parte inferior de la espalda. Esto pronunciará el estiramiento en la parte delantera del muslo.
- Para crear una tensión dinámica que estire aún más el músculo, agarra el pie izquierdo con la mano izquierda mientras llevas ese mismo pie hacia el trasero.
- Repite lo mismo con el otro lado del cuerpo.

Después de estirar ambos muslos, túmbate sobre la espalda para realizar el siguiente grupo de posturas que completará la secuencia.

5. Estiramiento con la pierna extendida: Estiramiento de los Isquiotibiales/parte posterior del muslo

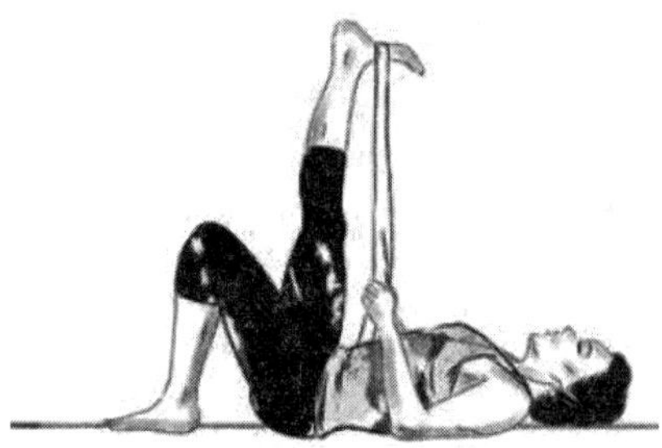

Beneficios

Esta postura estira y libera los isquiotibiales y equilibra la circulación en las piernas y el abdomen. Ayuda a aliviar la tensión en la espalda y a afianzarse bien en el suelo. Elevar piernas y pies contribuye a eliminar la retención de líquidos en las piernas.

Accesorios

Cinta de yoga, una corbata o el cinturón de una bata o batín.

Paso a paso

- Acuéstate boca arriba con las rodillas dobladas y las plantas de los pies en el suelo.
- Mantén la parte inferior de la espalda suavemente curvada, de modo que se mantenga la curvatura natural de la columna y quede un poco de espacio entre la parte inferior de la espalda y el suelo.
- Extiende la pierna derecha hacia el techo y presiona la almohadilla del pie contra el cinturón manteniendo la rodilla desbloqueada.
- Sujeta bien el cinturón con ambas manos manteniendo los codos en el suelo y los hombros relajados.
- Aleja el muslo del pecho para enderezar la pierna y sigue respirando con la parte inferior del vientre.

A cada exhalación podrás estirarte un poco más. Esta postura y las dos siguientes (poses 5, 6 y 7) trabajan conjuntamente a cada lado. Continúa con las siguientes dos posturas en el lado derecho, antes de hacer esta misma pose en el otro lado. Realiza tres posturas seguidas: 5, 6 y 7 en el lado derecho y luego en el izquierdo. Entre un lado y otro haz una pausa, y en ella siente la diferencia entre un lado del cuerpo y el otro. Si no notas demasiada diferencia, es posible que necesites:

- Respirar más profundamente, más despacio y con más calma mientras te estiras.
- Ofrecer más resistencia (por ejemplo, contraer los músculos y luego presionar hacia fuera para alargar más los músculos).

6. Estiramiento interior del muslo con la pierna extendida

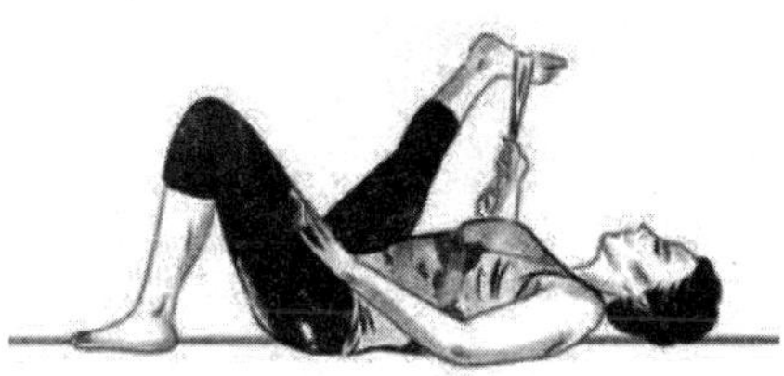

Beneficios

Esta postura libera la parte interior de los muslos, los isquiotibiales, y abre la zona de la cadera. Esto tiene un efecto profundamente relajante, pues permite que se aflojen los músculos que rodean la cadera y la pelvis. Activa y mejora la circulación en la parte inferior del abdomen y en la pelvis.

Accesorios

Cinta de yoga, una corbata o el cinturón de una bata o batín.

Paso a paso

- Toma ambos extremos del cinturón con la mano derecha y coloca el pie derecho sobre él.
- Coloca la otra mano sobre la cadera para mantener la pelvis estable, de modo que la parte inferior de la espalda y el trasero no se levanten del suelo.
- No intentes llevar la pierna extendida hacia abajo si esto hace que la pelvis se incline y la nalga del lado opuesto se eleve del suelo.
- Mantén los brazos relajados y los codos apoyados en el suelo mientras tiras del cinturón hacia abajo.

Pasa a la siguiente pose (postura 7) antes de hacer el ejercicio en el otro lado.

7. Estiramiento de la parte exterior de la cadera: «Enhebrar la aguja»

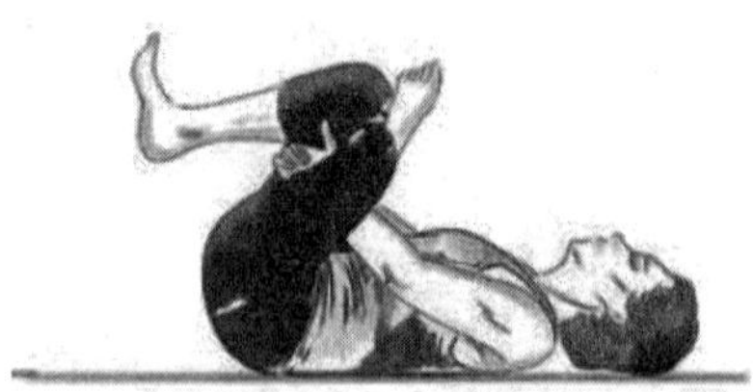

Beneficios

Este ejercicio estira la parte exterior de la cadera, lo cual libera la parte inferior de la espalda, abre las vías nerviosas hacia los órganos inferiores del abdomen y la zona interior del muslo y la zona sacra (parte inferior de la espalda). Es excelente para las personas que están todo el día sentadas, o conducen y viajan mucho.

Paso a paso

Tumbado boca arriba con la parte inferior de la espalda curvada, cruza la pierna y coloca el tobillo derecho sobre la rodilla izquierda.

- Flexiona el pie que queda arriba, así implicas la pantorrilla en el ejercicio y proteges la rodilla.
- Dirige hacia el suelo la cadera más alta, moviendo los isquiones hacia el coxis que se encuentra en el centro del trasero.
- Dirige hacia el pecho la rodilla que queda abajo para intensificar así el estiramiento.
- Mantén la pierna girada llevando la cadera hacia abajo en vez de presionar sobre la rodilla.

Entre este estiramiento de la cadera y las poses 5, 6 y 7 en el segundo lado del cuerpo, haz una pausa para poder percibir la diferencia entre el lado recién estirado y el que aún no has ejercido. Esta pausa de interocepción (conciencia corporal) es muy valiosa, ya que en ella el alumno o el cliente puede sentir la diferencia que hay incluso entre un estado físico ligeramente tenso y otro más relajado.

8. Torsión espinal supina simple

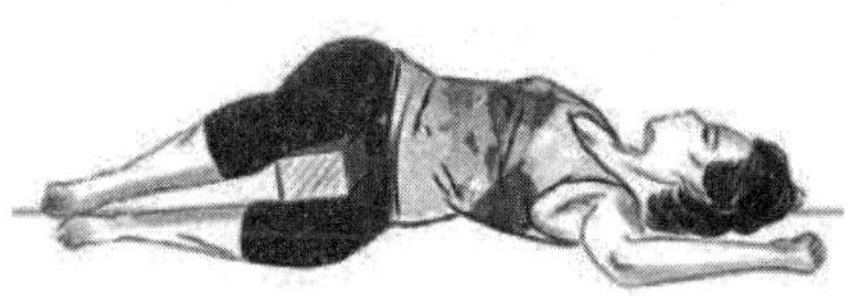

Beneficios

Esta postura libera los músculos a lo largo de toda la columna torácica y la parte media de la espalda, y relaja la parte superior de la misma y los hombros. Abre el pecho y expande la respiración estirando el diafragma.

Funciona especialmente bien con la respiración torácica media que se explica en el capítulo siguiente, lo que permite que el tórax se abra y se suavice libremente. Esta postura también abre y relaja la zona del «plexo solar» cercana al estómago, zona que a menudo soporta ansiedad y tensión. Por último, también alarga los músculos especialmente difíciles de estirar que conectan la parte inferior de la espalda con los hombros. Las torsiones comprimen suavemente y luego liberan los órganos internos, descargándolos y eliminando la tensión del vientre.

Accesorios

Un bloque de yoga o un cojín firme.

Paso a paso

- Gira totalmente hacia el lado derecho.
- Flexiona las rodillas a la altura de las caderas y coloca la cadera derecha sobre el suelo.
- Coloca bien la pierna izquierda sobre la derecha de modo que las rodillas coincidan. Sujeta entre las rodillas un bloque de yoga o un cojín a fin de que las articulaciones sacroilíacas (espalda baja) se mantengan bien niveladas.
- Con la parte inferior del cuerpo en esta posición, gira el resto del cuerpo, la parte media y superior de la espalda, llevando el hombro derecho hacia la derecha.
- Presiona el hombro hacia el suelo y respira con la parte superior de la espalda para ampliar esa zona.
- Consejo para la postura: El bloque entre las rodillas ayuda a mantener las rodillas alineadas y nivela la parte inferior de la espalda.

Esto es especialmente beneficioso para las personas con problemas y dolor en esa zona.

Repite el ejercicio en el otro lado antes de pasar a la postura 9.

9. Postura del medio puente con apoyo

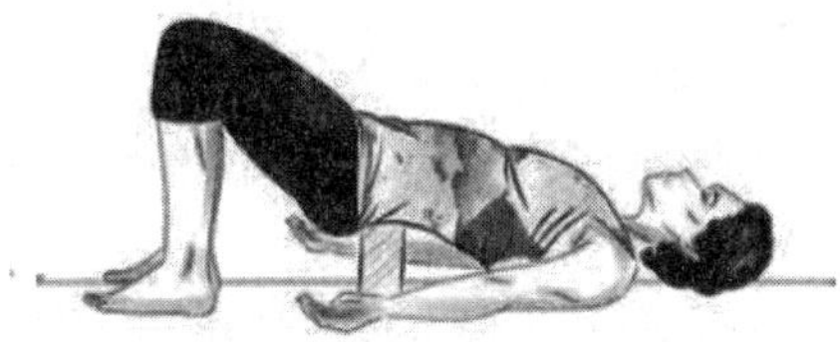

Beneficios

Esta postura abre la respiración del tórax, estira los músculos pectorales, abre el diafragma y alarga los músculos del vientre, muy a menudo contraídos. Esto además lleva la circulación a la garganta, donde se encuentran la glándula tiroides y la paratiroides. Estas dos glándulas están asociadas con la regulación hormonal, así como con la digestión y el sueño. Esta postura podría funcionar presionando los barorreceptores, ubicados en la parte superior de los pulmones, lo que intensifica la llamada «respuesta de relajación».

Accesorios

Un bloque de yoga o un libro delgado.

Paso a paso

- Túmbate de espaldas con las rodillas flexionadas, las plantas de los pies en el suelo y las rodillas señalando hacia el techo.
- Coloca los tobillos alineados con las rodillas y mantén los pies en paralelo.
- Consejo para alinear la postura: Si los talones quedan demasiado cerca de las nalgas, la pelvis y los flexores de la cadera se contraen.

Y si los pies están demasiado lejos de las nalgas, la postura es menos estable.

- Mantén los músculos del abdomen ligeramente tensos.
- Eleva las caderas mientras mantienes firme la parte interna de los muslos y los glúteos, pero sin tensarlos. Mantener fuertes las piernas permite un mayor apoyo en la parte inferior de la espalda.
- Lleva los omóplatos hacia el centro de la espalda. Mantén alargados los costados del cuerpo para respirar libremente.
- Consejo para la postura: mantén la curva natural de la nuca. No aplastes la parte posterior del cuello, eso puede causarte lesiones y crearte tensión en el rostro.
- Coloca la parte inferior de la espalda sobre un bloque de yoga en su parte más baja, lo que significa que las caderas quedarán a una distancia del suelo de entre 5 o 10 centímetros. Puedes usar un cojín firme o unos libros. A efectos de relajación, las caderas deben quedar considerablemente por debajo de las rodillas.

10. Postura de rodillas al pecho: *Supta Balasana*

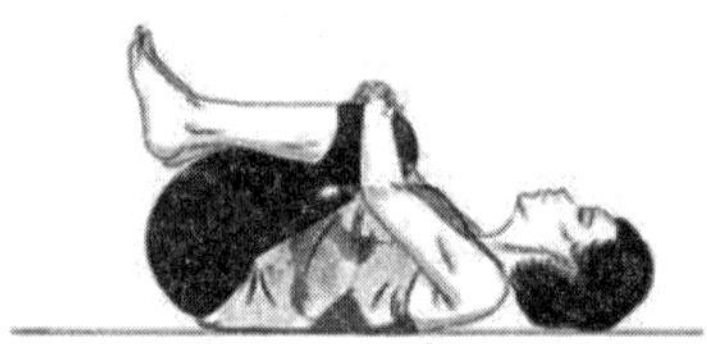

Beneficios

Esta postura se equilibra suave y uniforme con la acción de la flexión hacia atrás de la postura de medio puente con apoyo, y te sentirás relajado y contenido. En este punto se puede sustituir la postura del niño.

Paso a paso

- Tumbado boca arriba, lleva las rodillas flexionadas hacia el pecho y respira varias veces para alargar la zona lumbar.

- Opción: si practicas en el suelo en lugar de una cama, puede ser muy relajante utilizar unos pequeños rodillos circulares colocados en la parte baja de la espalda.
- Coloca las palmas de las manos sobre las rótulas y deja que las piernas se acerquen lo más posible al torso sin perder la sujeción.
- Rueda en pequeños círculos para liberar la tensión en las conexiones musculo-óseas a lo largo del sacro, ello favorece la relajación y la conexión con la tierra.

✔ SECUENCIA DEL SUEÑO PROFUNDA

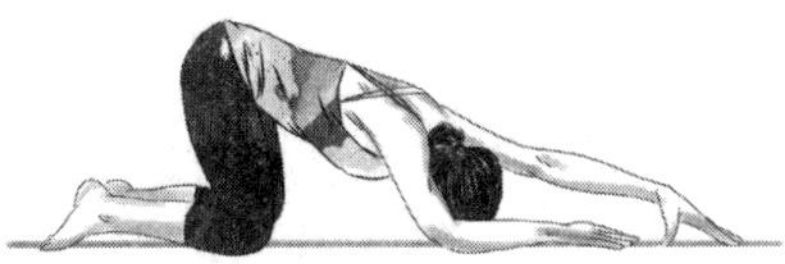

1

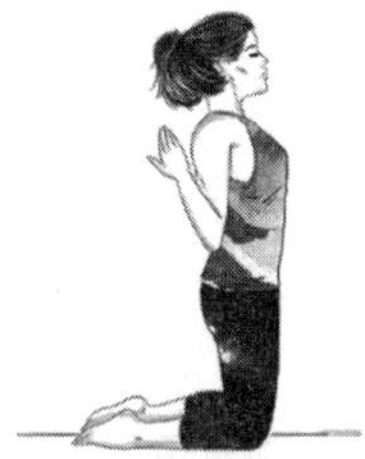

2a

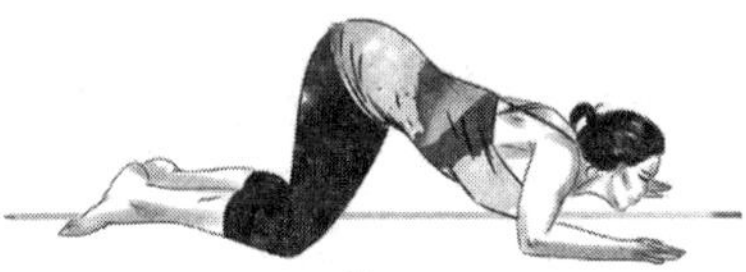

2a

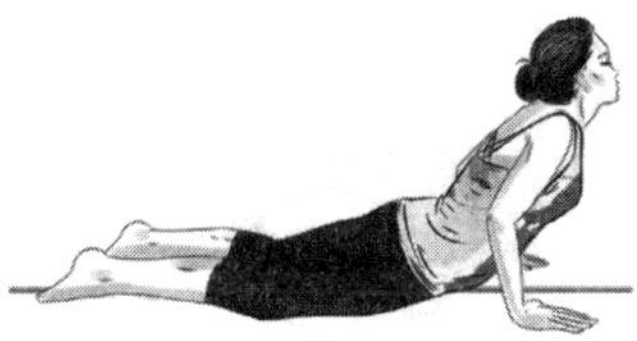

2c

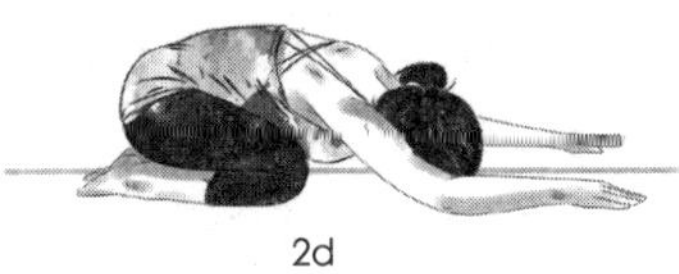

2d

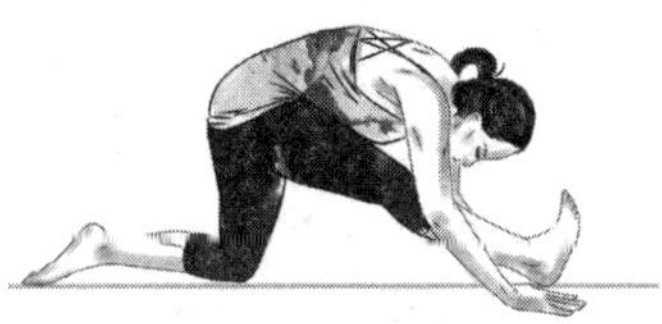

3a

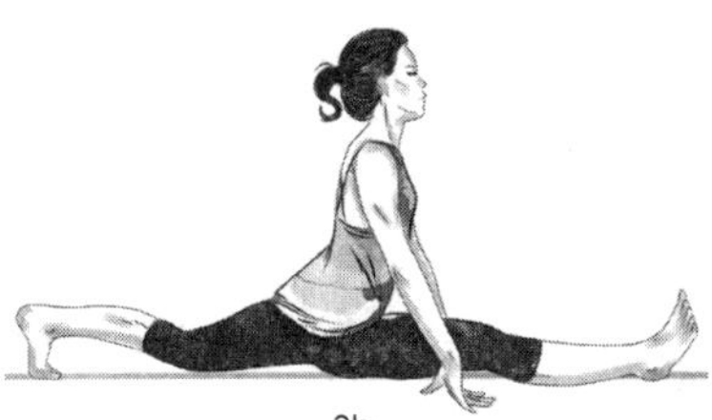

3b

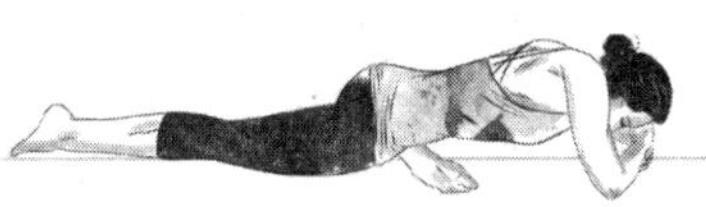

4

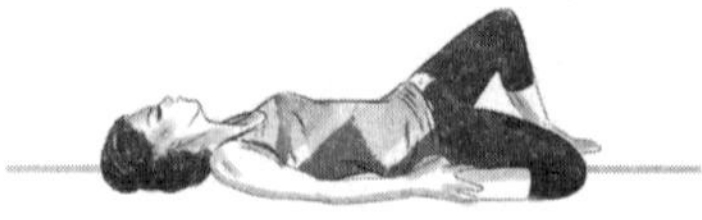

5

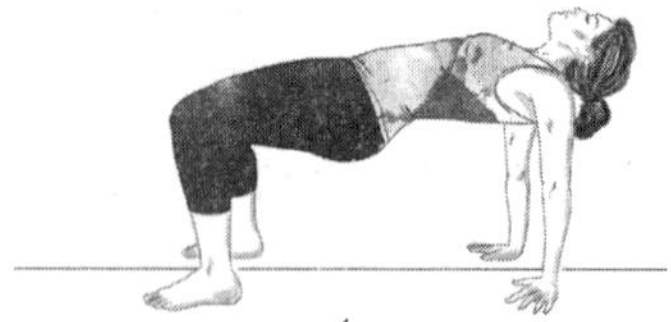

6

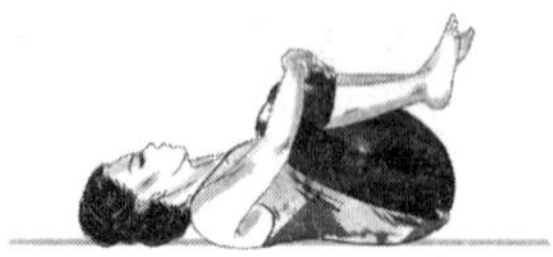

7

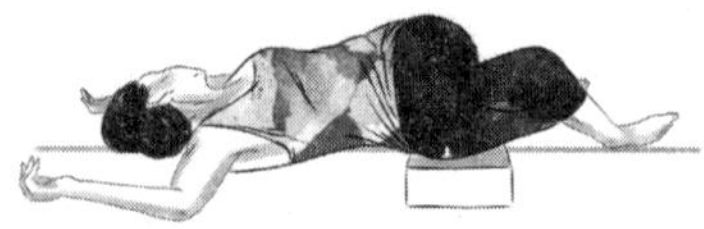

8

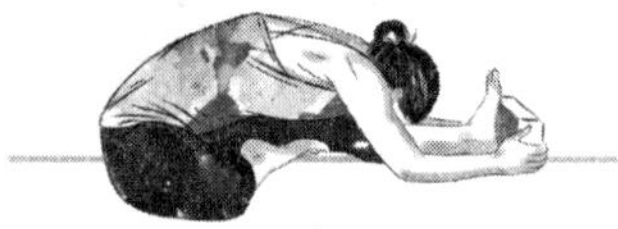

9

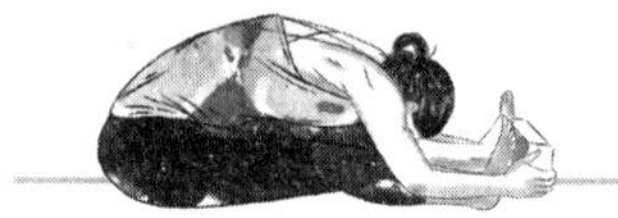

10

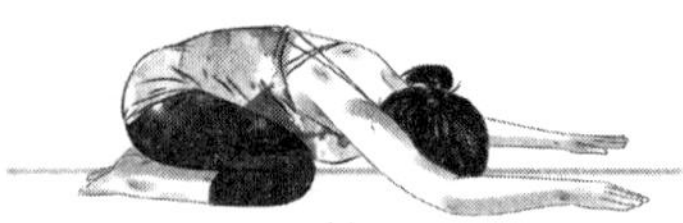

11

Ésta es una práctica para los yoguis más experimentados o para quienes estén más familiarizados con los movimientos: precisa un poco más de flexibilidad en las piernas y las caderas. Al igual que con la Secuencia del sueño simple, se debe practicar por la noche para irse a dormir y puede realizarse en el suelo o sobre la cama.

1. Postura extendida del niño: Estiramiento lateral
2. Saludo a la Tierra (formada por 4 poses)
   2a. de rodillas con el torso erguido
   2b. postura cuadrípeda

2c. postura de la cobra baja
2d. postura del niño extendida
3. Estiramiento de los isquiotibiales
3a. postura zancada de corredor
3b. postura del *espagat/Hanumanasana* (variante opcional)
4. Postura de la paloma, estiramiento de la cadera
5. Postura del héroe reclinado (*Virasana*)
6. Postura de la mesa
7. Postura de rodillas al pecho: *Supta Balasana*
8. Torsión supina con las piernas cruzadas
9. Flexión delantera supina con cabeza en rodilla: *Janu Sirsasana*
10. Flexión anterior con ambas piernas: *Paschimotanasana*
11. Postura del niño extendida (refuerzo opcional)

1. Postura extendida del niño: Estiramiento lateral

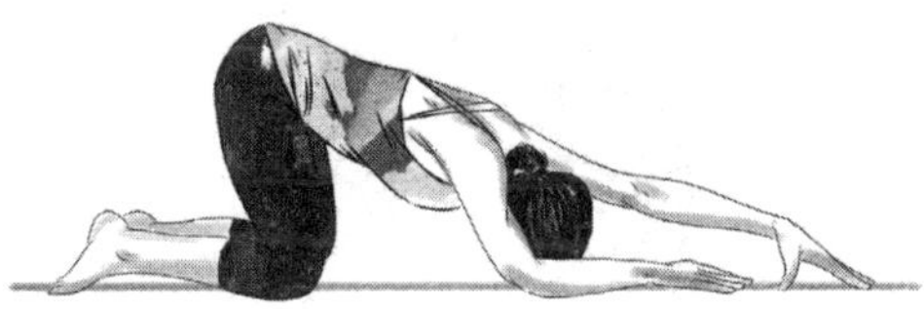

Beneficios

Esta postura estira los músculos entre las costillas y alarga los músculos espinales de cada lado, dando una sensación de espacio y permitiendo que la respiración fluya más libremente.

Paso a paso

- Ponte en posición cuadrupedia, de cuatro patas, sobre las manos y las rodillas.
- Coloca el codo derecho sobre el suelo y lleva la cabeza hacia el antebrazo derecho.

- Lleva la mano y el brazo izquierdos hacia el ángulo derecho de la colchoneta a fin de estirar el lado izquierdo del torso.
- Mantén la cadera izquierda hacia atrás para poder aumentar el estiramiento.
- Respira en la parte posterior de la cintura y de la caja torácica y siente el estiramiento a lo largo del lado izquierdo de tu cuerpo. Repite la postura en el otro lado.

2. Saludo a la Tierra (formada por de 4 poses)

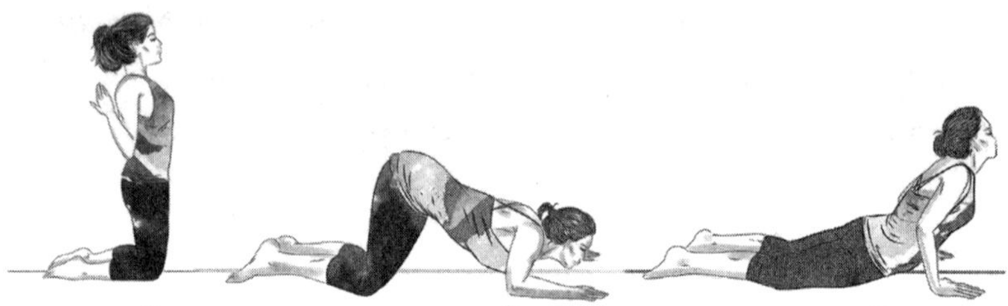

a b c

Flujo del saludo a la Tierra

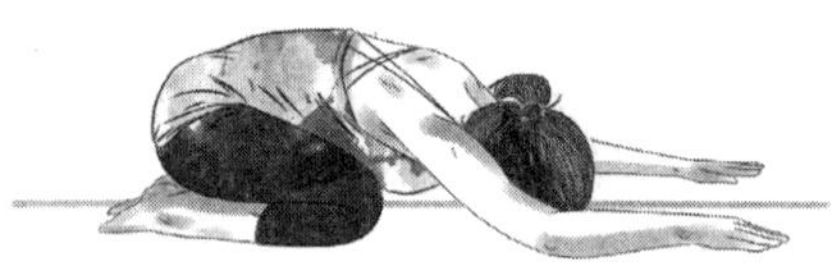

d

Saludo a la Tierra, postura del niño extendida

a. De rodillas con el torso erguido
b. Postura cuadrípeda
c. Postura de la cobra baja
d. Postura del niño extendida

Beneficios

Esta serie de posturas crea un flujo suave y dinámico, un flujo que avanza rítmicamente con la inhalación y la exhalación para iniciar los movimientos. En la postura participan los músculos principales de los brazos y las piernas, quedan integrados en ella y se activan de una manera uniforme, lo que ayuda a crear las condiciones perfectas para una liberación más profunda. Esta serie contribuye también a abrir el tórax con la postura de la cobra.

Paso a paso

- Comienza de rodillas con el torso erguido, inhala y lleva las manos con las palmas unidas, en oración, hasta el punto del tercer ojo: el espacio entre las cejas.
- Exhala. Coloca las manos en el suelo, con la exhalación, y las rodillas también, en posición de cuatro patas. Inhala.
- Exhala. Apoya el vientre y las piernas sobre el suelo.
- Inhala. Eleva el torso para arquearlo hacia delante, en la postura de la cobra.
  - Mantén los codos bien abiertos para no levantar los brazos.
  - Desliza el pecho hacia delante, alargándote hacia delante en vez de contraer la parte inferior de la espalda.
  - Permanece así una o dos respiraciones más si lo deseas.
- Exhala y termina el saludo a la Tierra llevando las caderas hacia los talones en la postura del niño.

3. Estiramiento de los isquiotibiales

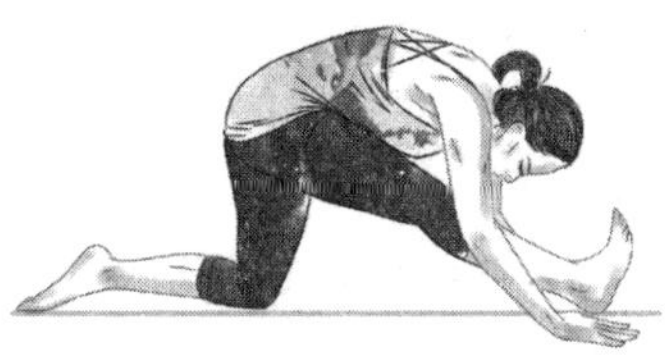

a
Zancada de corredor

Beneficios

Esta postura estira los músculos largos que van de las rodillas hasta los isquiones, lo que ayuda a liberar la parte inferior de la espalda y a mantener una circulación más equilibrada en la pelvis.

Paso a paso

- A cuatro patas, estira la pierna derecha y lleva el pie derecho hacia delante, señalando el techo y con el talón apoyado en el suelo.
- Mantén las manos a ambos lados de la pierna derecha con las yemas de los dedos reposando en el suelo o sobre un bloque de yoga.
- Repite la postura en el otro lado.

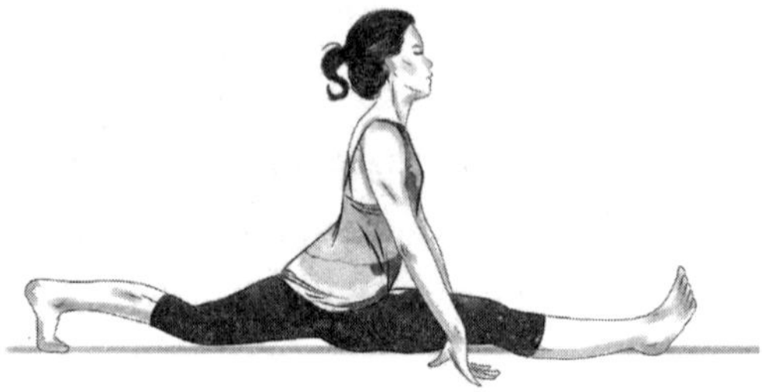

b
Espagat/Hanumanasana *(variante opcional)*

Beneficios

Esta postura acentúa el estiramiento de los isquiotibiales y contribuye a equilibrar la pelvis activando el suelo pélvico y los músculos externos de la cadera, así como los abdominales bajos. Se trata de un estiramiento muy profundo que requiere un equilibrio entre ambos lados de la pelvis y produce una gran liberación de tensión a quienes pueden realizarla fácilmente.

Paso a paso

- Mantén la postura con la pierna delantera recta y lleva la rodilla y el pie de la pierna trasera lo más lejos que puedas.
- Estírate desde la postura de la zancada a la de *Hanumanasana/Espagat*. Ésta es una variante de la postura anterior, muévete muy lentamente hacia atrás, centímetro a centímetro y, a cada movimiento, ve incorporando las caderas, el vientre y el suelo pélvico, manteniendo las caderas hacia delante tanto como te sea posible.

4. Postura de la paloma, estiramiento de la cadera

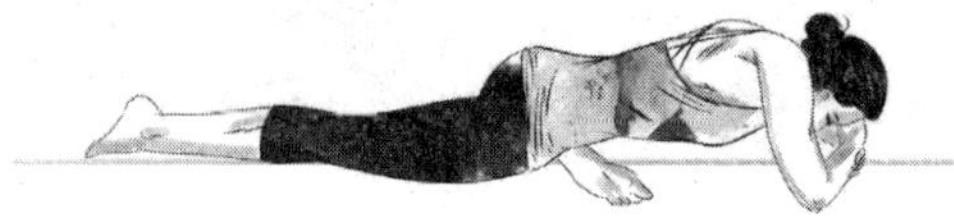

Beneficios

Este estiramiento profundo de la cadera es muy relajante para el sistema nervioso, y la flexión hacia delante ayuda a la mente a interiorizar. La postura libera la tensión de la zona lumbar alargando y liberando los músculos piriforme, glúteo y aductor.

Paso a paso

- Comienza colocando las manos y las rodillas en posición cuadrupedia, de cuatro patas.
- Arrastra la rodilla derecha por el suelo hasta la muñeca derecha.
- Gira el pie derecho de modo que quede frente al muslo izquierdo.
- Extiende la pierna izquierda hacia atrás, alárgala lejos del torso.
- Eleva y alarga el torso.
- Aprieta ambos lados de las caderas de manera uniforme.
- Inclinado hacia delante, coloca los codos y los antebrazos en el suelo a la vez que mantienes la posición de las piernas y estabilizas la pelvis hacia el centro.
- Sigue presionando hacia atrás con la pierna izquierda y afianza bien el suelo pélvico para estabilizar ambas caderas.
- Inhala y exhala profundamente, de manera relajada, permitiendo que tu cuerpo profundice en el estiramiento, especialmente durante la exhalación.
- Repite la postura en el otro lado.

5. Postura del héroe reclinado (*Virasana*)

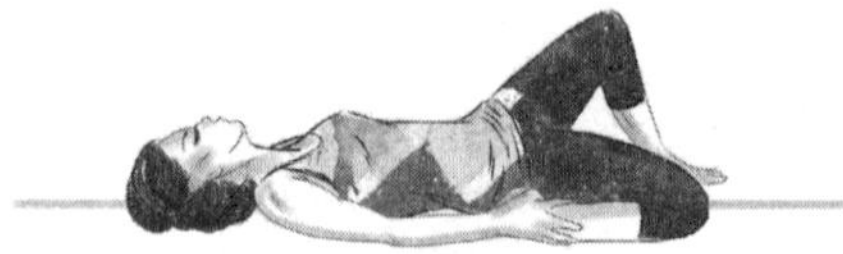

Beneficios

Éste es un estiramiento muy profundo del muslo de la pierna que queda doblada hacia atrás formando un ángulo extremo. Si tus rodillas están sensibles, doloridas o te dan problemas, quizás prefieras estirar el muslo desde la Secuencia del sueño simple o asegurarte de hacer esta postura colocando un bloque alto bajo los glúteos para disminuir así la tensión en la rodilla y no llegar a descansar los hombros en el suelo.

Paso a paso

- Ponte de rodillas y siéntate entre los talones, y si la postura te causa tensión coloca un bloque de yoga debajo del trasero.
- Presiona el empeine de los pies y los dedos contra el suelo.
- Para un mayor estiramiento del muslo derecho, apoya el pie izquierdo en el suelo presionando la planta del pie y deja que la rodilla izquierda señale el techo.
- Presiona el pie derecho sobre el suelo y respira profundamente, estirando desde la rodilla y el muslo derechos hasta el vientre.
- Puedes dejar que los codos se apoyen en el suelo, arquear la espalda y levantar el tórax de manera que trace una suave curva hacia atrás. Mantén las caderas niveladas y sostén la parte baja de la espalda contrayendo los músculos abdominales.
- Para estirar los músculos del muslo derecho, presiona el pie izquierdo y levanta la nalga izquierda para moverte suavemente de lado a lado.
- Vuelve a la postura de cuatro patas.
- Repite la postura en el otro lado.

6. Postura de la mesa

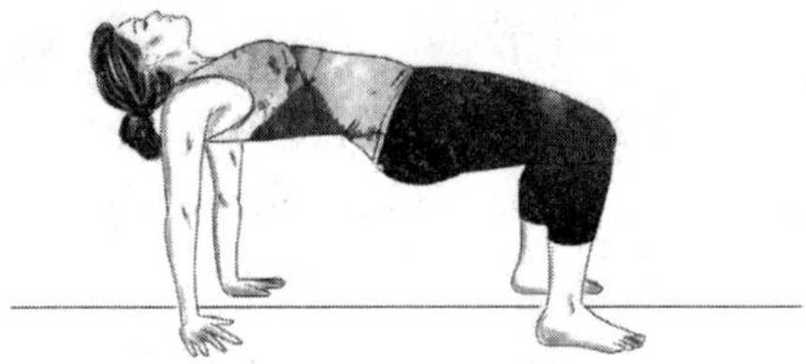

Beneficios

Esta postura abre la respiración en el pecho, estira los músculos pectorales, abre el diafragma y alarga los a menudo contraídos músculos del vientre. Esto además lleva la circulación a la garganta, donde residen las glándulas tiroides y paratiroides. Estas dos glándulas están asociadas a la regulación hormonal, y también a la digestión y el sueño. Si practicas esta secuencia en la cama, debes tener cuidado con la postura, pues si el colchón no es lo suficientemente firme puedes experimentar mucha presión en las muñecas. Quizás prefieras hacer esta postura en el suelo a fin de que el peso quede mejor distribuido en las manos y las muñecas.

Paso a paso

- Siéntate con las piernas frente a ti y coloca las plantas de los pies en el suelo con las rodillas dobladas y señalando al techo. Coloca la base del segundo dedo del pie, el tobillo, la rodilla y la cadera en línea recta y ambos pies paralelos.
- Pon las manos detrás, con los dedos señalando a los tobillos y eleva el torso para alargar la espalda.
- Mientras presionas los pies firmemente contra el suelo, levanta las caderas manteniendo el trasero firme pero no tenso. Lleva la fuerza a las piernas para sostener bien la parte baja de la espalda y usa el suelo pélvico y los músculos del vientre para mantener la postura. Así te protegerás la espalda: necesitarás algo de esfuerzo.

- Coloca el cuerpo de manera que el torso quede elevado, paralelo al suelo y lo sostengas con los brazos y las piernas.
- Si puedes girar los dedos hacia los talones, hazlo, así acentuarás el estiramiento de los brazos.
- Alarga los laterales del torso para respirar más libremente.
- Echa la cabeza hacia atrás para estirarla bien del resto de la columna vertebral, pero no la inclines hacia atrás, pues de ese modo te resultaría más difícil respirar y tensarías el cuello.
- Mantén el tórax abierto y no lo hundas, pues se acortarían los hombros. Permanece en la postura sólo en la medida en que puedas mantener el tórax elevado.
- Desarrolla lentamente tu tolerancia a esta postura, comienza con 15 segundos y ve trabajando en ella hasta llegar a un minuto o más con una respiración larga y suave que eleve el pecho.
- Después de esta práctica, túmbate boca arriba con las plantas de los pies en el suelo y las rodillas elevadas: siente los efectos de la postura.

7. Postura de rodillas al pecho: *Supta Balasana*

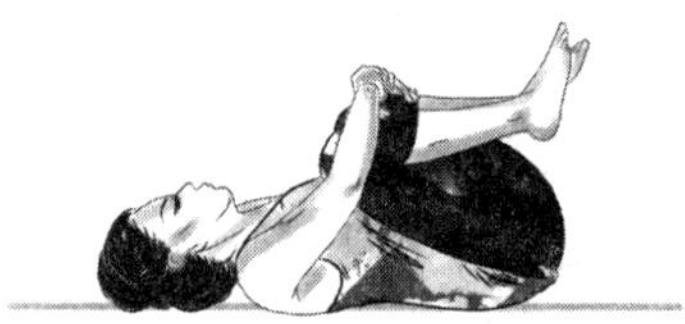

Beneficios

Esta postura es relajante y acogedora. Aquí puedes sustituir la postura del niño por ésta, que también produce calma y distensión.

Paso a paso

- Tumbado boca arriba, lleva las rodillas hacia el pecho y respira varias veces para alargar bien la columna vertebral.

- Si practicas en el suelo, en vez de la cama, te serán de ayuda unos rodillos pequeños colocados en la parte inferior de la espalda.

8. Torsión supina con las piernas cruzadas

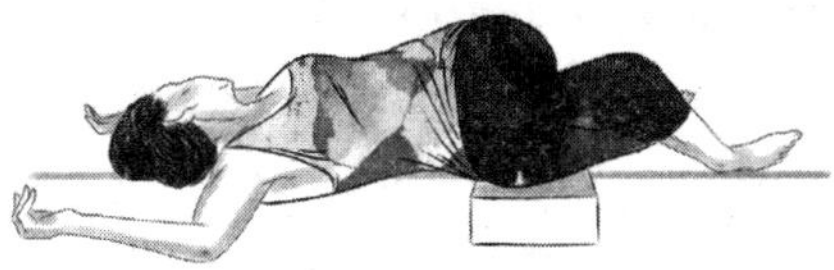

Beneficios

Esta postura libera los músculos de la parte media de la espalda y relaja la parte superior de la espalda y los hombros. Abre el tórax y expande la cavidad respiratoria. Los pulmones pueden moverse más libremente. La postura abre también la zona cercana al estómago, el «plexo solar», donde a menudo se acumula ansiedad y tensión. Además, alarga los músculos difíciles de estirar que conectan la zona lumbar con los hombros. Las torsiones comprimen suavemente los órganos internos para liberarlos después, como si se estuvieran «enjuagando» y eliminando la tensión en el abdomen.

Accesorios

Un bloque de yoga o un cojín.

Paso a paso

- Túmbate boca arriba con las rodillas flexionadas y los brazos extendidos a la altura de los hombros.
- Enlaza la pierna derecha con la izquierda, girando ambas. Las piernas quedan abrazadas fuertemente y juntas. Si tienes dolor en la parte posterior de la espalda, apila simplemente las piernas una sobre otra en lugar de cruzarlas.

- Gírate completamente hacia la cadera derecha dejando el hueso de la cadera sobre el suelo.
- Gira ahora la parte media y superior de la espalda, moviendo el hombro derecho hacia la derecha mientras dejas que el hombro izquierdo caiga hacia el suelo.
- Puedes colocar un bloque debajo de la rodilla para apoyarte en él y alargar más el costado izquierdo.
- Vuelve a llevar las rodillas al centro, descruza las piernas y haz el ejercicio en el otro lado.
- Después, puedes repetir la pose Rodillas al pecho antes de seguir con la siguiente postura.

9. Flexión delantera supina con cabeza en rodilla: *Janu Sirsasana*

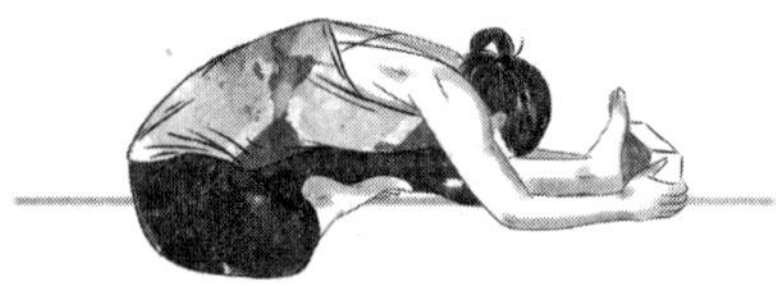

Beneficios

Esta postura contrarresta de manera excelente los estiramientos de piernas del comienzo de esta serie, reproduciendo el estiramiento profundo de los isquiotibiales. La postura es calmante y refrescante, libera las principales cadenas musculares y contribuye a prepararte para la siguiente flexión anterior.

Paso a paso

- Siéntate recto en el suelo.
- Lleva el pie derecho hacia la ingle, girando la rodilla derecha hacia un lado. Extiende la pierna izquierda hacia delante. Si necesitas un poco de apoyo, si te tira la ingle o la rodilla te queda lejos del suelo, puedes colocar un bloque de yoga en el lateral de la rodilla derecha.

- Lleva el torso hacia delante, sobre la pierna izquierda, y pon las manos a cada lado de la pierna o dirígelas hacia el pie.
- Si tienes mucha flexibilidad en los isquiotibiales, puedes llevar las manos hacia el pie izquierdo mientras te inclinas hacia delante.
- Mantente en la postura durante cinco respiraciones, inhalando y exhalando profunda y suavemente.
- Al inhalar, incorpórate.
- Cambia al otro lado.

10. Flexión anterior con ambas piernas: *Paschimotanasana*

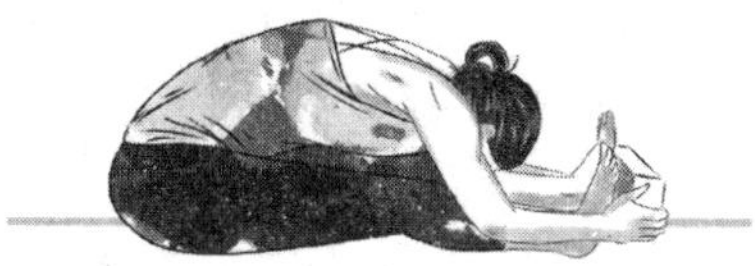

Beneficios

Esta postura estira los nervios y los músculos espinales y los isquiotibiales. También estira profundamente las pantorrillas. El alargamiento de la espalda de la parte posterior del cuello a la zona inferior de la espalda tiene, además, efectos calmantes.

Accesorios

Bloque de yoga.

Paso a paso

- Siéntate con las piernas estiradas hacia delante.
- Coloca el bloque de yoga entre las pantorrillas.
- Flexiónate desde la cintura alargando el pecho hacia delante.
- Estira las piernas dejándolas lo más rectas posible.
- Coloca los codos sobre el bloque, las manos en posición de oración, y lleva la frente hacia abajo para relajarte.

- Hunde el vientre hacia dentro para alargar la espalda. Mientras exhalas, abrázate las piernas.
- Si necesitas mantener las manos en el suelo y los brazos rectos, éste es el momento.
- Tómate el tiempo necesario para inhalar y exhalar profunda y uniformemente.
- Si llegas, descansa la frente sobre el bloque.
- Una vez más, puedes usar el bloque en los pies para acentuar el estiramiento.
- Mientras inhalas, incorpórate.

11. Postura del niño extendida (refuerzo opcional)

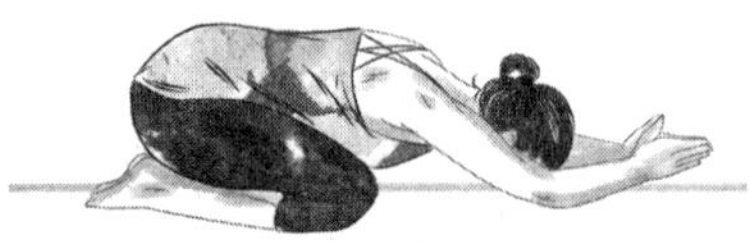

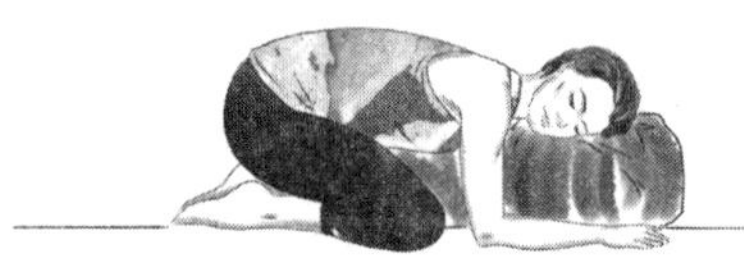

Beneficios

Esta postura es restaurativa, calma el cuerpo y la mente. Es la postura de flexión anterior que cierra la secuencia profunda de sueño.

Accesorios

Almohadón o mantita enrollada.

Paso a paso

- Colócate en postura de cuadrupedia o de cuatro patas.
- Junta los dedos gordos de los pies, separa las rodillas y lleva los isquiones a los talones.
- Colócate un almohadón o una manta enrollada entre las piernas en línea con el torso, y reposa el torso y la cabeza sobre la almohada o la manta.

- Aquí respira: haz que la respiración pase por la parte posterior del cuerpo y baje por delante. Quédate en esta postura entre unas cinco y diez respiraciones, o más si así lo deseas.

De este modo se completa la Secuencia de sueño profundo.

✓ POSTURAS RESTAURATIVAS

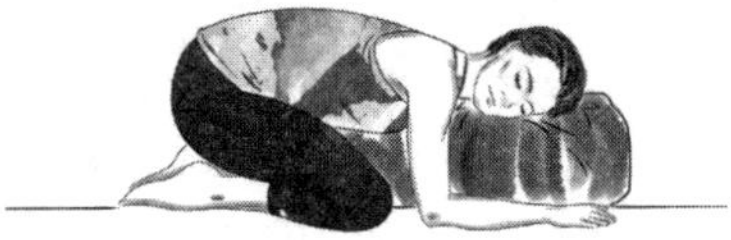

1

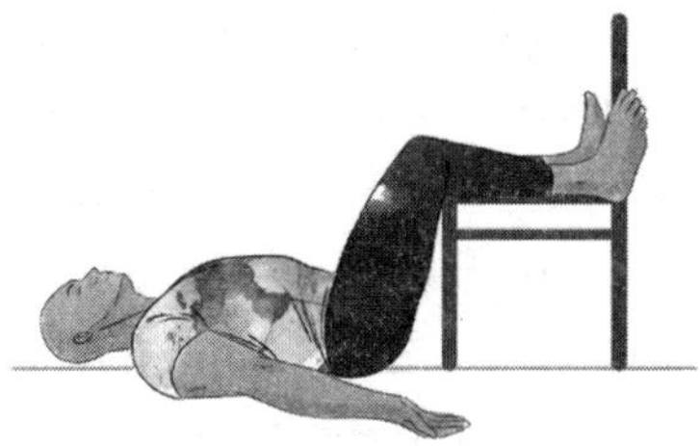

2

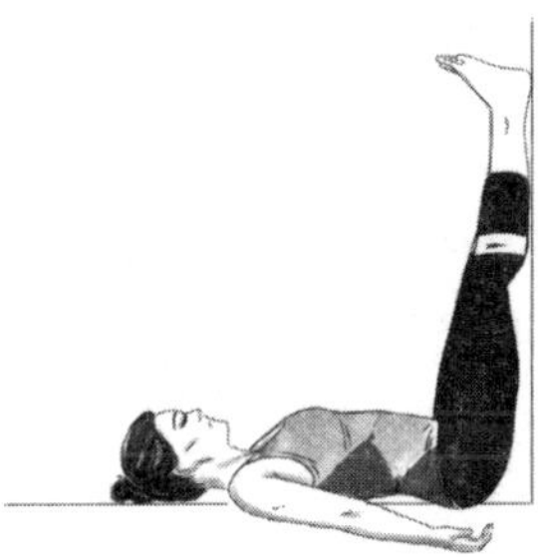

3

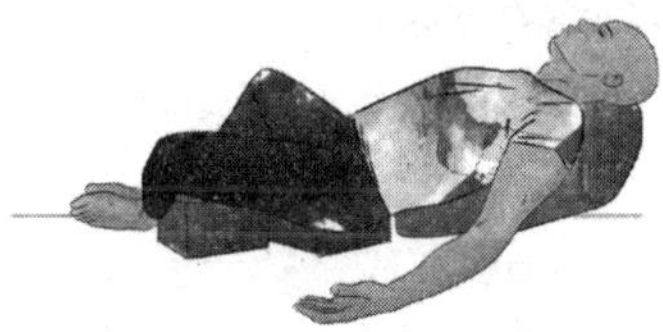

4

Estas posturas han sido modificadas y simplificadas partiendo del estilo de yoga restaurativo de Judith Lasater (2011), el cual he utilizado en mi práctica personal y he adaptado para emplearlo con mis clientes y alumnos que padecen insomnio, minimizando el uso de accesorios y configurándolo para hacerlo lo más fácil y práctico posible.

1. Postura del niño
2. Postura de piernas elevadas usando una silla o una pared
3. Piernas apoyadas en la pared (variante opcional)
4. Postura restaurativa de la diosa/postura del diamante/postura *deluxe*

1. Postura del niño

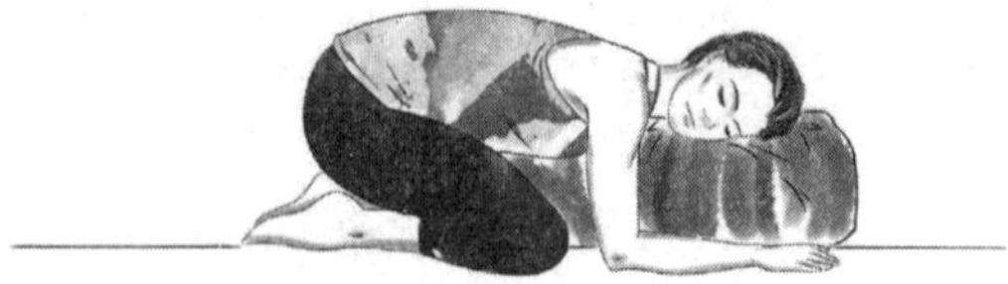

Beneficios

En esta postura se estira la parte anterior de las piernas y la espalda baja. Contribuye a interiorizar, descansando los ojos, la cara y los hombros. La postura proporciona una mejor circulación sanguínea hacia el abdomen y los pulmones a medida que la sangre va fluyendo hacia abajo con ayuda de la gravedad. Puede ser un gran alivio al llegar a casa tras un día agotador.

Accesorios

Un almohadón, un cojín o una manta enrollada.

Paso a paso

- Colócate en cuadrupedia, es decir, a cuatro patas.
- Junta los dedos gordos de los pies, separa las rodillas y lleva los isquiones a los talones. Si esto te resulta muy difícil, enrolla una manta y colócala bajo el trasero.
- Reposa el torso y la cabeza sobre un almohadón o una manta enrollada.
- Respira aquí: lleva la respiración de la parte posterior del cuerpo a la parte anterior. Quédate en la postura durante unas cinco o diez respiraciones, o más si así lo deseas.

2. Postura de piernas elevadas usando una silla o una pared

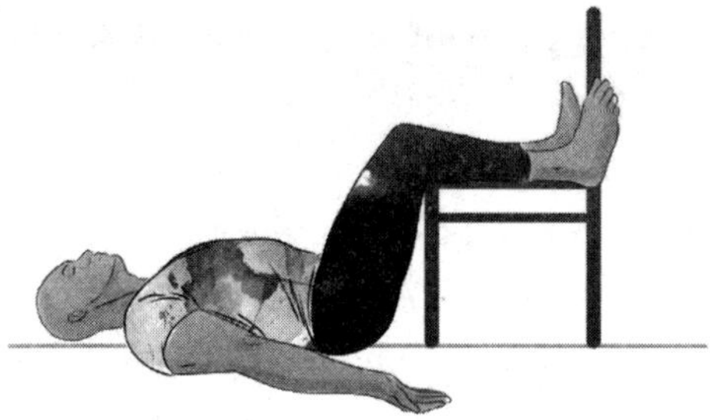

Beneficios

A muchas personas, esta postura les calma la mente y les relaja generalmente el cuerpo. Esta variante de las pantorrillas apoyadas en el asiento de una silla es una de mis favoritas para realizar a la mitad del día, considero que con sólo unos pocos minutos puede sentirse un restablecimiento de la energía. Es sabido que reduce la presión arterial y supone un alivio para las piernas cansadas. Puede realizarse al final de una práctica activa para rejuvenecer, como parte de una serie de ejercicios restaurativa, o simplemente durante un día muy ocupado. Evita esta postura si estás menstruando, embarazada, si tienes reflujo gástrico o bien una enfermedad cardíaca.

Accesorios

Usa una silla con una base estable (sin ruedas), o bien un sofá con un asiento lo suficientemente bajo para dejar reposar cómodamente las espinillas.

Paso a paso

- Acércate a una silla o a un sofá. Recuéstate en el suelo boca arriba.
- Coloca la parte posterior de las piernas sobre los cojines de un sofá o el asiento de una silla.
- Si lo necesitas, ponte una toalla enrollada o una mantita debajo de la nuca para sostener la cabeza.

- Si las piernas, las espinillas, caen hacia los lados puede haber tensión en la parte inferior de la espalda, para evitarlo usa una manta o un cinturón a fin de mantenerlas separadas, a la distancia de las caderas.
- Consejo para la postura: aleja un poco el trasero del asiento de la silla o del sofá para que haya una ligera curva en la zona lumbar. Asegúrate de que el pliegue del flexor de la cadera, donde las piernas se unen con el torso, quede hueco. Cuando la postura es óptima, las piernas se relajan, la cabeza del fémur queda encajada en la parte posterior de la pelvis, lo que relaja la parte inferior de la espalda. Ajusta la postura hasta sentirte cómodo.
- Quédate en esa posición con las palmas hacia arriba y los brazos estirados a los lados o bien suavemente reposados sobre el vientre, si así te sientes más seguro o cómodo.
- Asegúrate de que el mentón queda ligeramente más bajo que la frente, sin crear tensión en la nuca. La mejor postura para que la cabeza y el cuello estén relajados es dejar que la parte trasera del cráneo repose en el suelo.

3. Piernas apoyadas en la pared (variante opcional)

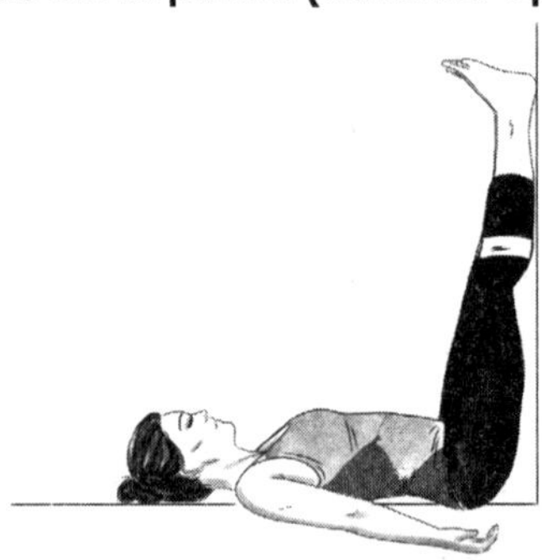

- Esta postura puede hacerse apoyando las piernas en una pared. Es muy importante mantener el trasero lo suficientemente alejado de la pared para que no haya tensión en las caderas y en los isquiotibiales, pero lo suficientemente cerca para que las piernas queden bien apoyadas.

- Para cumplir eso, suelo colocar un cojín firme debajo del sacro (parte baja de la espalda) y un cinturón firmemente enrollado en torno a las espinillas.
- Mantén la curva suave de la parte inferior de la espalda y relajado el pliegue del flexor de la cadera: si el hueso púbico queda más alto que los huesos pélvicos frontales (llamados espina ilíaca superior anterior o ASIS), la postura será menos relajante y la respiración menos libre.
- Cuando las piernas se relajan en esta posición, suelen caer hacia los lados, lo cual puede crear tensión en la zona lumbar y en la ingle. El cinturón te ayudará a mantener todo en su sitio y permitirá que los flexores de la cadera se relajen, ya que no tienen que estabilizar las piernas.

4. Postura restaurativa de la diosa/postura del diamante/postura *deluxe*

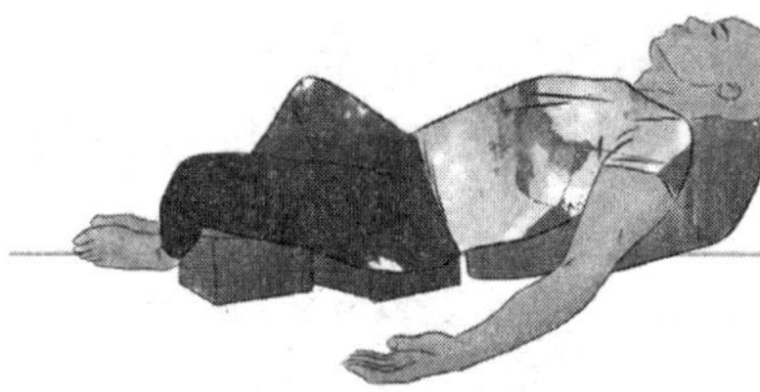

Beneficios

Esta postura es esencial para desconectar: es una postura restaurativa y rehabilitadora. Se puede usar por la mañana para «limpiar» después de un descanso insuficiente, o por la tarde para conseguir un descanso profundo que te recargue las pilas sin necesidad de consumir cafeína ni azúcar. Su nombre estándar en yoga es *supta baddha konasana* (postura del ángulo ceñido en posición supina), pero a menudo se le llama «postura de la diosa». Para que resulte más neutral en cuanto al género y para recordarla mejor yo la llamo postura del diamante o postura de lujo.

Accesorios

Busca un almohadón, algo estable para sujetarlo, y al menos dos bloques o mantas que utilizarás como soporte debajo de los muslos para liberar la tensión de los flexores de la cadera y proteger las rodillas. La mayoría de las personas necesitarán además un cojín, una manta doblada o un bloque plano debajo del trasero para aplanar la curva de la zona lumbar.

Paso a paso

- Coloca un almohadón o un cojín firme con una inclinación de 45 grados como máximo.
- Debajo del extremo inferior del almohadón, pon un bloque o una manta doblada.
- Siéntate sobre el soporte que has montado y recuesta la columna a lo largo de él con la cabeza en la parte superior.
- Asegúrate de que la nuca quede bien apoyada, es posible que tengas que colocar debajo de ella una manta enrollada. Es importante que la frente no se incline hacia arriba, debe quedar en posición horizontal o ligeramente más alta que los ojos.
- Junta las plantas de los pies y flexiona las rodillas hacia fuera, en rotación externa. Lleva los pies lo más lejos posible del torso; con esto disminuye la tensión en las rodillas y en los flexores de la cadera y se crea una posición más relajada.
- Coloca debajo de la parte superior de los muslos unos bloques suficientemente altos para que no haya tensión en la zona de unión del torso y los muslos.
- Si es posible, pon unas mantas enrolladas debajo de los antebrazos para disminuir la tensión en las articulaciones de los hombros.
- Permanece en esta posición para llevar el cuerpo a una relajación más profunda, quédate así unos 20 minutos.

- Si te resulta difícil relajarte de este modo, prueba con la respiración en tres fases para abandonarte en la postura.

Posturas de yoga matutinas energizantes

Una práctica matutina de posturas de yoga ayuda a despertarse, a energizar el cuerpo y a avivar la mente. Al favorecer una buena respiración y una óptima circulación sanguínea creas una mayor claridad mental para afrontar el día que comienza.

La práctica matutina se caracteriza por:

- Abrir los hombros.
- Estirar la caja torácica.
- Colocar el corazón y los pulmones en una posición invertida (boca abajo).
- Estabilizar la parte inferior del cuerpo, creando un momento de concentración y orientación.
- Estirar las caderas y los muslos, aumentar el contacto con la tierra, lo que significa estabilizar a un tiempo una buena energía.

En este conjunto de posturas matutinas sugeridas se utilizan algunas de las posturas indicadas para dormir, pero aquí se realizan a primera hora del día, en un orden diferente, con variaciones, y combinadas con diferentes técnicas de respiración. Notarás que más que en el suelo, hay más movimientos verticales, arriba y abajo, y cambios más vigorosos, así como posturas de pie y de inversión (boca abajo).

1. Estiramientos de gato/vaca
2. Postura del niño extendida: Estiramiento lateral
3. Postura del perro boca abajo con estiramiento de piernas opcional
4. Flexión anterior: *Prasarita Padottanasana*
5. Flexión anterior a un lado y a otro

6. Posturas de zancada
7. Postura de la pirámide
8. Estiramiento angular lateral con torsión
9. Postura de perro boca abajo con pierna extendida (para contrarrestar torsiones)
10. Postura de la paloma, estiramiento de la cadera
11. Postura del medio puente: *Setubandha*
12. Torsión lateral sentado
13. *Sukhasana* (postura fácil)

✔ POSTURAS BÁSICAS DE YOGA MATUTINAS

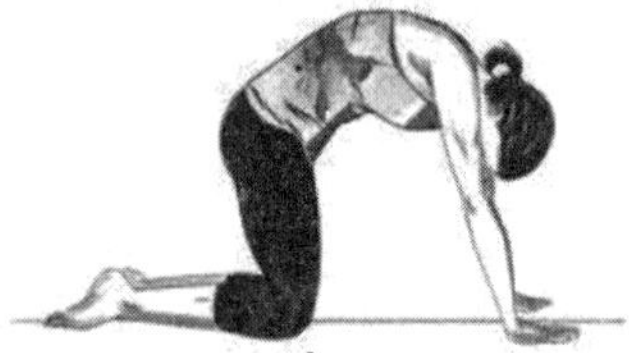

1a

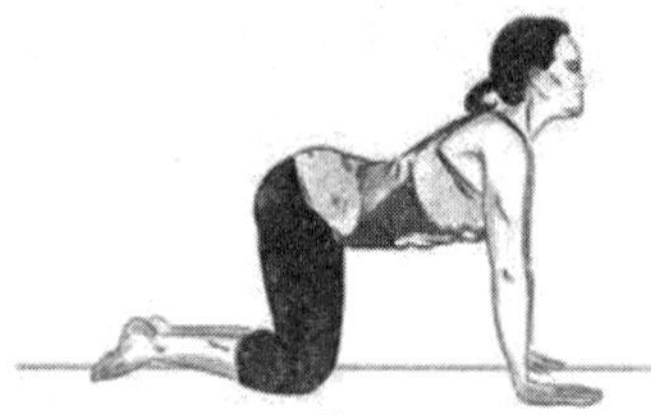

1b

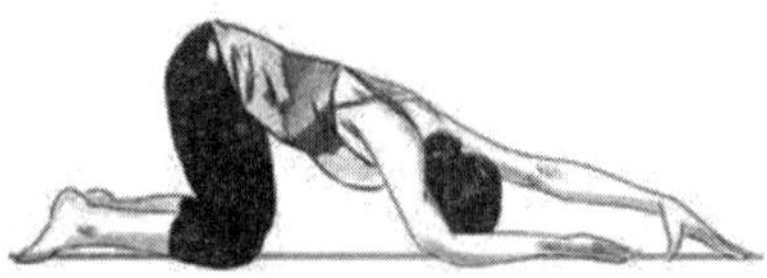

2

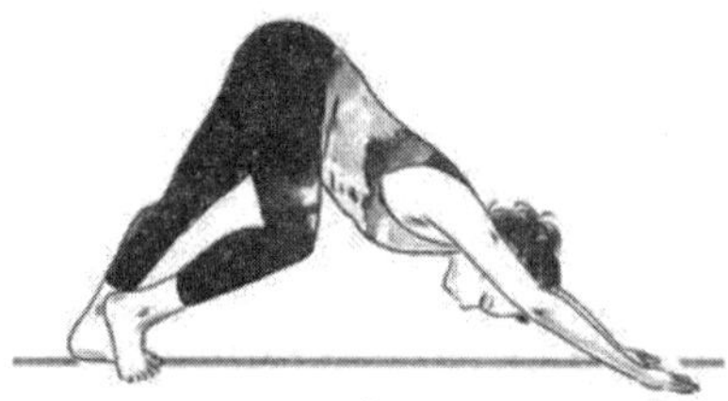

3

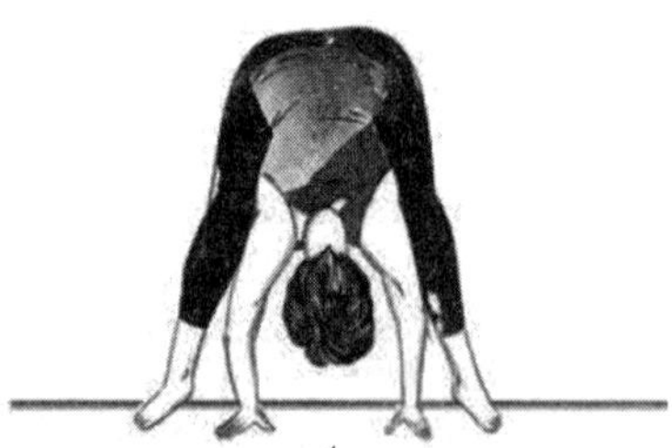

4

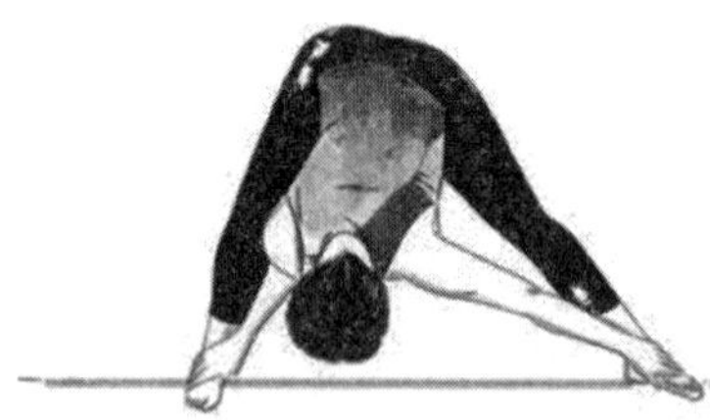

5

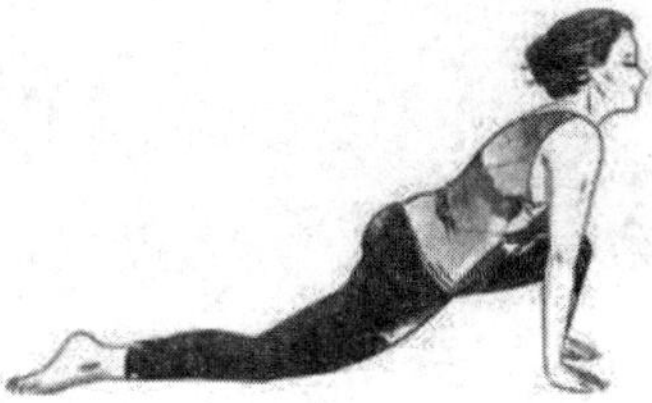

6a

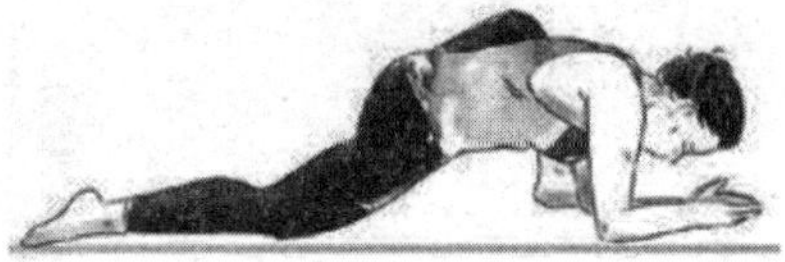

6b

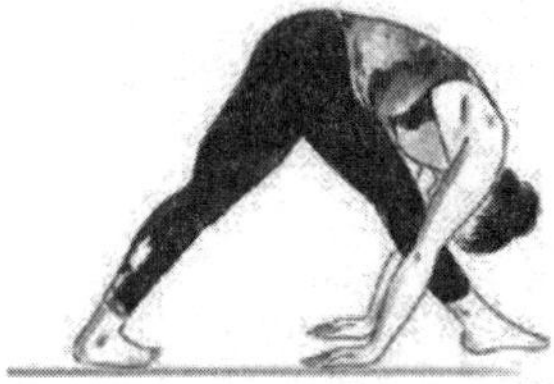

7

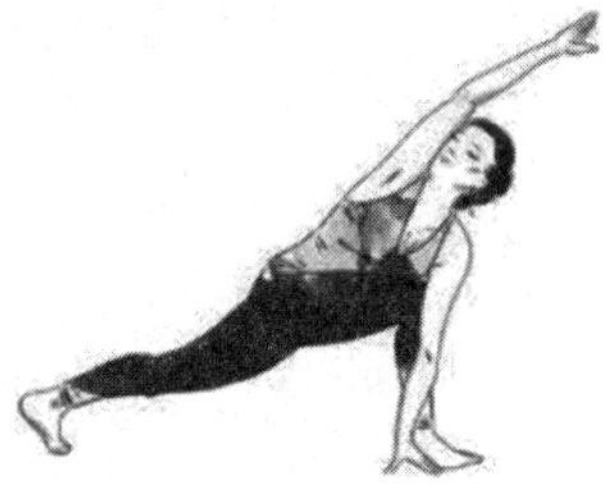

8

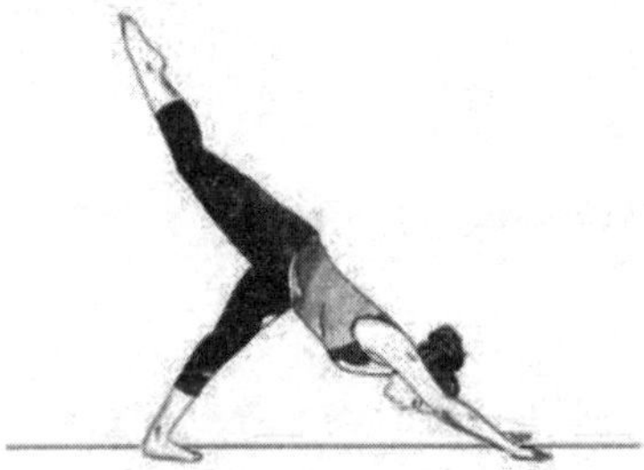

9

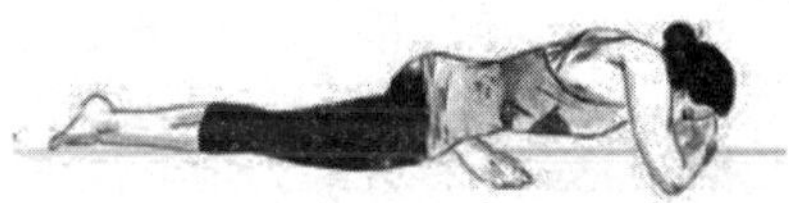

10

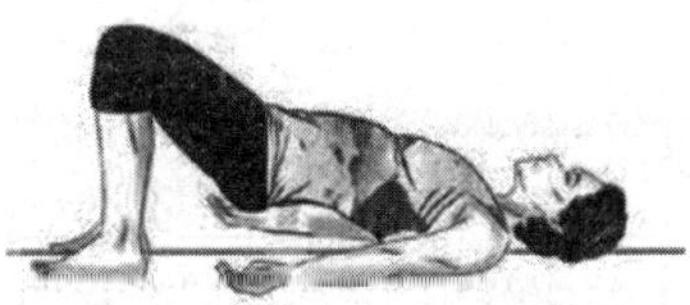

11

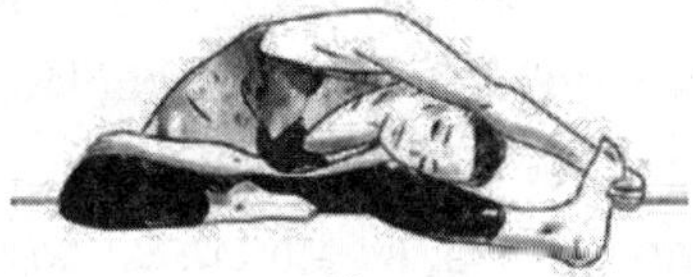

12

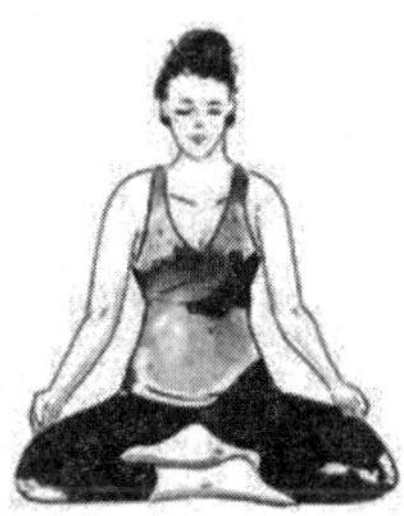

13

1. Estiramiento de gato/vaca

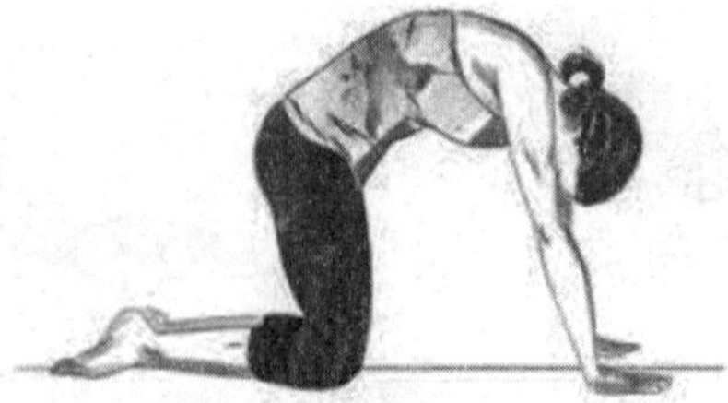

a
Estiramiento del gato

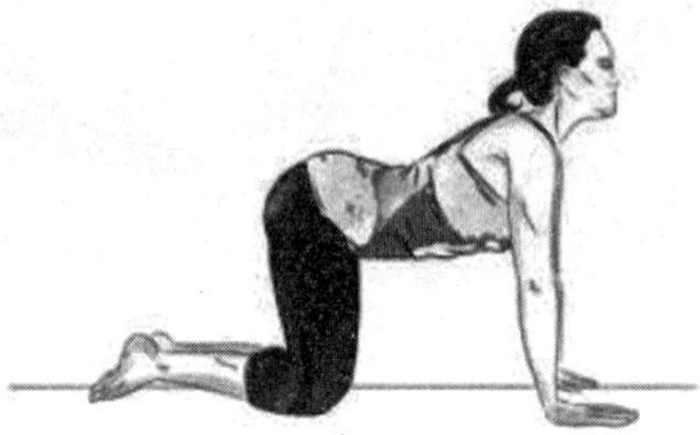

b
Estiramiento de la vaca

Beneficios

Moverse hacia delante y hacia atrás entre estas dos posturas hace que se estiren los músculos a lo largo de la caja torácica y los hombros, lo cual añade espacio a la respiración. Además, se tonifica y estira uno de los nervios clave para estimular la salud mental y el bienestar: el nervio vago, que se extiende desde la parte posterior del cráneo a lo largo de todo el torso. Para mantenerlo relajado, asegúrate de tener los ojos relajados y la barbilla estirada hacia delante.

2. Postura del niño extendida: Estiramiento lateral

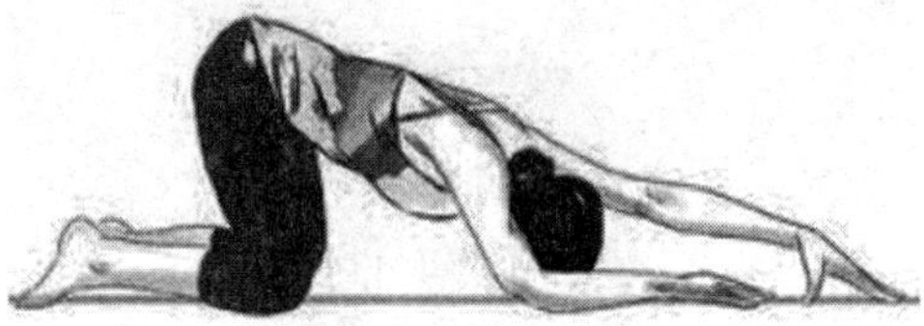

Beneficios

Esta postura estira los músculos intercostales. Cuando respires libremente sentirás más espacio en el tórax. Los receptores del estiramiento del pecho se alargan y envían del cuerpo al cerebro una sensación de alerta, apertura y seguridad.

3. Postura del perro boca abajo con estiramiento de piernas opcional

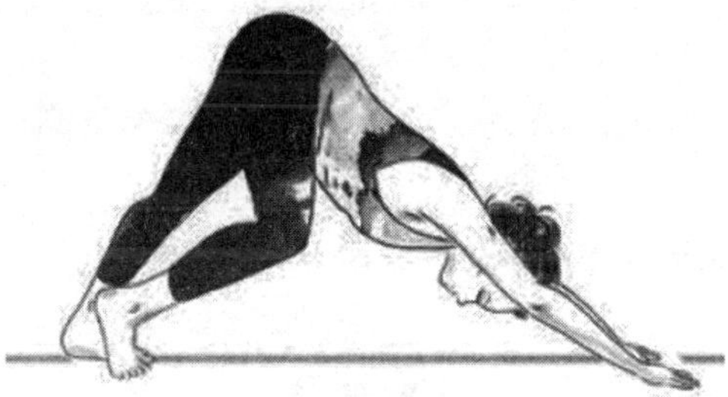

Beneficios

Esta postura carga sobre los brazos, que se mantienen fuertes y consigue llevar la circulación a la parte anterior de los pulmones y al tórax, lo cual desvela y estimula. El movimiento de uno de los talones hacia abajo estira la parte posterior de la pierna y del muslo, y ello produce efectos de enraizamiento y estabilización.

4. Flexión anterior: *Prasarita Padottanasana*

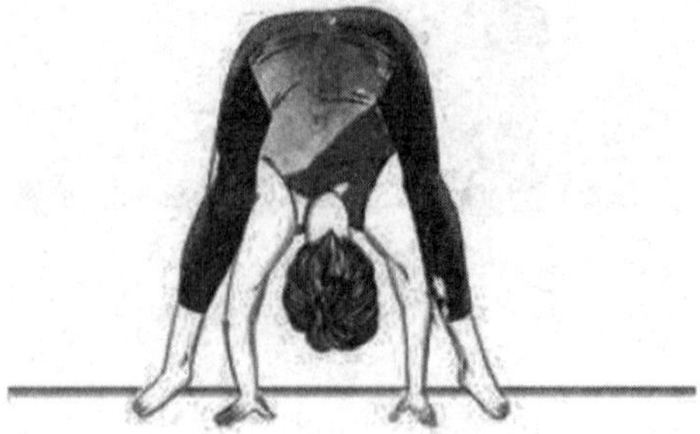

Beneficios

Esta profunda flexión anterior libera los hombros y estira los músculos largos de la columna, permite un mayor espacio para los nervios espinales, lo que contribuye a que cuerpo y cerebro se comuniquen de manera más efectiva. Cuando tienes las rodillas flexionadas y estiras lentamente las piernas, se proporciona, además, un ligero estiramiento de los isquiotibiales. El efecto de la flexión anterior despierta el cuerpo suavemente.

5. Flexión anterior a un lado y a otro

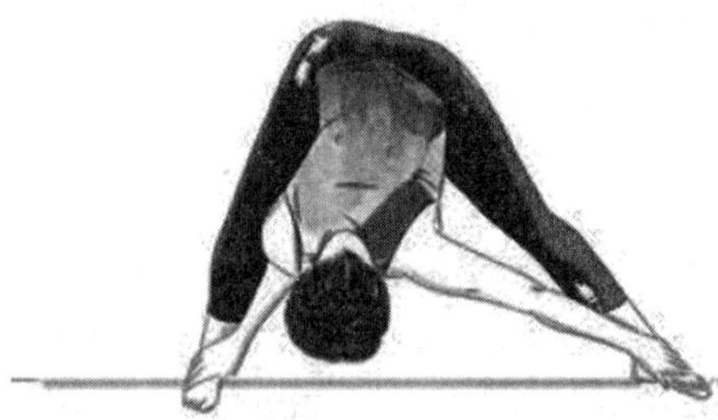

Beneficios

Esta flexión aumenta la fuerza en las piernas y la circulación sanguínea, a la vez que activa los pulmones y estira los músculos de la columna vertebral y la caja torácica.

6. Posturas de zancada

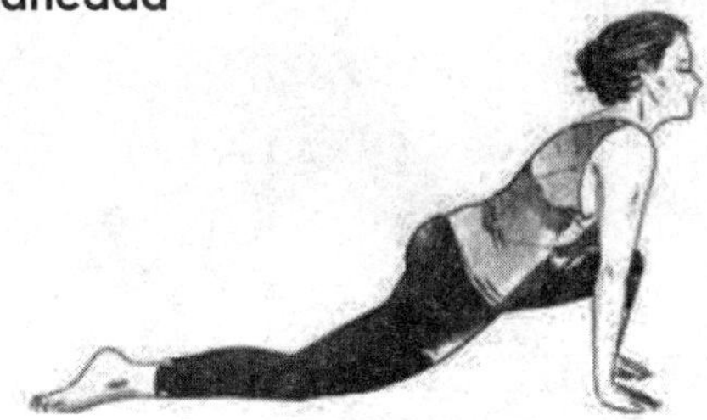

a

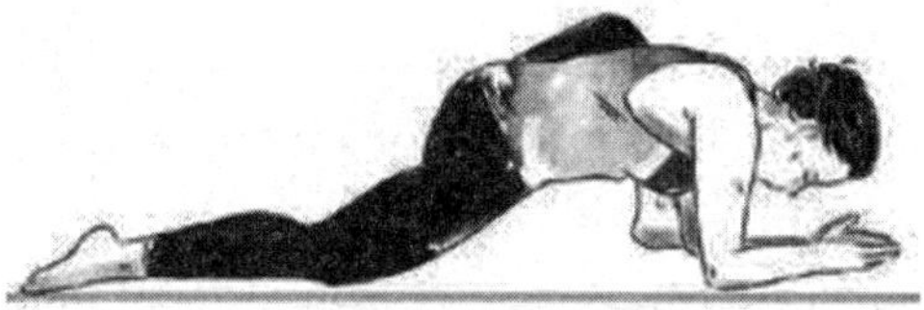

b

Beneficios

Las posturas de zancada son excelentes para estirar la parte posterior del muslo posterior, pues éste se alarga desde el final de la esterilla de yoga. Por otra parte, estas posturas aumentan la fuerza en los músculos de los glúteos y desarrollan la fuerza abdominal para una conseguir una mayor estabilidad. Las posturas de zancada tienen un efecto simultáneo de potencia y conexión con la tierra. En la segunda imagen superior (b), vemos una flexión anterior y los brazos apoyados en el suelo. Esta postura puede modificarse colocando las manos en el suelo a ambos lados de la pierna anterior y dejando los brazos estirados.

7. Postura de la pirámide

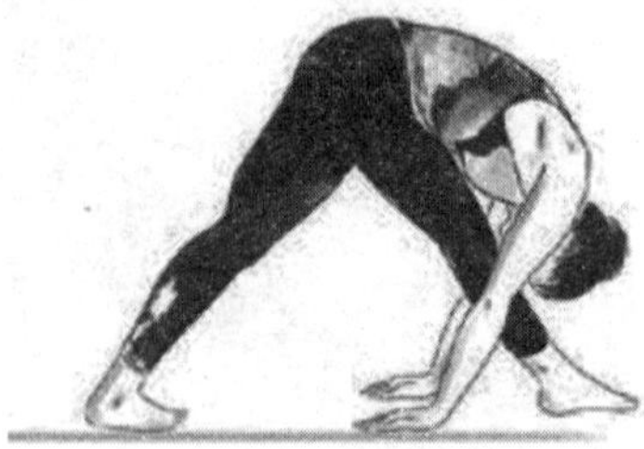

Beneficios

Esta postura de flexión anterior proporciona un profundo estiramiento de los isquiotibiales, liberando la zona inferior de la espalda y de las caderas, mientras que estimula una respiración libre y uniforme. Si tienes tensión en los isquiotibiales, coloca unos bloques debajo de las manos o algo que te permita mantener una ligera distancia respecto al suelo.

8. Estiramiento angular lateral con torsión

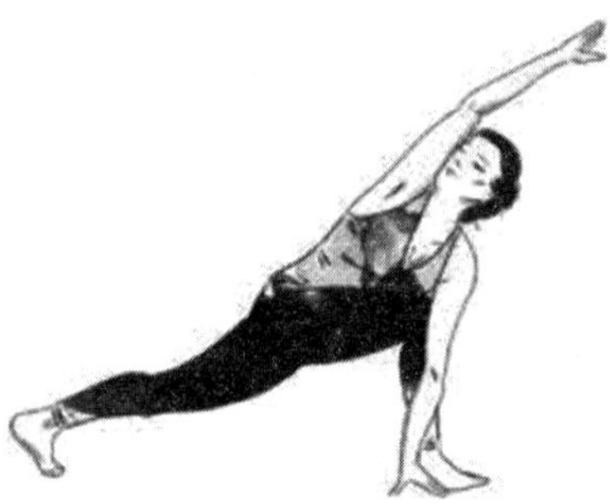

Beneficios

Esta postura aporta fuerza en los glúteos, especialmente en la pierna delantera, y usa los músculos abdominales para proporcionar estabilidad. Requiere fuerza y concentración. La torsión adicional ayuda a aprender a estabilizar el cuerpo y a mantener la concentración mientras se abren los músculos de la espalda y de los hombros, y el abdomen se tonifica. A medida que te concentras y vas respirando, aumenta el ritmo cardíaco, lo que contribuye a preparar el sistema nervioso y a controlar un mínimo de estrés sin esfuerzo.

9. Postura de perro boca abajo con pierna extendida (para contrarrestar torsiones)

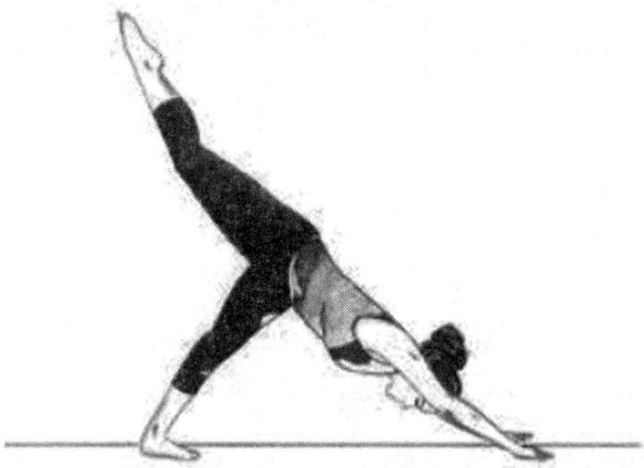

Beneficios

Después de una torsión, esta postura estira los músculos de la espalda de manera uniforme y lleva la atención al centro mientras regula la respiración. Tras las torsiones efectuadas de pie, es importante volver a estirarse por medio de los isquiotibiales.

10. Postura de la paloma, estiramiento de la cadera

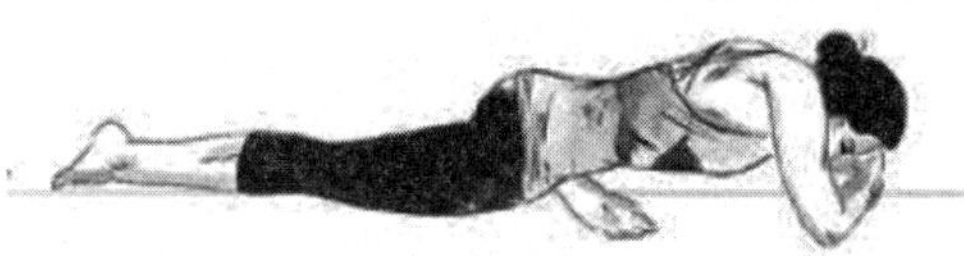

Beneficios

Este estiramiento profundo de la cadera es muy relajante para el sistema nervioso, y la flexión delantera facilita la interiorización mental. La postura libera la tensión de la zona lumbar alargando y liberando los músculos piriformes, glúteos y aductores.

11. Postura de medio puente: *Setubandha*

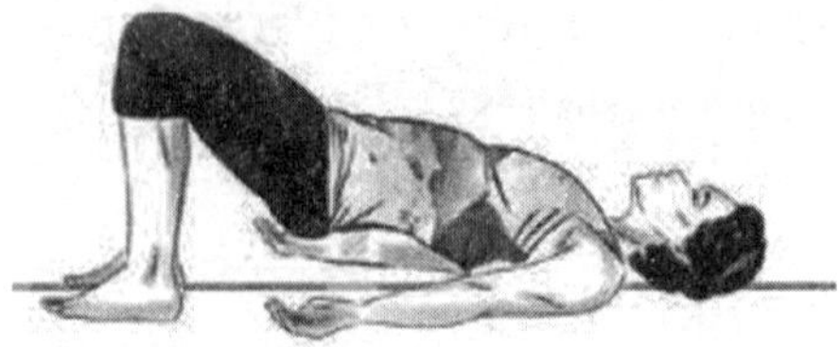

Beneficios

Esta postura aparece en diferentes formas, de las cuales algunas son más relajantes y otras, más energizantes. Ésta abre la respiración hacia el pecho, estira los músculos pectorales, abre el diafragma y alarga los músculos del abdomen, a menudo contraídos. Asimismo, lleva la circulación a la garganta, donde residen las glándulas tiroides y paratiroides. Estas dos glándulas están asociadas a la regulación hormonal, así como a la digestión y el sueño. En esta variante se elevan las caderas a la misma altura que las rodillas, lo cual produce una curva más pronunciada en la parte superior de la espalda, estimulando así el plexo torácico de los nervios e intensificando el aporte de energía de la postura.

12. Torsión lateral sentado

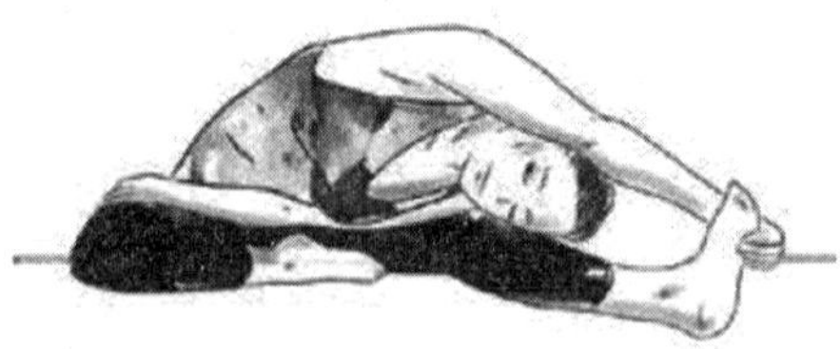

Beneficios

Esta postura brinda otra forma de estirar la espalda y los costados, al tiempo que abre las caderas y los isquiotibiales. Aporta, su vez, contacto con la tierra y energía.

13. *Sukhasana* (postura fácil)

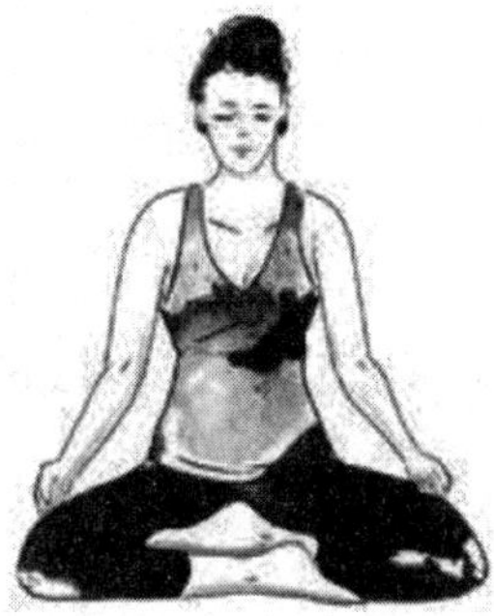

Beneficios

Ésta es una postura sentada y centrada que permite respirar de manera uniforme y completa. Es estable y nos facilita realizar algunos ejercicios de respiración sencillos. Es la tradicional postura de meditación.

ASANAS AVANZADOS PARA DESPERTAR POR LA MAÑANA

A quienes están más familiarizados con el yoga, estas sugerencias que siguen pueden serles útiles para las prácticas matutinas. No las enseñamos aquí porque su instrucción compete a un maestro de yoga cualificado, y merecen un conocimiento previo de yoga. Se puede acceder a ellas en el curso de Internet «Super Sleep Yoga», en el que se muestran visualmente. Sin embargo, sí se ofrecen unas pautas para inspirar la práctica y fomentar la creatividad.

1. Saludo al Sol
2. Postura de la silla
3. Postura del perro boca abajo con abertura de las piernas

4. Postura de la esfinge o postura del perro mirando hacia arriba
5. Postura de la oración con torsión anterior
6. Postura del guerrero lateral/ángulo lateral extendido/secuencia del guerrero de lateral inversa
7. Variación *Virasana*
8. Variaciones *Navasana*
9. Variaciones de la postura de la paloma
10. Postura del puente /rueda
11. Postura en forma de L (previa al pino) contra la pared
12. Postura del niño estirado
13. *Janu Sirsasana* (postura cabeza a la rodilla)/estiramiento lateral
14. *Baddha Konasana* (postura del diamante)
15. *Savasana*

1. Saludo al Sol

Beneficios

La postura del saludo al Sol puede aumentar ligeramente el ritmo cardíaco, en función de la rapidez o lentitud con que se efectúe mientras se estiran y fortalecen los principales grupos musculares del cuerpo.

2. Postura de la silla

Beneficios

La de la silla es una postura de fortalecimiento en la que se trabajan los músculos de las pantorrillas, los muslos y los glúteos. Estimula la concentración, el equilibrio y la estabilidad, vitaliza las piernas y aumenta el ritmo cardíaco. Si te sientas lo suficientemente bajo como para bloquear los muslos con fuerza, te sientes muy vivo. La postura te activa y te prepara para el resto del día.

3. Postura del perro boca abajo con abertura de las piernas

Beneficios

El perro boca abajo con abertura de las piernas alarga el abdomen y abre el pecho a la vez que estira los isquiotibiales.

4. Postura de la esfinge o postura del perro mirando hacia arriba

Beneficios

Esta postura alarga los músculos abdominales y libera la tensión del diafragma, uno de los músculos respiratorios más importantes. La curva que se crea en la parte superior de la espalda es energizante y ayuda a liberar la respiración. Cuando se realiza implicando a conciencia el suelo pélvico y la parte anterior del abdomen, se crea además una mayor estabilidad interna.

Beneficios de la postura del perro mirando hacia arriba

Esta postura exige colocar los músculos de los brazos y los hombros bien alienados y echar los hombros hacia atrás para abrir el tórax. Elevar las piernas del suelo supone involucrar profundamente los músculos del abdomen y el suelo pélvico para proteger la zona lumbar.

5. Postura de la oración con torsión anterior

Beneficios

Esta postura desarrolla la fuerza en piernas y caderas. Esta versión se efectúa pasando de la pose de la silla (*Uttkatasana*) a la postura de la oración con torsión girando y dando un paso hacia atrás. Es necesario usar los glúteos con fuerza, así como las pantorrillas y los abdominales. Esto proporciona estabilidad al cuerpo cuando se gira el torso, alarga los músculos de la espalda y presiona los hombros hacia atrás mientras los abre y activa.

6. Postura del guerrero lateral/ángulo lateral extendido/ secuencia del guerrero lateral inversa

Beneficios

Esta secuencia (también conocida como Guerrero II) desarrolla fuerza y estabilidad en las piernas, al tiempo que abre la caja torácica y alarga el torso. ¡Una combinación muy revitalizadora!

7. Variación *Virasana*

Beneficios

Esta postura está a medio camino entre la postura *Virasana* (del héroe) y la de *Ustrasana* (del camello). Esta variante fortalece las piernas, presionándolas hacia el centro, activa la parte superior de la espalda y abre el tórax alargando los músculos abdominales.

8. Variaciones *Navasana*

Beneficios

La postura *Navasana* o postura del barco, fortalece los músculos abdominales y aporta fuerza e integración a todo el cuerpo. Es buena para aumentar la resistencia y la estabilidad.

9. Variaciones de la postura de la paloma

Beneficios

Esta postura crea un estiramiento profundo y firme de la cadera y el glúteo con variantes que abren y liberan los músculos del muslo.

10. Postura del puente/rueda

Beneficios

Esta postura abre el tórax, estira los músculos pectorales, abre el diafragma y alarga los músculos del abdomen, que a menudo están contraídos. Además, lleva la circulación a la garganta, donde residen las glándulas tiroides y paratiroides. Estas dos glándulas están asociadas a la regulación hormonal y también a la digestión y el sueño.

11. Postura en forma de L (previa al pino) contra la pared

Beneficios

Esta postura es fortalecedora y energizante. La inversión lleva el rubor a la cara y la circulación a los pulmones, también activa los brazos.

12. Postura del niño estirado

Beneficios

Esta postura es ligeramente restaurativa, calma el cuerpo y la mente a la vez que alarga los músculos que recubren la columna vertebral y estira la parte posterior de la cadera.

13. *Janu Sirsasana* (postura cabeza a la rodilla)/estiramiento lateral

Beneficios

Esta postura, con un estiramiento de los isquiotibiales, constituye una contraposición a los fortalecedores de las piernas del comienzo de esta serie. Aquí se estira la parte superior del cuerpo, contrarrestando cualquier compresión en la preparación de la postura del pino. Esta postura es calmante y refrescante, y libera las cadenas musculares.

14. *Baddha Konasana* (postura del diamante)

Beneficios

Esta postura estira profundamente la parte exterior de la cadera y libera las cadenas musculares de ambos lados de la columna vertebral. La acción de la flexión anterior calma el sistema nervioso.

15. *Savasana*

Beneficios

Ésta es la gran postura integradora. Permite que la circulación corporal se equilibre de nuevo. Por otra parte, esto sirve como entrenamiento para que el cuerpo y el cerebro aprendan el suave arte de relajarse en la quietud: es una práctica perfecta para el momento previo al sueño

Capítulo 2

Recuperar la energía para dormir mejor

El sistema nervioso y la respiración

¿Tenso o cansado? Gestionar la energía, los problemas del *prana* y el sueño

El *prana* es un concepto que define el movimiento de la fuerza vital. Otras tradiciones llaman a ese concepto Chi o Qi. A menudo, las personas con problemas para dormir se quejan de tener poca energía y de estar agotadas, de sentirse tensas, y con frecuencia de oscilar entre esos estados. Los momentos de letargo y de falta de energía hacen que nos sintamos deprimidos: con problemas de motivación o de concentración o para acabar lo empezado por falta de combustible para llegar hasta allí. En cambio, las personas tensas, excitadas, pueden sentir la imposibilidad de permanecer quietas, memorizar cosas, descansar o responder a situaciones sin reaccionar. Ambos estados conducen a una incapacidad para lograr un sueño profundo y reparador. Quienes sufren problemas de sueño durante largo tiempo comentan que se sienten agotados todo el día, pero que por la noche, justo en el momento en que deberían estar durmiendo, sienten una fuerza renovada. Esto les conduce a mantener un círculo vicioso de agotamiento y energía frenética. Si gestionamos nuestra energía bien durante todo el día, contribuiremos a la recuperación del sueño.

Como estamos viendo en este libro, los seres humanos no experimentamos tan sólo dos estados: encendido y apagado. En vez de eso, durante todo el día nos vemos expuestos a diversos ciclos energéticos: es natural sentirse más alerta o letárgico según los diferentes momentos del día. Cuando somos conscientes de esos ciclos, podemos trabajar con ellos en lugar de luchar en contra, y eso nos ayuda a reparar los mecanismos del sueño y de la vigilia. Al observar los diferentes tipos o constituciones de *dosha* (*véase* explicación en la Introducción), vemos que las personas tienen diferentes tendencias energéticas, así que podemos adaptar nuestro tratamiento en función de ello y ofrecer unas prácticas correctas para cada individuo y cada hora del día.

Antes de ir a dormir o al despertarse a medianoche son necesarias unas prácticas energéticamente más enraizadoras. Estos ejercicios suelen calmar y tranquilizar, disminuyen la frecuencia cardíaca y reducen la circulación en el cuerpo. Los ojos y la cara se verán más relajados y los músculos de los ojos se suavizarán. Por el contrario, para mantener un estado de vigilia por la mañana y en momentos vitales del día se necesitan unos ejercicios energéticamente «activadores». Éstos suelen llevar más circulación a la parte superior del cuerpo, elevando el ritmo cardíaco y haciendo que la persona se sienta más positiva y centrada.

Con el tiempo, si tus clientes o alumnos practican los asanas y los ejercicios de respiración de este método, notarás una diferencia en:

- cómo sostienen los cuerpos (tensos o más relajados, agotados o en modo alerta)
- cómo respiran (más rápida o más lentamente, más ampliamente o de modo más constricto)

- la expresión de sus rostros (tensos o relajados, agotados o centrados)
- el modo de hablar (más rápido o lento)

Todas éstas son señales de la condición energética de la persona: pistas sobre el estado de su sistema nervioso. La curación profunda de los mecanismos del sueño «y la remodelación del sistema nervioso« comienza cuando el cliente empieza a tomar conciencia de su cuerpo practicando la Secuencia del sueño simple. Aprendiendo acerca del papel que desempeña la respiración, respirando para administrar mejor la energía y profundizando en el proceso se aceleran los resultados.

En este capítulo analizaremos los elementos clave que ayudan a restablecer la capacidad de administrar la energía de una manera efectiva; después observaremos formas yóguicas, formas científicamente probadas, de entender el control de la energía. Asimismo, analizaremos cómo, por qué y cuándo funcionan las prácticas que se muestran al final del capítulo a fin de que te sientas seguro a la hora de elegir las que te ayuden, a ti o a tus clientes. Esto te permitirá mostrar a tus alumnos o a tus clientes el motivo por el que aconsejas practicar las técnicas que elijas para ellos. Algunos responderán a las explicaciones yóguicas, y otros a las científicas.

Este capítulo incluye:

- Enfoques yóguicos de la energía: los *Doshas* y *Vayus*.
- El funcionamiento del sistema nervioso, y particularmente cómo influye en él la respiración.
- Prácticas que ayudan a reacondicionar la capacidad de dormir y descansar fácilmente:
  - Ejercicios de respiración relajantes que ayudan a recuperar la capacidad de enraizar la energía.
  - Ejercicios de respiración energizantes que fomentan un estado de alerta sostenible.

Los cinco *pranas*: El movimiento de la fuerza vital, conectar con la tierra y energizarse

Hace ya varias generaciones que los practicantes de yoga comenzaron a percibir y a clasificar, en función de sus propias observaciones a cerca de unas sensaciones sutiles, cómo la circulación y la «energía» se mueven por el cuerpo. Si queremos ayudar a las personas a reparar sus mecanismos de relajación y a dormir de manera integral, esta idea nos resultará útil. El concepto de los cinco *prana vayus*, tal como se explica en los textos yóguicos Vedas (Feuerstein, 2011; Frawley, 2013), se refiere a los cinco «vientos» o direcciones de la fuerza vital. Intuitivamente entendemos que la inhalación y la exhalación nos afectan de manera diferente. Cuando nos movemos o cuando nos quedamos quietos, experimentamos diferencias en nuestro estado energético. También podemos sentirnos bloqueados o sobreestimulados, o notar cómo algunas zonas de nuestro cuerpo están más bloqueadas mientras que otras están muy cargadas. Feuerstein (2011) lo resume así:

1. *Prana,* corriente entrante y ascendente de la fuerza vital relacionada con la inhalación y con la zona del corazón y la cabeza.
2. *Apana,* corriente descendente asociada con la exhalación y con la zona del ombligo y la parte inferior del abdomen.
3. *Udana,* corriente ascendente localizada en la garganta y asociada con el habla, la expulsión del aire (eructar) y otras funciones similares.
4. *Samana,* corriente mediana ubicada en el abdomen y principal responsable de la digestión.
5. *Vyana,* corriente difusa que impregna todo el cuerpo y que funciona incluso en ausencia de inhalación y exhalación.

El sueño y los pranas

Para nuestros propósitos, los dos puntos más importantes son los relacionados con la inhalación (*prana*) y la exhalación (*apana*). Utilizamos las cualidades de «ascenso» y «descenso» en nuestra visión terapéutica de los movimientos y las prácticas de respiración que nos ayudan a bajar la marcha para dormir o a levantarnos por la mañana. Los *vayus apana* y *prana* corresponden a los principales tipos de prácticas de los asanas y la respiración que utilizamos para recuperar el sueño y curar el insomnio.

En las secuencias de yoga de sueño y de vigilia buscamos equilibrar la circulación y los *pranas* de todo el cuerpo para llegar a una sensación de uniformidad. No se enfatiza en ninguna parte o zona del cuerpo con exclusión de otras. Sin embargo, dependiendo del efecto deseado (conexión con la tierra o energización), las secuencias se centran en unas determinadas zonas más que en otras. La Secuencia del sueño simple y la del sueño más profunda abordan todo el cuerpo, pero favorecen el movimiento de circulación hacia abajo, hacia las piernas, la parte inferior del abdomen y las caderas. Esto estimula el *apana vayu,* que está asentado en la naturaleza. Alargar suavemente la exhalación aumenta el efecto de conexión con la tierra. Gracias a nuestra comprensión neurofisiológica moderna, entendemos cómo los ejercicios estimulan el sistema nervioso parasimpático, del cual hablaremos más detalladamente a continuación.

Por el contrario, los ejercicios para el despertar matutino llevan la respiración, el movimiento y la circulación hacia arriba, hacia el corazón y las partes superiores de los pulmones, con unos movimientos vigorosos de los brazos que abren el cuerpo y con inversiones que colocan la cabeza por debajo del corazón, y llevan la circulación a la cara. Esto se realiza con la forma «más fuerte» de la respiración *ujjayii,* que suele ser más intensa y estimulante. Estas prácticas activan el sistema nervioso simpático.

La energía diaria: Una perspectiva ayurvédica

Anteriormente ya analizamos los *doshas* ayurvédicos y su correspondencia con las diferentes constituciones cuerpo-mente. El sistema ayurvédico rastrea también las formas en las que el *prana* se va moviendo a lo largo del día, y señala que diferentes momentos del día tienen diferentes cualidades energéticas y se relacionan con distintas funciones corporales. Los practicantes de yoga basaron su comprensión en la observación de los seres humanos, los animales y las plantas y en cómo respondían a diferentes momentos del día dentro de los patrones de luz y oscuridad. Esto prefiguró nuestra comprensión moderna de los ritmos circadianos y contempló las diferentes energías en términos de los *doshas* que predominan y de sus cualidades. Si nos atenemos a esos ritmos naturales, podemos gestionar y adaptar los hábitos diarios en consecuencia, promoviendo la armonía en nuestro interior y con la naturaleza. Según la estación del año y la ubicación geográfica, los tiempos pueden cambiar ligeramente hacia delante o hacia atrás, pero es útil ser consciente de los patrones y de cómo la energía varía a lo largo del día (Frawley, 2013).

Kapha: *de 6 a 10 h y de 18 a 22 h*

Este *dosha* está marcadamente relacionado con el elemento tierra y es el más estable de los tres. Se dice que nuestros hábitos más profundos se establecen durante las horas *kapha*: al comienzo y al final del día. Según las pautas ayurvédicas, si es difícil despertarse en esta franja, en realidad, es posible que sea más fácil despertarse antes de las 6 de la mañana.

Según fuentes ayurvédicas, es más probable que el ejercicio realizado en las horas *kapha* se convierta en un hábito duradero. Las horas *kapha* de la mañana son las ideales, y las primeras horas de la tarde son la mejor alternativa. Es mejor practicar los ejercicios más vigorosos hasta primera hora de la tarde a fin de que la temperatura corporal y las hormonas se dirijan hacia el sueño más adecuadamente.

Hay muchas personas que adquieren malos hábitos en su vida retrasando el sueño más allá del tiempo *kapha*, y en el tiempo *pitta*. Cuando comenzamos a ser conscientes de nuestros auténticos patrones de energía, percibimos al oscurecer, sin recurrir a la cafeína o a otros estimulantes, una sensación natural de sueño. Este gran impulso hacia el sueño que se produce apenas oscurece es la atracción de la energía *kapha*. Muchas personas anulan ese impulso y se quedan despiertas hasta el momento *pitta*, lo que explica que sientan una energía renovada y dificultades para dormir más tarde.

Durante las horas *kapha* este tratamiento recomienda lo siguiente:

- Practicar el asana energético o de «limpieza» entre las 6 y las 10 h de la mañana.
- Realizar las secuencias de sueño entre las 18 y las 22 h (antes de ponerse a dormir) junto a ejercicios respiratorios de calma y relajación.

Pitta: *de 10 a 14 h y de 22 a 2 h*

La energía *pitta* o de fuego facilita nuestra capacidad de concentración. Durante los momentos *pitta* del día estamos más concentrados y alertas. El *dosha pitta* está asociado a los procesos de la digestión y al apetito. Según el Ayurveda, es mejor tomar la comida más importante del día en el almuerzo, pues se puede digerir mejor durante las horas de vigilia. Si estamos despiertos hasta la hora *pitta* nocturna, los procesos digestivos activos durante ese tiempo pueden hacer que busquemos bocadillos a medianoche, otra buena razón para estar dormidos antes de las 22 h. Si nos mantenemos despiertos hasta muy tarde, la digestión se activa y sentimos hambre.

En general, entre las 10 y las 14 h es tiempo de trabajar o realizar otras actividades, además de tomar una comida a mitad del día.

Vata: *de 14 a 18 h y de 2 a 6 h*

Vata es la menos estable de las tres energías y también la más expansiva. Cuando ella domina, durante la tarde y el tiempo en el que, espero, duermes, es difícil establecer una rutina. En la tarde, especialmente, somos propensos a tener cambios de humor y a ser impulsivos a medida que nuestra energía va disminuyendo. Sin embargo, esa energía promueve la creatividad y la imaginación. Durante los períodos *vata* del día, es posible aprender cosas nuevas o centrarse en el pensamiento creativo.

Cuando nos vamos a dormir temprano, entramos en el estado de sueño más profundo durante la última parte del mismo, cuando predomina el *dosha vata*. Su naturaleza expansiva se relaciona con la naturaleza de los sueños nocturnos. Si somos capaces de dormir durante el tiempo *kapha*, y hacemos la restauración corporal del sueño y el procesamiento digestivo durante las horas *pitta*, llegaremos al período *vata* en nuestro sueño profundo y cosecharemos los beneficios de ello.

La media tarde es un buen momento para realizar una meditación mental o un descanso restaurativo. Las personas con dificultades para dormir experimentan a menudo un bajón de energía alrededor de las 14 h. En lugar de tomar cafeína o de estresarse intentando superar el agotamiento, éste es el momento de realizar un descanso que genere una energía sostenible.

Comprensión de la conexión entre el cuerpo, el cerebro, la respiración y el sueño

La epidemia de un sistema nervioso sobreactivado

La epidemia del insomnio parece ir a peor, y cada vez son más las personas que hablan de que tienen un sueño tardío, con interrupciones o de mala calidad. Esto no sorprende si observamos el ritmo de la vida moderna y la velocidad a la que le pedimos al cerebro que procese la información y responda a constantes estímulos. Muchos de nosotros pasamos gran parte del día conectados a Internet con los ordenadores y los móviles. En cualquier momento del día irrumpen las noticias directamente en nuestras vidas por correo electrónico, ya estemos en la cama en medio de la noche, en una playa recóndita o en una idílica isla. La información nos llega a todas partes y, tan pronto como encendemos nuestros dispositivos, no podemos aislarnos de ninguna noticia, ya sea personal o global. En cualquier momento del día podemos experimentar una respuesta de estrés a la información entrante. Cada vez que eso ocurre, se produce una estimulación de la liberación de cortisol y/o adrenalina, las hormonas del estrés. Hay crecientes indicios de que las redes sociales originan en el cuerpo humano minúsculos incrementos de dopamina a los que podemos volvernos adictos, al igual que sucedería con cualquier sustancia o proceso que origine transmisión de dopamina. Ahora más que nunca estamos sujetos a intrusiones, somos propensos a buscar estímulos externos y también menos dados a permitir que el sistema nervioso se estabilice.

Como veremos en este capítulo, la frecuencia cardíaca se corresponde con la frecuencia respiratoria, mostrando agitación o bien relajación. Es bastante asombroso comparar cómo respiramos ahora a cómo respiraban hace un siglo nuestros bisabuelos. En la década de 1920, en los textos de anatomía se decía que el adulto medio realizaba entre ocho y diez respiraciones por minuto, pero cien años después, tras la revolución digital, incluso las personas más relajadas hacen aproximadamente 12 respiraciones por minuto. Básicamente, si nuestra respiración es más rápida es que nuestro sistema nervioso está en un estado de agitación de lucha o huida de baja intensidad. No es de extrañar que aumenten los problemas de ansiedad, de sueño y el insomnio.

Uno de nuestros principales trabajos como terapeutas, sanadores, médicos y profesores es aprovechar el potencial para reconstruir y reparar las respuestas del sistema nervioso humano para poder dormir bien nuevamente. En este capítulo, veremos cómo la respiración afecta directamente a las dos ramas del sistema nervioso autónomo, responsables de la respuesta al estrés y de la respuesta de relajación. Aquí los ejercicios están cuidadosamente diseñados y también probados, tienen efectos inmediatos y la gran promesa, con el paso del tiempo, de crear el cambio real y duradero de un patrón de sueño y vigilia más saludable.

Yoga para dormir: Neurofisiología

Pasemos ahora a hablar de unos cuantos conceptos básicos del sistema nervioso. Heather Mason, del Instituto Minded, con el que impartí cursos de desarrollo profesional durante varios años, ha sido quien ha aportado generosamente el resumen sobre el sistema nervioso. Como investigadora que es, Heather ofreció algunas posibles razones neurofisiológicas subyacentes por las que funcionan las prácticas, las cuales he utilizado con éxito durante años en mis prácticas clínicas.

Puede que estés muy familiarizado con la neurofisiología, puede que te llegue esta información por primera vez, o puede que te encuentres en un punto intermedio. La intención de esta sección es conseguir un equilibrio: sin entrar en demasiados detalles, busco proporcionarte unos conceptos básicos y relevantes para la práctica.

Sistema nervioso: Una visión general

Nuestro sistema nervioso consta de dos partes principales:

- El sistema nervioso central, formado por el cerebro y la médula espinal.
- El sistema nervioso periférico, que une el cerebro y la médula espinal con los órganos, los músculos, los huesos y las vísceras. Podríamos considerarlo como un sistema de mensajería entre el cuerpo y el cerebro.

En la siguiente figura se muestra cómo está conectado todo.

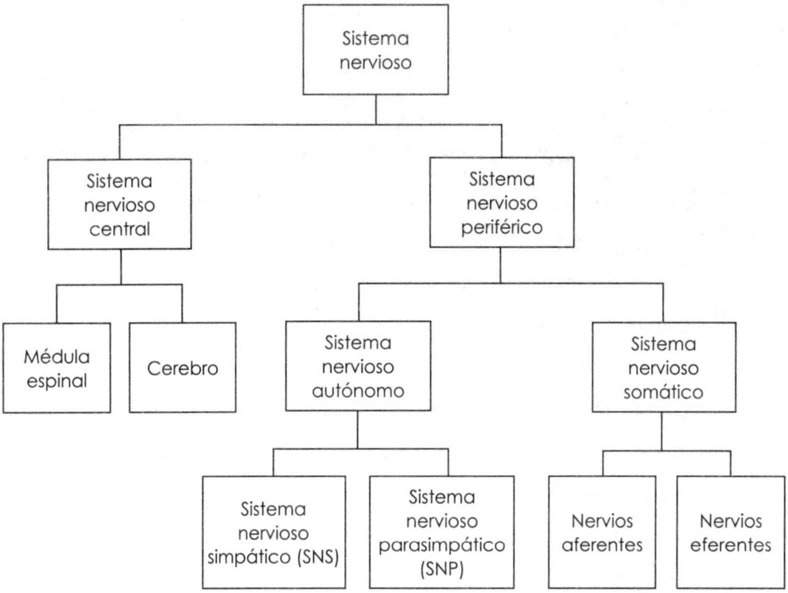

Mapa del sistema nervioso (cortesía de The Minded Institute)

El sistema nervioso periférico envía y recibe señales de los órganos y las extremidades. Esto permite que el cuerpo y el cerebro se comuniquen y compartan información. El sistema nervioso periférico tiene dos ramas:

- El sistema nervioso somático, que comprende los músculos y las neuronas motoras y sensoriales.
- El sistema nervioso autónomo (SNA), que se ocupa de la activación y de la relajación por medio de cambios en la respuesta del sistema nervioso. El SNA mantiene la estabilidad del organismo ajustando las respuestas fisiológicas a fin de equilibrar de manera constante el sistema nervioso y responder al entorno de forma apropiada. El SNA aumenta o disminuye la frecuencia cardíaca, estimula o inhibe la digestión, acelera o ralentiza la respiración, y regula la salivación, la transpiración, la excitación sexual, la micción, el flujo sanguíneo en los músculos y los órganos, y la contracción y relajación

de los músculos blandos (incluidos los que recubren los vasos sanguíneos).

El SNA utiliza muchos circuitos de retroalimentación para transmitir la información desde nuestros sentidos, tanto del cuerpo como del entorno, al cerebro. Después, diferentes partes del cerebro arman las respuestas; así, por ejemplo, cuando estamos en peligro, el SNA organiza la respuesta física con un aumento de la presión arterial, trabajando con otras partes del cerebro para provocar la respuesta al miedo y una cascada de diferentes procesos, entre los que se incluye la liberación de las hormonas del estrés a través del sistema endocrino.

Generalmente no percibimos que el sistema nervioso autónomo está haciendo su trabajo. No podemos decir realmente cuándo se acelera nuestra digestión. Sin embargo, esta parte del sistema nervioso es única, ya que tenemos un control parcial sobre ella. Eso significa que podemos influir directamente en el SNA para reducir el estrés, mejorar la calidad del sueño y sentirnos más despiertos durante el día. Los ejercicios de yoga que incluyen estiramientos y regulación de la respiración influyen en el sistema autónomo cambiando nuestras condiciones físicas y las respuestas emocionales de forma inmediata y potente.

El SNA tiene dos ramas que funcionan conjuntamente, como un balancín. El sistema nervioso simpático es la parte que activa, y el sistema nervioso parasimpático es la parte que relaja. Cuando uno está agitado, el otro está menos activo. El sistema dominante depende de nuestro entorno y estado.

El sistema nervioso simpático: Activación de las respuestas de lucha o huida

El sistema nervioso simpático (SNS) estimula y activa el cerebro y el cuerpo, movilizándolo para la acción. Los efectos de la actividad del SNS son más aparentes en condiciones de estrés, agitación o miedo y, tradicionalmente, en el punto álgido de la estimulación, se denominan respuestas de lucha o huida. Cuando estamos en modo simpático dominante, sucede lo siguiente:

- La frecuencia cardíaca aumenta y fluye más sangre a los músculos y al cerebro a fin de prepararse para la acción. Recuerda: la sangre transporta el oxígeno a las células, lo cual es vital para que éstas funcionen.
- El flujo sanguíneo se desvía de los órganos digestivos y sexuales para atender los procesos relacionados con la supervivencia.
- La sangre se retira de la piel, de modo que si sufrimos una herida no perdemos demasiada.
- La frecuencia respiratoria aumenta para que el oxígeno pueda circular rápidamente por todo el cuerpo.

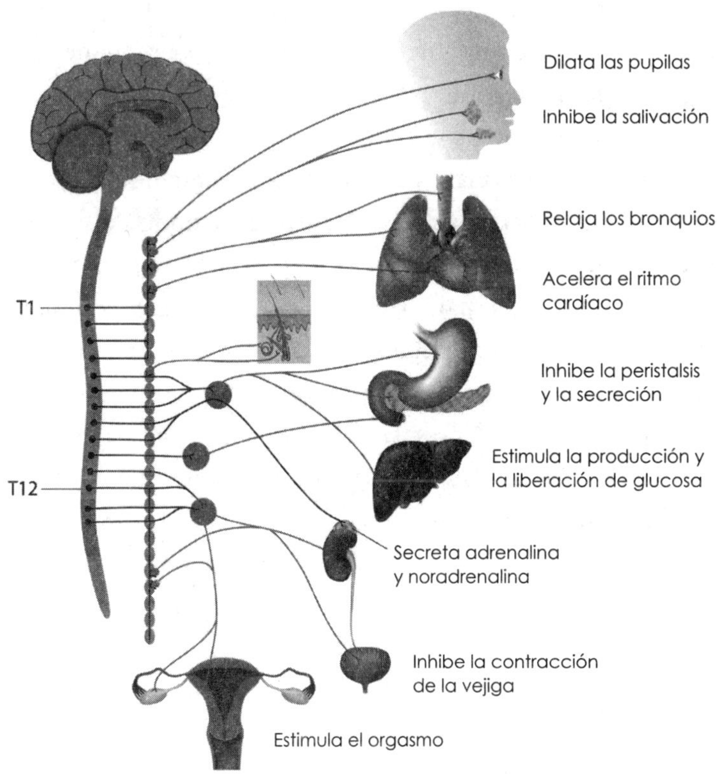

Sistema nervioso simpático

Cuando el SNS está en modo de respuesta plena, prepara el cuerpo y el cerebro para responder a aquello que esté causando miedo, estrés y/o emoción, permitiendo que el individuo esté totalmente centrado en ese estímulo. El SNS es un sistema catabólico, lo que significa que descompone la energía en el cuerpo. Ésta se utiliza con el fin de prepararnos para la defensa o la acción. En circunstancias menos amenazantes, recurrimos al SNS para movilizar nuestra energía con el objeto de llegar de un lugar a otro, cumplir con los compromisos y las responsabilidades y tener una vida activa. Es necesario cierto impulso simpático que nos proporciona la capacidad básica de responder y movilizar la energía cuando es necesario o de hacer frente a una amenaza física real.

Lamentablemente, usamos el SNS en demasía. No nos hemos adaptado a las pequeñas tensiones a las que nos enfrentamos a diario: la respuesta emocional a una amenaza laboral puede ser tan mortal como el hecho de ser perseguido por un tigre. Una sobreactivación crónica del SNS deja el cuerpo y la mente agotados, ya que consume energía y disminuye los recursos del cuerpo; recuerda que es catabólico, que descompone las cosas. Por otra parte, a menudo no somos capaces de responder a la estimulación simpática de la manera en la que el cuerpo está programado para hacerlo. Un ritmo cardíaco rápido, la sangre que fluye hacia los músculos, etc. nos preparan para entrar en acción, lo que en el mundo moderno no solemos hacer. Cuando los seres humanos éramos cazadores y recolectores, la respuesta de lucha o huida era una estrategia ventajosa que nos mantenía a salvo una y otra vez: era ver el tigre, sentir miedo y correr a un lugar seguro. Quienes experimentaban unas respuestas de estrés hipersensibles tenían más probabilidades de sobrevivir. Muchos de los problemas modernos no pueden resolverse huyendo o luchando, la mayoría de los problemas sociales y financieros requieren calma y un pensamiento racional, en lugar de pánico y movilización física.

Sin embargo, por desgracia, en esas situaciones las respuestas del SNS sólo sirven para hacernos la vida más difícil y mermar nuestras posibilidades de supervivencia. Además, los factores diarios y constantes de hoy día conducen a una activación continua de la respuesta al estrés. No obstante, en esas situaciones, lo que se precisa no es reunir energía y capacidad para realizar una acción física, por lo que nos sentimos temerosos e hiperactivos. Cuando las respuestas de lucha o huida no son necesarias ni posibles, y la respuesta de activación se ha vuelto demasiado sensible, las prácticas de yoga y de respiración pueden proporcionarnos un recurso vital para mitigar la respuesta al estrés y reacondicionar la reacción adecuada a la amenaza percibida o al propio estrés.

El sistema nervioso parasimpático: El descanso y la digestión

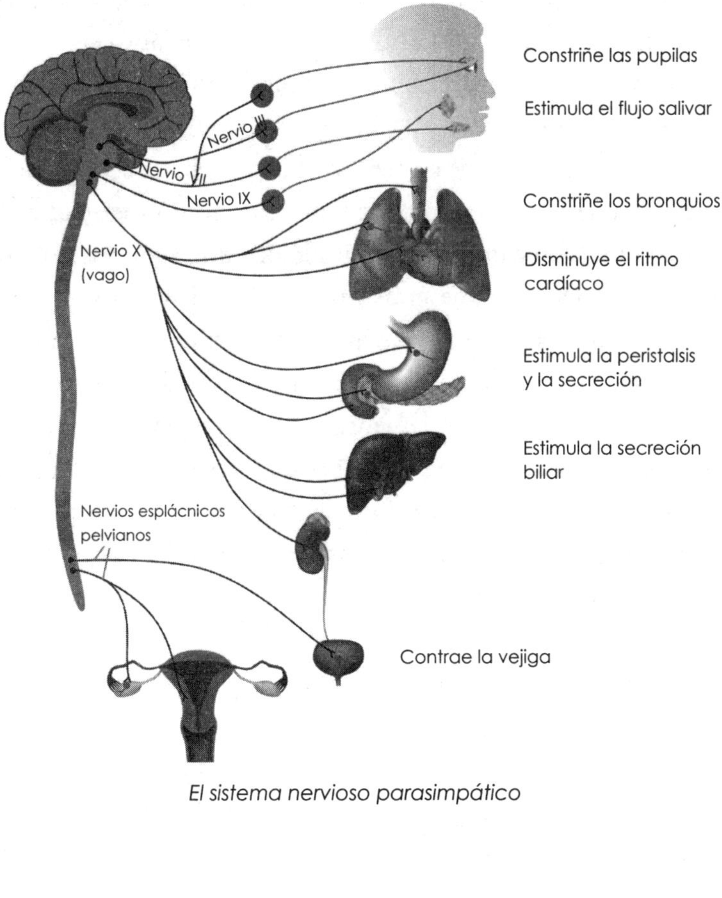

El sistema nervioso parasimpático

El sistema nervioso parasimpático (SNP) actúa como contrapeso del SNS: domina cuando descansamos y dormimos o cuando nuestros procesos digestivos están activos. Durante esos períodos, el SNP:

- Reduce la frecuencia cardíaca.
- Aporta flujo sanguíneo a todo el cuerpo y es menos selectivo que la respuesta simpática.
- Dilata los vasos sanguíneos, lo que hace que aumente la circulación sanguínea en el tracto digestivo para ayudar a la digestión.
- Estimula la digestión y acelera el peristaltismo.
- Estimula el sistema inmune y la creación de células inmunes.

El SNP, en contraste con el SNS, es de naturaleza anabólica, restaura los recursos del cuerpo. El SNP es la condición básica en un ser humano sano, mientras que el SNS aumenta y amortigua su actividad cuando es necesario.

Si bien cuando estamos en reposo el SNP debería ser el modo dominante de nuestro organismo, actualmente, como sociedad estamos experimentando un cambio neurofisiológico que apunta a una mayor excitación del SNS, ya que gran parte de la población vive con más prisas, consume más cafeína y otros estimulantes, y es más susceptible a la agitación que cualquier generación anterior debido a estar recibiendo información continuamente. Si estamos en modo simpático con demasiada frecuencia, es probable que nos sintamos muy fatigados, pero, paradójicamente, ese tipo de agotamiento hace que sea más complicado caer en modo parasimpático, lo que dificulta conciliar el sueño que tanto necesitamos.

La respuesta de la relajación: Una clave para la curación

A fin de reacondicionar nuestra capacidad para dormir, necesitamos volver a desarrollar la habilidad de relajarnos total y profundamente. Herbert Benson, cardiólogo de la Facultad de Medicina de la Universidad de Harvard y pionero en el campo de la medicina mente-cuerpo, descubrió que el cuerpo puede entrar en un estado parasimpático profundo en el que usa menos oxígeno y glucosa (lo que significa que consume menos energía) que en cualquier otro momento, incluido el sueño. A ese estado lo llamó «respuesta de relajación». Sus investigaciones demuestran que se necesita un mínimo de tres minutos para llegar a ese estado, si bien lo normal es que sea más. A aquellos que luchan contra la fatiga y el insomnio les resulta esencial aprender a entrar en ese estado basado en la relajación y permitir así que el cuerpo se recalibre y comience a conservar y reconstruir los recursos que se agotan cuando el sueño es deficiente o escaso.

Yo explico ese proceso a mis clientes como «volver la energía a la red» cuando estamos cansados. El tiempo que uno pasa entrando en la respuesta de relajación sirve para reprogramar el cuerpo y el cerebro en los estados necesarios para llegar al sueño y permanecer dormido.

Gestionar el estrés y la relajación: La respiración y el nervio vago

Teniendo en mente la información sobre el SNS y el SNP, reconsideremos un hecho clave: podemos influir en nuestras respuestas de estrés y de relajación. La forma en que respiras cambia tu mente y la percepción de ti mismo. La información sobre el papel desempeñado por el nervio vago está extraída de un artículo de Heather Mason (2017).

Los psiquiatras integrativos Patricia Gerbarg y Richard Brown (Brown y Gerbarg, 2012; Gerbarg y Brown, 2005) llevan observando desde 2005 cómo la práctica regular del pranayama cambia las vías neurofisiológicas específicas y estimula ciertos cambios en la forma en que pensamos y sentimos. Ambos profesionales, junto al psiquiatra y neurólogo Chris Streeter, explican cómo las prácticas de respiración alteran nuestro sentido del yo a través de cambios en el cerebro (la llamada neuroplasticidad). Su informe se basa en la investigación del doctor Stephen Porges sobre el nervio vago (el nervio parasimpático principal) y los hallazgos del doctor Budd Craig sobre la corteza de la ínsula, una estructura cerebral profunda asociada al sentido de la imagen corporal, el sentimiento y el yo. Sus investigaciones indican que el nervio vago, el cual atraviesa gran parte del tracto respiratorio, capta el ritmo cardíaco, la intensidad y la estabilidad de nuestra respiración (o la falta de ella) y envía toda esta información al bulbo raquídeo, que pasa el mensaje a través de las neuronas a las estructuras límbicas, siendo éstas las que codifican nuestras respuestas instintivas y emocionales. Por último, el nervio vago pasa esta información de respiración al lóbulo frontal del cerebro, que regula el pensamiento racional y la capacidad para reevaluar las experiencias. De esta manera, el nervio vago capta la información de la respiración e informa al cerebro sobre nuestro estado, ya esté relajado o estresado. Así pues, cuando respiramos más profunda y lentamente, estamos enviando un mensaje del cuerpo al cerebro de que estamos seguros y podemos relajarnos y liberar tensiones.

Según la hipótesis de Streeter y Gerbarg, la respiración lenta y controlada estimula a que el tálamo libere un importante neurotransmisor ansiolítico llamado GABA, el cual fomenta una mayor sensación de calma y tranquilidad (Streeter, Gerbarg y Saper, 2012). La liberación del neurotransmisor GABA suprime del sistema límbico la respuesta al miedo y aumenta la actividad en las estructuras cerebrales frontales y en la ínsula, lo que nos permite pensar con mayor claridad. De modo que, cuando respiramos lenta y profundamente, aumentamos la liberación de este neurotransmisor contra la ansiedad que nos ayuda a sentirnos más tranquilos y a superar el miedo.

Cambiar la respiración: Modificar las respuestas del cuerpo y del cerebro

Inhalar o exhalar: Estimulación versus relajación

Las cosas más simples pueden marcar una gran diferencia en cómo nos sentimos y cómo los cuerpos y las mentes responden al mundo interior y exterior. En la exhalación el ritmo cardíaco es ligeramente menos rápido que en la inhalación. Cuando exhalamos, por medio de los mensajes que envía el nervio vago, la frecuencia cardíaca se inhibe ligeramente. Así pues, podemos reducir el ritmo cardíaco de manera efectiva si exhalamos durante más tiempo que el que inhalamos. En el tratamiento de yoga terapéutico para el insomnio, ayudando a nuestros alumnos y clientes a respirar con esta conciencia, ponemos a su disposición una forma sencilla de calmar el sistema nervioso y apaciguar las respuestas de estrés durante todo el día, así como en el período previo al sueño. Alargar la exhalación es, por tanto, una característica clave de las secuencias de ejercicios de yoga para el sueño. Cuando buscamos energizarnos, buscamos estimular suavemente el sistema nervioso simpático. Alargar la inhalación en comparación con la exhalación es una manera de conseguir este efecto.

Respiración rápida versus respiración lenta: «Fibras elásticas» de los pulmones que estimulan o relajan

Los pulmones están equipados con unos sensores que detectan cambios en la profundidad y el ritmo de la respiración. La respiración lenta activa las fibras elásticas pulmonares de adaptación lenta (SAR), las cuales envían un mensaje tranquilizador del cuerpo al cerebro. Una respiración lenta y rítmica indica que el cuerpo está relajado y el cerebro responde a ello con la neuroquímica de la relajación. Por otra parte, cuando respiramos rápidamente, las fibras elásticas pulmonares de adaptación rápida (RAR) se activan, y el cerebro recibe ese mensaje e inicia una activación mayor. Aprender a reducir la respiración y a hacerla más profunda es la clave para experimentar un estado más relajado.

La respiración y los nadis: Estimulación y relajación

Los antiguos yoguis supieron durante mucho tiempo algo que la ciencia moderna ha confirmado por medio de la investigación (Shannahoff-Khalsa, 2006): el SNS se estimula con la inhalación y la exhalación a través de la fosa nasal derecha, y el SNP, con la inhalación y la exhalación a través de la fosa nasal izquierda. Los yoguis asociaban unos canales energéticos al canal izquierdo (*ida nadi*) y otros al canal derecho (*pingala nadi*) y los relacionaban con las características de la luna (relajación) y del sol (activación), respectivamente. Sabido esto, aquellos que tienen la suficiente facilidad para respirar y también cierto control sobre su respiración pueden utilizarla en consecuencia y ajustar su nivel de activación o relajación.

Respirar sencillamente: Justificación de las prácticas

En este tratamiento abogo por unos ejercicios de respiración, o pranayama, muy sencillos, pues quiero que todos puedan acceder a sus beneficios, ya sean unos yoguis experimentados o personas que nunca han practicado yoga. Quiero que la mayoría de las personas puedan hacer los ejercicios sin esfuerzo y en cualquier lugar. He optado por eliminar los ejercicios en los que se cuentan las inhalaciones y las exhalaciones por la sencilla razón de que a la mayoría de las personas les resulta difícil hacerlo si nunca han trabajado con la respiración o han practicado yoga.

Métodos intermedios y Kundalini: Contener y recontar la respiración

Hay algunos ejercicios de los que nunca habría sacado provecho como practicante novata de yoga: los que requieren contar las inhalaciones, contener la respiración y contar las exhalaciones. Sigo sopesando el pranayama intermedio, ya que para muchos principiantes puede ser bastante difícil. Me parecía muy estresante lo de contar y, además, como en ese momento era asmática y sobreviviente de un trauma, retener la respiración de cualquier modo me inducía al pánico. Los ejercicios que implican retener y contar en la respiración pueden ser muy valiosos para las personas que pueden hacerlo de manera inmediata o bien están dispuestas a soportar un poco de incomodidad al aprenderlos. Entre este tipo de respiraciones se encuentran la *Shabad Kriya*, una técnica de mantra, y la respiración Kundalini, así como la respiración 4:7:8 (contar hasta 4 en la inhalación, hasta 7 en la retención, y hasta 8 en la exhalación).

Uno de los mayores defensores de esas técnicas es el yogui Kundalini y muy respetado investigador del sueño con sede en Harvard, el doctor Sat Bir Khalsa (con quien compartí un capítulo en un libro de yogaterapia para el insomnio (Mason & Birch, 2018), como he mencionado anteriormente). Como muestran las investigaciones realizadas por el doctor Khalsa, hay personas a la que estas técnicas les funcionan muy bien. Yo no las suelo incluir en mi trabajo con alumnos y clientes principiantes porque: *a)* este tratamiento no se basa en la metodología del yoga Kundalini, ya que mi experiencia personal en él es mínima, sino en una perspectiva de Hatha yoga; y *b)* mi experiencia clínica y pedagógica me han demostrado que para muchas personas que sufren cierto grado de angustia aguda y no duermen bien pueden significar una gran barrera a la hora de comenzar las prácticas. Sin embargo, pueden ser unos ejercicios muy valiosos a medida que se va desarrollando la respiración y también la atención.

El siguiente texto reúne una comprensión del enfoque de los *doshas* adaptados a los ritmos circadianos diarios, con unas prácticas que desarrollan la conexión con la tierra (*apana*) y la energía (*prana*), necesarias para restablecer el equilibrio del sistema nervioso. Las técnicas yóguicas, como el pranayama y los puntos *marma*, si se realizan en los momentos más adecuados del día, ayudan a recobrar el sueño y a despertar los mecanismos de vigilia necesarios para conseguir un descanso más gratificante y disponer de energía sostenible durante todo el día.

Las prácticas: Recuperación diaria de energía

Cada una de las prácticas que a continuación siguen tiene el poder de cambiar de inmediato los estados físicos y psicológicos de una persona y de crear un beneficio duradero en cuanto al reacondicionamiento del sistema nervioso se refiere y a su capacidad de responder de manera apropiada a la activación y la relajación según sea necesario. En primer lugar, se examina lo que pueden necesitar a lo largo del día las personas con dificultades para dormir, y después se describen qué prácticas son las más beneficiosas en diferentes momentos.

Restauración matutina y despertar

Es comprensible que dormir poco o de manera insatisfactoria nos deje cansados por la mañana. Si esa situación se alarga, la sensación avanzará hasta llegar a un agotamiento desesperado. Puede parecer contradictorio, pero uno de los mejores métodos para lidiar con el agotamiento matutino es no quedarse en la cama tratando de dormir un poco más, sino levantarse, hacer unos movimientos suaves y realizar unas posturas restaurativas específicamente pensadas para que parte de la energía vuelva a «estar en red».

Una o más de las posturas restaurativas de este libro son extraordinariamente valiosas para enfrentarse al día con energía. Desde una sola postura sostenida hasta un total de 15 minutos, hasta otras tres o cuatro posturas que constituyen una práctica de hasta una hora, las prácticas restaurativas proporcionan una mayor calma y una energía mejor y más sostenible. A esto yo lo llamo «hacer limpieza después de un mal sueño nocturno», se trata de una herramienta básica para recuperarse del insomnio de una manera sostenible e integral. Realizar estas posturas a primera hora del día no interfiere en absoluto en el impulso homeostático (equilibrio del cuerpo) para dormir, sino que evita que la persona permanezca en un estado de excitación, pero agotada, y le permite obtener la energía del descanso y no de la cafeína o de las hormonas del estrés.

Después de descansar un poco, recomiendo catalizar la respuesta del despertar con unos potentes ejercicios de respiración pensados para conseguir más oxígeno y activar las señales de activación que envía el cuerpo al cerebro. Esto, junto a la práctica de «administrar el reposo» a lo largo del día, asegura que el cuerpo y la mente no vayan cayendo continuamente en un modo exhausto del SNS.

Respiraciones de desconexión durante el día: Hacer que la energía vuelva a la red

Como ya hemos visto, es de vital importancia disminuir la respuesta al estrés para reacondicionar el sistema nervioso de manera que incentive un mejor equilibrio y un descanso más profundo. Los relajantes ejercicios de respiración nos permiten depositar en el sistema nervioso efectos de equilibrio a lo largo del día. Descansar durante el día de un modo específico nos da la oportunidad de restablecer la respuesta de relajación, entrando así en el modo parasimpático dominante. Esto tiene el efecto inmediato de hacer que la energía vuelva a la red y, a largo plazo, reentrenar el cuerpo y el cerebro en el extraordinario arte de la relajación.

Yo no soy una gran fan de recurrir a la metáfora de las máquinas cuando hablo del cuerpo y del sueño, pero alguien una vez usó un ejemplo que pensé que era muy bueno: una fábrica puede estar produciendo mercancías las 24 horas del día, pero si la maquinaria se calienta demasiado y no se permite que se enfríe, las máquinas comenzarán a descomponerse. El tiempo de descanso es la forma que tenemos de enfriar nuestros procesos físicos y mentales durante el día. La mayoría de las personas, aunque su maquinaria está sobrecalentada, continuará superando el bajón de media tarde o la sensación de agotamiento consumiendo cafeína o simplemente forzando la maquinaria. Eso es como pedirle a una máquina sobrecalentada que trabaje aún más. No es de extrañar que, en muchas ocasiones, quienes obvian la necesidad de descansar enfermen y experimenten tensiones físicas o psicológicas.

Ejercicios para desconectar a la hora de dormir

La mayoría de los ejercicios de este tratamiento están ideados para desconectar el sistema nervioso. Es mejor utilizarlos cuando se necesita reducir la frecuencia cardíaca, amortiguar las respuestas de estrés y condicionar la respuesta a permanecer en el dormitorio por la noche. Aquellos que han tenido dificultades para dormir pueden encontrar muy valioso respirar fácil y libremente en el dormitorio, desconectando esta habitación de los sentimientos de ansiedad y experimentando sensaciones más agradables en tiempo real.

Al igual que con todas las prácticas, se obtienen beneficios inmediatos y a más largo plazo. Para aquellos que sufren ansiedad, hiperexcitación, tensión emocional o dificultades para respirar, las prácticas funcionan a corto plazo y, como con todas las prácticas de yoga, crean una mayor resistencia a largo plazo. Las prácticas de respiración simples y efectivas en este programa alteran radicalmente la experiencia de conciliar el sueño por la noche, volver a conciliarlo si se producen despertares a medianoche o descansar cuando sea necesario para restaurar la energía.

EJERCICIOS DE RESPIRACIÓN RELAJANTES E INDUCTORES DEL SUEÑO

1. Respiración *ujjayii*

Se alude a la respiración *ujjayii* como la clásica «respiración yóguica». Ésta aporta una sensación de equilibrio y hace que las posturas sean más efectivas. Si probaras las mismas posturas y estiramientos con y sin la respiración *ujjayii*, probablemente percibirías que las posturas te causarían un menor impacto de no utilizar esta sencilla, reguladora y potente respiración. Cuando en mis cursos enseño la Secuencia del sueño simple, pido a los alumnos que me transmitan cómo se sienten al final de la práctica. Si algunos de ellos no se sienten más relajados, me aseguro de que hagan la respiración *ujjayii* a la par que los movimientos, y entonces las posturas comienzan a funcionar perfectamente. Esta respiración combina con los movimientos de una manera casi mágica.

La respiración *ujjayii* produce un sonido como el de las olas del mar en la distancia, y está causada por una suave constricción en la parte posterior de la garganta: un rumor de la glotis. Esta respiración lleva a que la mente se centre en su sonido y, cuando se realiza mediante una inhalación regular, produce un efecto de equilibrio. Las exhalaciones largas o el recuento prolongado de las mismas suelen calmar el sistema nervioso de manera más efectiva.

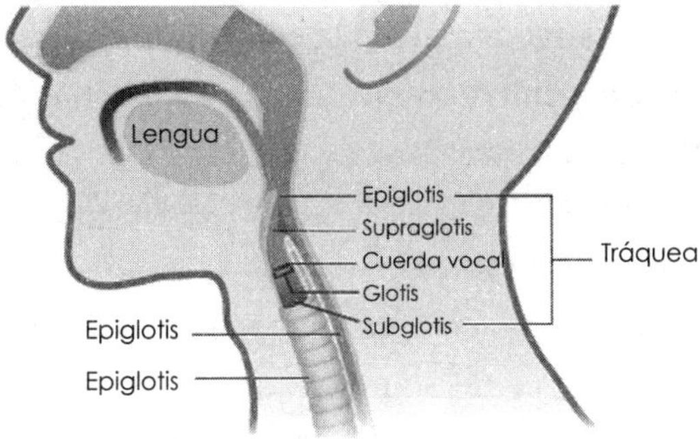

La laringe

Existen muchas y variadas instrucciones sobre esta respiración y con efectos diversos. Los elementos comunes son:

- Inhalación y exhalación únicamente por la nariz (boca cerrada).
- Constricción consciente de la parte posterior de la garganta que regula el flujo de la respiración.
- Sonido que recuerda el rumor que hacen las olas del mar.

Paso a paso

- Acerca la palma de la mano a unos centímetros de tu cara.
- Inhala y luego exhala por la boca como si empañaras un espejo y siente el aliento en la palma de la mano.
- Esto muestra el fluir de la respiración mientras suena en la glotis, en la parte posterior de la garganta, la cual es una parte importante en la técnica de la respiración.
- Deja la mano sobre el regazo.
- Ahora, crea el mismo tono en la parte posterior de la garganta, pero exhalando por la nariz con la boca cerrada. La respiración *ujjayii* se realiza con la boca cerrada.
- A los principiantes les será útil comenzar inhalando normalmente por la nariz sin producir un sonido en la parte posterior de la garganta, y exhalar también por la nariz con una suave constricción o «silbido» en la parte posterior de la garganta.

- Después, si te resulta cómodo, añade la constricción y el suave rumor al inhalar y exhalar mientras cuentas las respiraciones uniformemente y mantienes la boca cerrada.

Respiración ujjayii: ¿Suave o fuerte?

Cuando se lleva a cabo la respiración *ujjayii* con *bandhas* (contracciones o retenciones internas), como se practica tradicionalmente en el yoga Ashtanga, la respiración básicamente se fuerza hacia arriba y se centraliza en la parte superior del pecho. Esto tiene un efecto estimulante y de calor, lo cual concuerda con el énfasis que hace el Ashtanga en el *tapasya*, o «calor espiritualmente transformador», como referencia fundamental en la práctica de los asanas.

Respirar de esta manera permite administrar a largo plazo más estados de actividad. Sin embargo, a corto plazo, las personas con trastornos de ansiedad, traumas o un sistema nervioso altamente agitado, estados que a menudo se relacionan con el insomnio, pueden sentir un «sobrecalentamiento» o una sobreactivación en un sistema nervioso ya acelerado.

Otra forma de realizar la respiración *ujjayii* «más útil para el tratamiento del insomnio con el paso del tiempo« consiste en mantener las características de la respiración nasal, el rumor de la glotis y el sonido suave mientras «llenas» la parte inferior de los pulmones. Esto implica centrar la atención en el interior «y sentir aun así que estás «llenando»», en la zona de la espalda que va de debajo de los hombros al inicio del sacro. En esa zona están los riñones. Respirar de esta manera, manteniendo la constricción *ujjayii* de la garganta, sutil y ligera a la vez, suele tener el efecto contrario a la respiración *ujjayii* fuerte. La respiración resulta más suave y completa.

Si bien no es posible decir que esta respiración «limpia» o equilibra técnicamente las glándulas suprarrenales, es cierto que dichas glándulas se sientan sobre los riñones, y llevar la circulación a un área puede equilibrarla energética y físicamente. En la práctica he observado que a la gran mayoría de mis alumnos y clientes respirar con la parte inferior de los pulmones les proporciona un gran efecto desestresante y reductor de la adrenalina.

Sigue estas instrucciones para ajustar la respiración *ujjayii* para dormir, centrando la respiración hacia el interior y la parte baja.

Paso a paso

- Busca una manera de contar las respiraciones con un ritmo y un tiempo que te sea fácil y no te estrese. Si para respirar tienes que jadear o sientes opresión, es que el ejercicio es demasiado intenso y lo mejor es que retrocedas.
- Para ajustar la respiración *ujjayii* para dormir, concéntrate en respirar en la parte más baja de la espalda.
- Al inhalar, ve llenando suavemente tu abdomen (como si llenaras un vaso de agua) de abajo arriba.
- Esto evita que la persona se centre en el tercio frontal superior de los pulmones, que suele ser más estimulante.
- Llevar la respiración hacia abajo y hacia atrás suele ser más calmante.
- Repite varias veces, ajustando y calmando la respiración mientras mantienes la cara, la garganta y la mandíbula relajadas. Cuando termines, respira varias veces suave y uniformemente por ambas fosas nasales y, después, retoma la respiración natural.

2. Respiración en tres fases: *Dirga* pranayama modificado

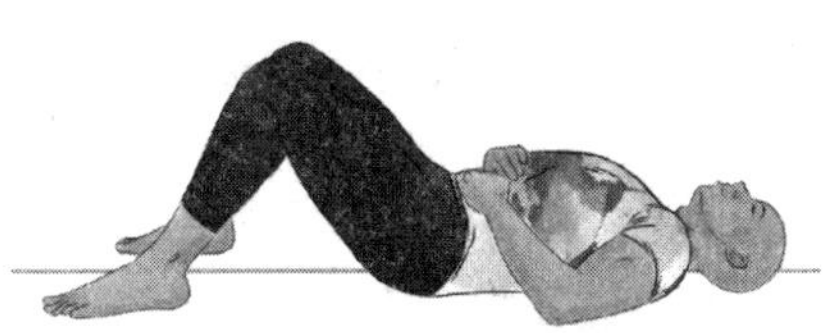

Respiración abdominal baja

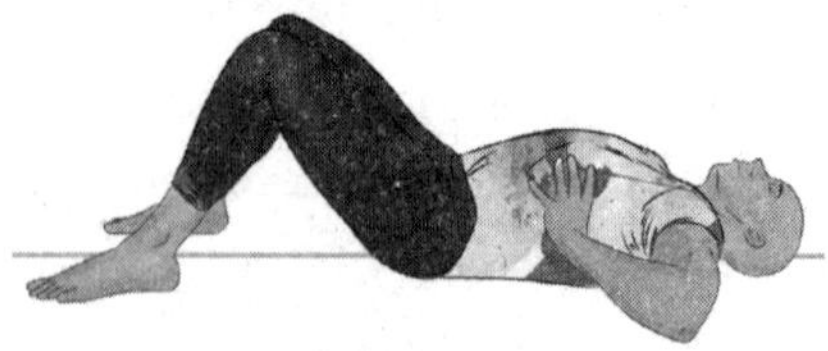

Respiración torácica media

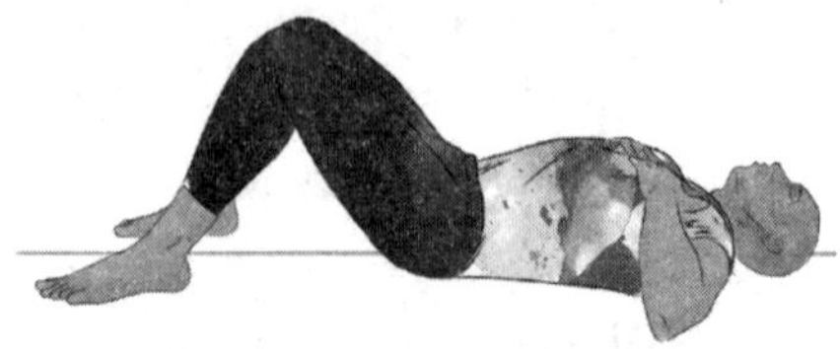

Respiración torácica superior

Este ejercicio ayuda a llevar la respiración hacia los pulmones, la caja torácica y el tronco de una manera regular, plena y tranquila. A fin de relajarte y prepararte para dormir, tumbado en el suelo o en la cama con las plantas de los pies bien apoyados, practica flexionando las piernas y dejando que las rodillas señalen hacia el techo. Mantén el arco natural de la parte baja de la espalda.

Nota sobre la postura: No presiones la parte inferior de la espalda contra el suelo al estilo de Pilates, pues eso contraería los abdominales, inhibiría el movimiento del diafragma y bloquearía el flujo respiratorio.

Nota sobre variantes: Este ejercicio respiratorio puedes realizarlo sentado siempre que sea necesario.

Paso a paso

PARTE 1: ZONA ABDOMINAL INFERIOR (SACRO, INTESTINOS Y ÓRGANOS REPRODUCTORES)

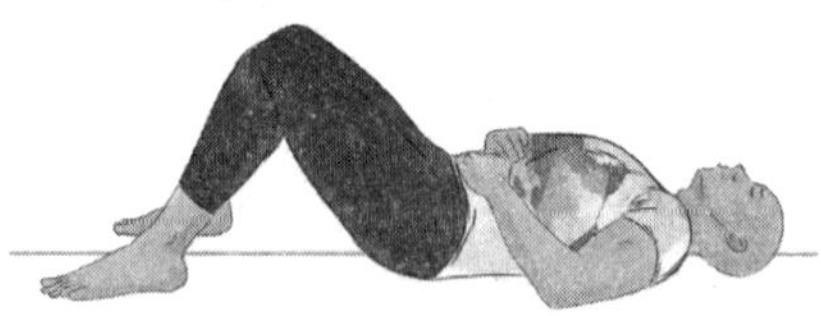

Respiración abdominal baja

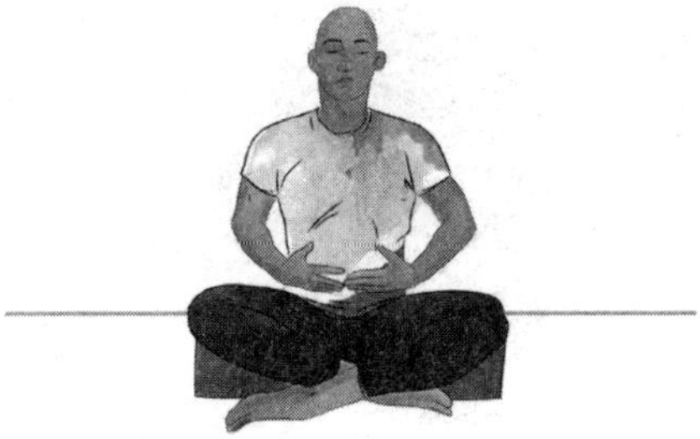

Respiración abdominal baja sentado

- Coloca las manos en la parte inferior delantera del abdomen, debajo del ombligo, entre los huesos de la cadera.
- Cuando inhales, hincha la parte inferior del abdomen, deja que los músculos del vientre se estiren y suéltalos formando la llamada «panza de Buda».
- A medida que vayas exhalando, ve soltando los músculos del abdomen para que éstos se relajen y aplanen, tus manos descenderán.
- Cuando exhales, percibe el peso de los huesos pélvicos y de la parte baja de la espalda (sacro) sobre el suelo.
- Esto mejora la circulación en la zona digestiva inferior y relaja los nervios que rodean la zona lumbar y que afectan la digestión.

Parte 2: Caja torácica media (plexo solar, diafragma y estómago)

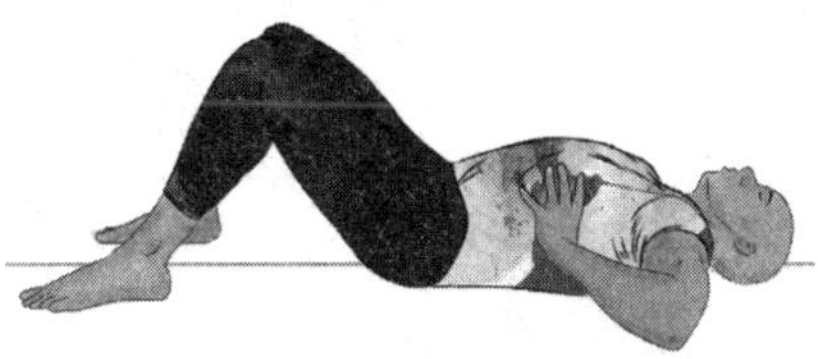

Respiración torácica media

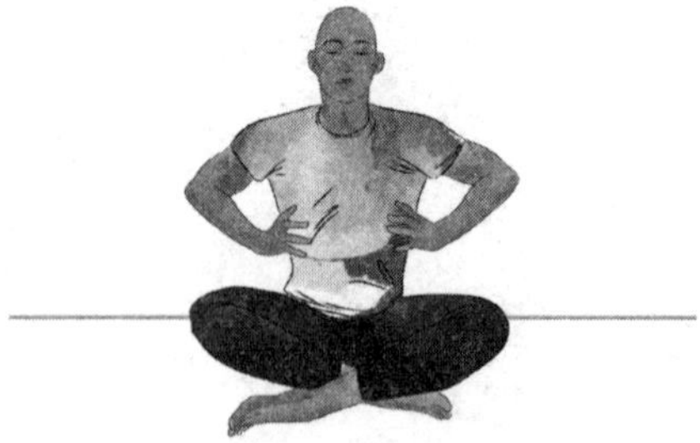

Respiración torácica media, alternativa sentado

- Rodea con las manos la parte anterior de la caja torácica colocando los pulgares hacia atrás.
- Coloca los dedos índice sobre la caja torácica y bajo el esternón (en las mujeres allí donde queda el borde del sujetador). Mantén los hombros relajados y los codos sobre el suelo.
- A medida que inhalas, infla la parte frontal y posterior de la caja torácica media, y expándela a un tiempo hacia los lados. Respira en todo el espacio que rodea las costillas, en la circunferencia completa de la caja torácica.
- Al exhalar, la caja torácica se estrecha de forma natural y los músculos se relajan.
- Este ejercicio estira y tonifica el diafragma y mueve los músculos intercostales, lo que ayuda a relajarse y a mejorar la respiración.

Parte 3: Parte superior del tronco (pulmones, hombros y cuello)

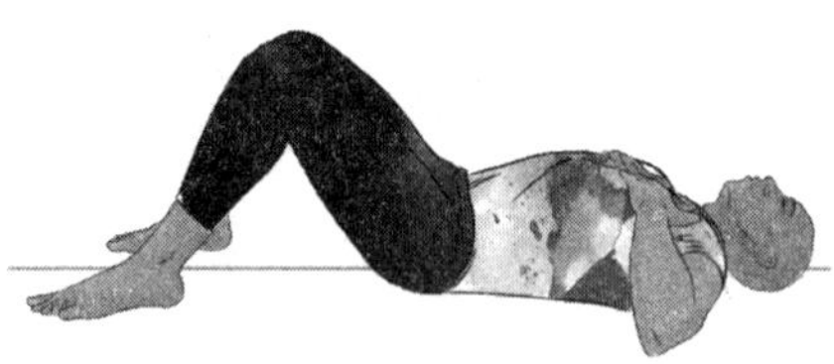

Respiración en parte superior del pecho

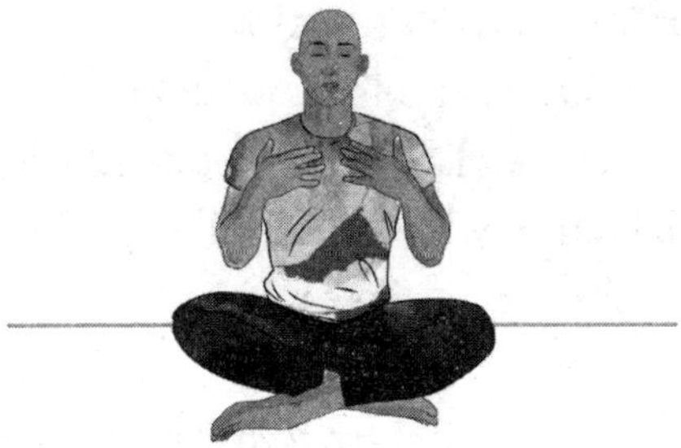

Respiración en parte superior del pecho, alternativa pose sentada

- A menudo, al respirar tensamos o levantamos los hombros, lo que contribuye a retener el estrés en el cuerpo. Es importante desvincular la respiración de la tensión en los hombros y aprender a mantener el cuello, la cara y los hombros relajados durante la respiración.
- Coloca las manos sobre el pecho, justo por debajo de las clavículas, con los pulgares señalando hacia los hombros.
- Al inhalar, respira intentado dirigir la respiración hacia la parte posterior de los hombros, manteniéndolos relajados.
- Al exhalar, suelta los hombros y la parte superior del tronco sobre el suelo de modo que sientas más pesados los omóplatos y la parte posterior del cráneo y puedas soltar los músculos que los rodean.

Los tres ejercicios juntos: Respiración en ola

- Inhala y expande en primer lugar la parte baja del abdomen, después lleva la respiración hasta las costillas medias y finalmente a la parte superior del pecho, sin esfuerzo, como si fuera una ola.
- Exhala para liberar la respiración de la parte superior del pecho a las costillas centrales y hacia abajo, hacia el abdomen.
- Puedes utilizar las manos para dirigir la atención hacia donde diriges la respiración.
- Practica para poder hacer este ejercicio suavemente y siendo consciente de cada parte del cuerpo por separado, de abajo arriba y de arriba abajo.

3. Respiración por fosas nasales alternas

En esta práctica se utiliza la fisiología descrita anteriormente en este capítulo: la fosa nasal izquierda se corresponde con el sistema nervioso parasimpático (canal lunar) y la fosa nasal derecha, con el sistema nervioso simpático (canal solar).

La práctica básica consiste en inhalar y exhalar durante el mismo período de tiempo, se llama *sama-vrtti* (palabra sánscrita que significa «mismo movimiento»), y fomenta el equilibrio entre las dos ramas del sistema nervioso. Una vez que la persona controla este ejercicio, puede manipular la duración de la inhalación y la exhalación para lograr los efectos deseados. Así, por ejemplo, alargar la exhalación favorece la relajación, mientras que alargar la inhalación estimula.

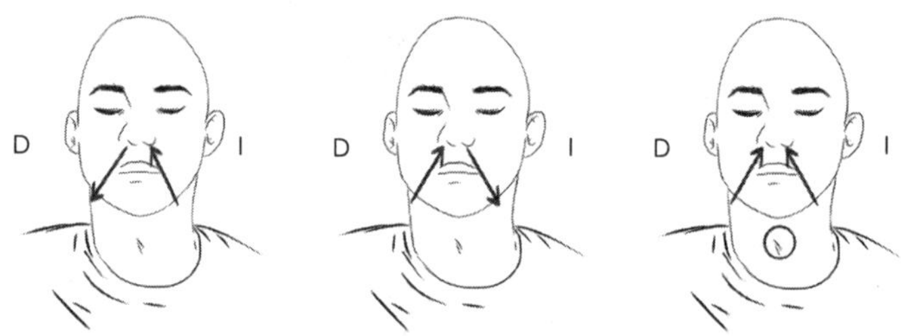

Nadi sodhana: Inhala por la izquierda, exhala por la derecha.

Tras la respiración nasal, equilibra el proceso respirando por ambas fosas nasales.

Después invierte el proceso

Paso a paso

- En primer lugar, pon la mano derecha en posición «chin mudra» y:
  - Mira la palma de la mano y flexiona hacia dentro los dedos índice y medio.
  - Dobla el extremo del dedo pulgar y toca con él el extremo del anular, dejando el meñique justo al lado del anular.
- Lleva la mano a la nariz y separa las puntas de los dedos pulgar y anular, después coloca el pulgar sobre el lado derecho del puente de la nariz y el anular sobre el lado izquierdo.

- Lleva hacia abajo las puntas de los dedos pulgar y anular, entre el espacio que separa ambas fosas nasales.
- Inhala por la fosa nasal izquierda mientras presionas suavemente la fosa derecha con el pulgar.
- Inhala al máximo sin forzar y luego descansa un momento.
- Después, cambia la presión del dedo hacia el lado opuesto para poder exhalar por la fosa nasal derecha.
- Al final de la exhalación, nuevamente sin forzar la respiración ni presionar, haz una pausa suavemente y comienza a inhalar por la fosa nasal derecha.
- Cuando termines, vuelve a hacer una pausa y exhala por la fosa nasal izquierda.
- Así completas una ronda de respiraciones alternando ambas fosas nasales.
- Comienza una nueva ronda inhalando por la fosa nasal izquierda y exhalando por la derecha. Invierte luego el sentido.

3a. Surya Bhadra y Chandra Bhedana

Las prácticas de *Surya Bhedana* y *Chandra Bhedana* se basan en la inhalación y la exhalación por una sola fosa nasal, lo cual estimula el canal lunar-parasimpático (relajante) o el canal solar-simpático (activador), respectivamente. Es mejor hacer este ejercicio cuando no se tienen problemas respiratorios, ya que no puede realizarse cuando se tiene asma aguda u obstrucción nasal.

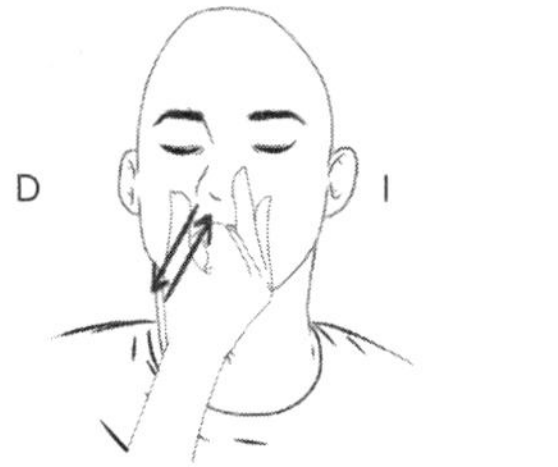

Surya Bhedana: Inhala y exhala por la fosa nasal derecha. Energizante.

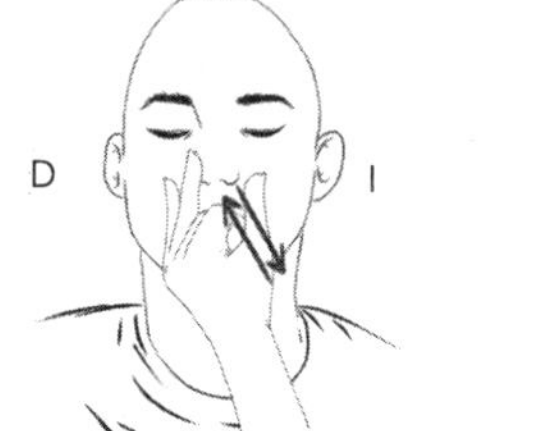

Chandra Bhedana: Inhala y exhala por la fosa nasal izquierda. Calmante.

Surya Bhedana y Chandra Bhedana

4. Respiración Kundalini/Mantra para dormir (*Shabad Kriya*)

Esta práctica tradicional del yoga Kundalini combina la respiración con un mantra. El ciclo completo de la respiración se realiza con un recuento total de 22 cadencias; primero se hace una inhalación contando hasta cuatro mientras se recita mentalmente el mantra (*Sa Ta Na Ma*), después se mantiene la respiración contando 16, repitiendo mentalmente el mismo mantra (*Sa Ta Na Ma*) cuatro veces, y a eso le sigue una exhalación en dos partes iguales recitando en silencio el mantra (*Wahe Guru*). Este ejercicio está indicado como una rutina antes de acostarse, pero se puede hacer durante todo el día. El investigador de yoga Sat Bir Khalsa, de la Harvard Medical School, sometió este ejercicio a diversos ensayos clínicos, y posteriormente detalló la práctica de *Shabad Kriya* en su libro *Your Brain on Yoga* (Khalsa with Gould, 2012). En esos ensayos, los participantes practicaron esta técnica a diario durante ocho semanas, justo antes de acostarse. En general, Khalsa observó unas mejoras medias significativas tanto en la duración como en la calidad del sueño.

En mis prácticas de yogaterapia trabajo con muchas personas cuyo insomnio está relacionado con traumas e hiperactivación, y en un primer tiempo les cuesta retener la respiración. Requiere un poco de tiempo realizar la práctica al completo, y como mi propia enseñanza y experiencia no se basan principalmente en el yoga Kundalini, no suelo ensañarla. Pero aquellas personas con experiencia en la enseñanza del yoga Kundalini que tienen clientes con la capacidad y el deseo de trabajar con esta respiración saben que esta práctica ofrece grandes beneficios. Se sabe que, si se practica regularmente, el sueño será profundo y relajado. Al cabo de unos meses, mientras duermes, el ritmo de la respiración se regula inconscientemente al ritmo del mantra.

Paso a paso

Postura y ojos

- Siéntate en una postura cómoda con la columna recta y la cabeza erguida. Coloca las manos en el regazo, con las palmas hacia arriba, y la mano derecha sobre la izquierda de modo que las puntas de los pulgares se toquen y apunten hacia delante. Con los ojos entrecerrados, lleva la vista a la punta de tu nariz.

Respiración y mantra

- La respiración y la repetición silenciosa del mantra se regula con 22 cadencias.
- Inhala por la nariz en cuatro partes iguales (o aspiraciones) para hacer una inhalación completa, y repite mentalmente las sílabas del mantra «*Sa Ta Na Ma*» con una inhalación para cada sílaba.
- Aguanta la respiración, repitiendo mentalmente cuatro veces «*Sa Ta Na Ma*» hasta un total de 16 cadencias.
- Exhala todo el aire por la nariz durante dos cadencias mientras repites mentalmente el mantra «*Wahe Guru*».
- Ajusta el ritmo para que sea lo más lento posible según sea tu capacidad respiratoria, pero manteniéndolo uniforme durante el recuento de 22 cadencias.

Tradicionalmente, esta práctica está pensada para que dure entre unos 11 y 62 minutos, pero sus efectos ya pueden verse antes. Si la retención de la respiración provoca pánico o alguna dificultad, lo mejor es retomar una práctica sin retenciones al principio.

CUPRESIÓN PARA INDUCIR LA RELAJACIÓN (*MARMA*)

Desde la perspectiva ayurvédica, los *marmas* son puntos vitales del cuerpo que pueden trabajarse para fomentar el equilibrio y la salud dinámica (Frawley, Ranade y Lele, 2003). Esos puntos corresponden a unas terminales nerviosas clave que envían mensajes desde la periferia del cuerpo a la médula espinal a través del cerebro. Se recomienda que la autoacupresión se realice en la postura fácil (*sukhasana*, que se muestra en la imagen que sigue) o bien sentado en una silla, con la espalda recta y los pies firmemente apoyados en el suelo. Estas posiciones permiten un flujo óptimo del *prana* o energía.

Aquí, mostramos los dos puntos de la mano y tres puntos de la cabeza que aprendí de mi colega, el médico ayurvédico Jono Zondous.

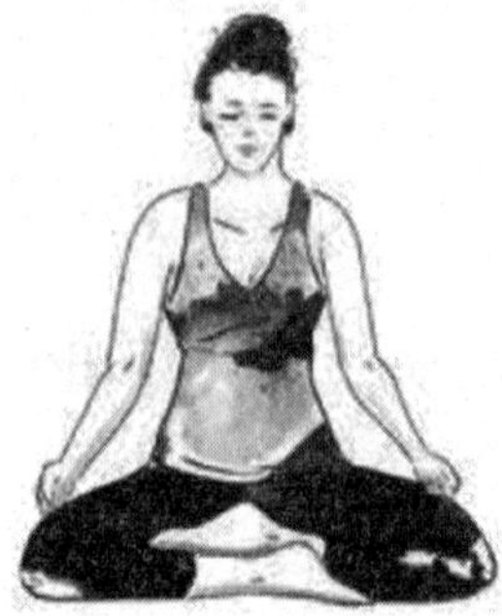

1. Dos *marmas* para calmar y enraizar la energía del corazón: Puntos de la mano

Estos puntos *marma* de la mano son fáciles de realizar en la cama y lo suficientemente imperceptibles como para constituir una técnica contra la ansiedad y la tensión para usar en público, ya sea en la oficina o en el asiento de un transporte público. El efecto de estos puntos *marma* es una sensación de «descenso» o «enraizamiento». En mis clases y sesiones, he observado que cuando se realizan correctamente alrededor de un 90 % de las personas que los usan experimentan un efecto profundamente relajante y calmante. Este proceso puede repetirse a la hora de ir a dormir o cuando uno se despierta a medianoche e intenta seguir durmiendo. Recuerda ejercer presión sobre el punto *marma* durante la inhalación y liberar la presión en la exhalación sin crear estrés o tensión en el cuello o en los hombros.

Se dice que la presión sobre estos dos puntos de la mano produce un efecto de liberación profundo y relajante en los órganos internos, particularmente en el útero en las mujeres, por lo tanto, son puntos que no se recomiendan durante el embarazo.

Paso a paso

CURVATURA DE LA MANO (*KSHIPRA MARMA*)

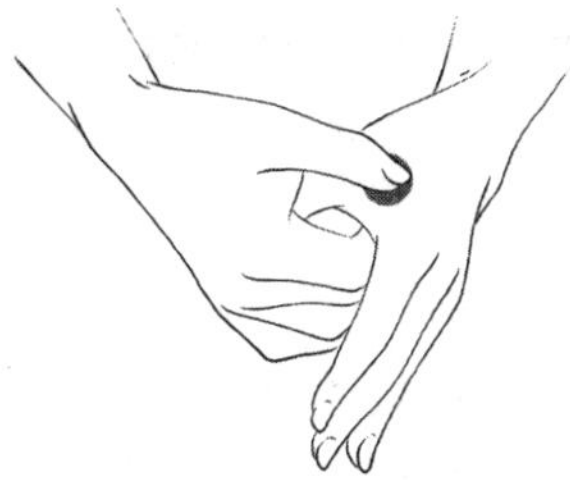

El *marma Kshipra* o curvatura de la mano se encuentra entre el dedo pulgar y el dedo índice.

- Al inhalar, presiona el punto con el dedo pulgar de la otra mano y libera la presión al exhalar.
- Si lo deseas, puedes masajear este punto mientras inhalas, antes de liberar la presión con la exhalación.
- En general, este punto es bastante sensible y, si sientes respuesta, es que estás en el lugar correcto.
- Este punto asienta rápidamente la energía en el cuerpo, alivia la tensión mental y lleva el *prana* a la mitad superior del cuerpo.

CENTRO DE LA PALMA DE LA MANO (*MARMA TALA HRDAYA*)

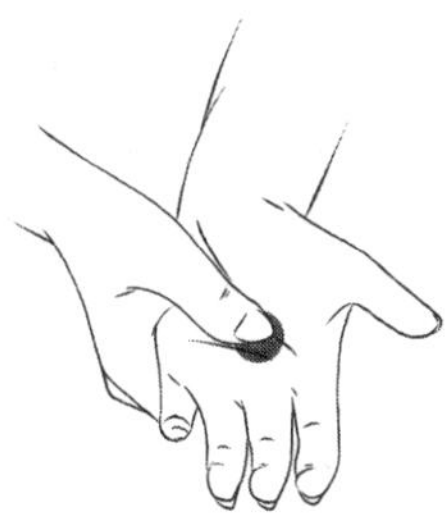

Esta ubicación, en el centro de la palma de la mano, se conoce como el corazón de la mano. Según el Ayurveda, la mente se asienta en el corazón y a eso lo llama *hrdayam*, y un ritmo cardíaco y una energía desequilibrados contribuyen con frecuencia a perturbar el sueño.

- Palpa el centro de la palma de tu mano hasta que encuentres el punto sensible.
- Una vez más, con el otro pulgar, aplica presión durante la inhalación y libera la misma cuando exhales.
- Repítelo seis veces.

2. Tres puntos *marma* para «escapar de la cabeza»

Se dice que el *prana* está regulado por la *sthapani* (conciencia) del *marma adhipati* ubicado en el Tercer ojo (*chakra ajna*) y en el chakra de la corona. Estos dos puntos *marma* crean una sensación de relajación centrada y, también, contribuyen a aliviar la tensión en la cara y a eliminar la fatiga visual.

Paso a paso

PUNTO DE LA ATENCIÓN

- Con el dedo índice de la mano derecha, presiona el *marma* de la atención o foco situado sobre el labio superior, donde los dientes se unen con las encías.
- Presiona el punto durante la inhalación y libera la presión con la exhalación. Repite esto seis veces.

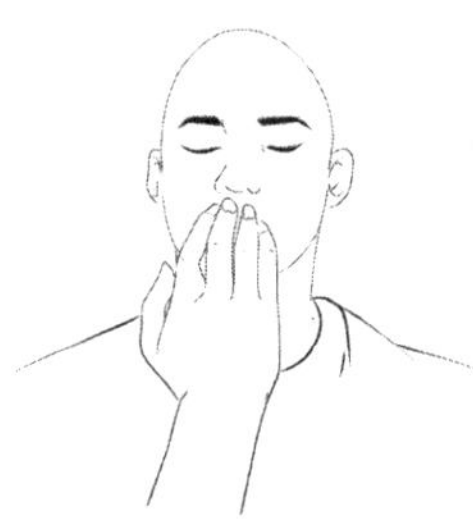

Marma de la atención

PUNTO DEL TERCER OJO

- A continuación lleva el dedo índice hacia el **Tercer ojo**, un poco más arriba y céntralo entre las cejas.

- Siente el pequeño hueco.
- Presiona el punto durante la inhalación, y libera la presión con la exhalación. Repítelo seis veces.

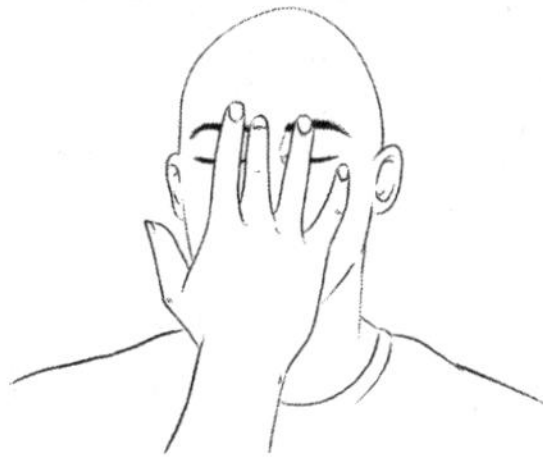

Marma del Tercer ojo

PUNTO DEL CHAKRA DE LA CORONA

- Coge la palma de la mano derecha y coloca el dedo meñique en posición horizontal sobre el Tercer ojo, y cuenta 12 dedos de ancho hacia la parte superior de la cabeza.
- Localiza así el punto que corresponde al **chakra de la corona**.
- Suelta aquí la mano y con tres dedos ve trazando de manera continua un círculo en sentido contrario a las agujas del reloj.

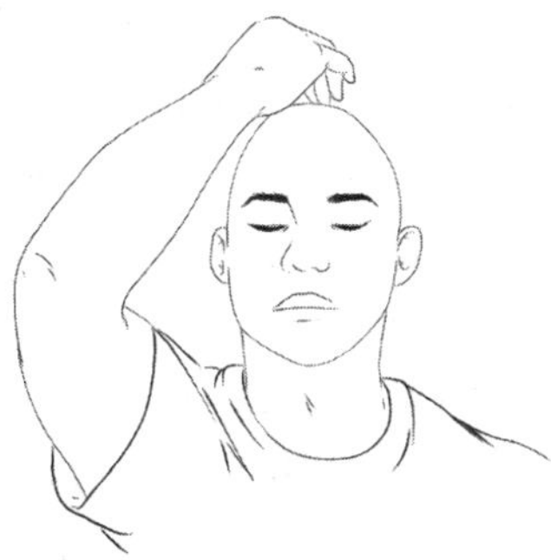

Marma de la corona

EJERCICIOS DE RESPIRACIÓN PARA LA ACTIVACIÓN Y EL DESPERTAR

Estos ejercicios se presentan en orden, de los más suaves a los más enérgicos. Los dos primeros, la respiración *ujjayii* con inhalación prolongada y la *Surya Bhedana* pueden hacerse sentado o incluso acostado boca arriba, y son variantes de los ejercicios descritos anteriormente con mayor detalle. El tercero de ellos «la respiración de la dicha« es una práctica vigorosa que se realiza de pie y requiere un poco más de espacio. Para algunos de nuestros clientes y alumnos, éste es el ejercicio dinámico favorito para despertarse por la mañana.

1. La respiración *ujjayii* suave con inhalación prolongada

A las instrucciones indicadas anteriormente para realizar la respiración *ujjayii* se puede añadir un suave aspecto estimulante y de despertar alargando ligeramente la inhalación superando la duración de la exhalación. Se aconseja no poner esto en práctica durante mucho tiempo, pues puede causar aturdimiento.

2. *Surya Bhedana*: Respiración nasal derecha

Paso a paso

- Sigue las instrucciones de ejecución del *Chandra Bhedana* como se han descrito en el apartado sobre la respiración nasal alternativa.
- Para un efecto estimulante, practica la inhalación y la exhalación a través de la fosa nasal derecha, mientras bloqueas suavemente la fosa nasal izquierda.
- Esto puede hacerse sentado o acostado.
- Comienza inhalando y exhalando durante el mismo período de tiempo, o practica con una inhalación ligeramente alargada de manera uniforme durante toda la práctica a fin de obtener un efecto estimulante suave.

3. Respiración energizante fuerte: La respiración de la dicha

Esta respiración es vigorizante, energizante y estimulante. El movimiento de los brazos acompañado de la inhalación estira los músculos intercostales de la caja torácica, activando en los pulmones los receptores de estiramiento de acción rápida. Según Amy Weintraub (2004), una experta líder en yoga para combatir la depresión, esta respiración tiene propiedades antidepresivas y estimuladoras del ánimo.

La primera inhalación (brazos hacia delante) estimula la respiración diafragmática. La segunda inhalación (brazos a los costados) estimula la respiración torácica, mientras que la tercera inhalación (brazos hacia arriba) estimula la respiración clavicular. Mientras hay quien habla de la exhalación como «desintoxicante», yo prefiero explicar que la exhalación libera dióxido de carbono, mientras que la flexión delantera estira los músculos largos que recorren la columna vertebral.

Recomiendo realizar la secuencia de ejercicios con las rodillas ligeramente flexionadas y rebotar en cada parte de la respiración para añadir más vitalidad al conjunto. Modifico la flexión anterior con exhalación colocando los antebrazos o los codos sobre la zona que queda sobre las rodillas para así reforzar la exhalación, frenando ligeramente la flexión en vez de dejar que los brazos pasen entre las piernas. Esto ayuda a que la flexión anterior sea más segura para las personas con lesiones en la espalda, aporta enraizamiento y minimiza un posible mareo.

Brazos en alto (inhala), brazos hacia fuera (inhala), brazos en alto (inhala)

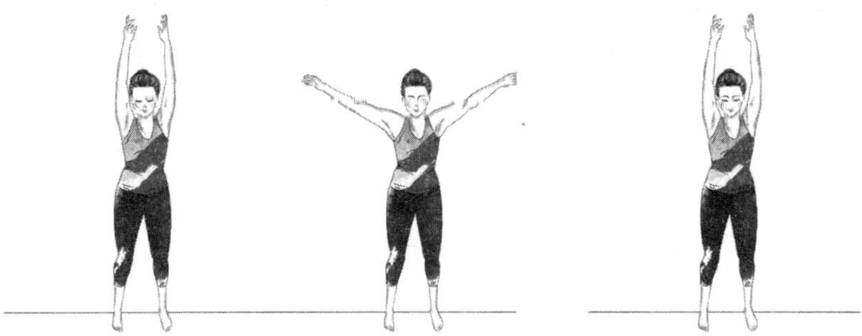

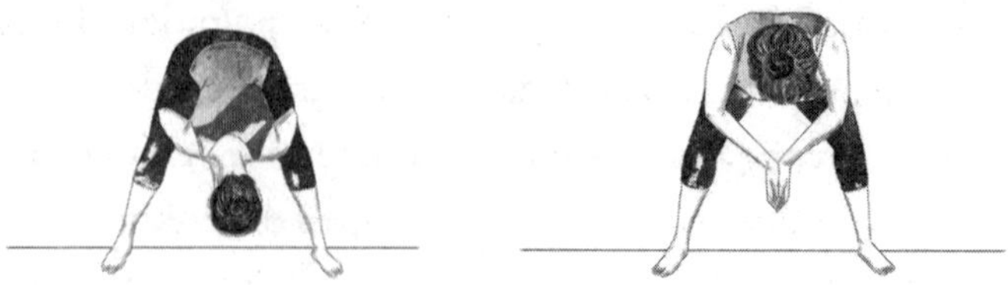

Flexión anterior (exhala), versión 1, o flexión anterior (exhala) versión 2

Paso a paso

- De pie, con los pies separados a la distancia de las caderas, mantén las rodillas algo flexionadas, y puedes realizar ligeros rebotes con los movimientos que se indican a continuación.
- Toma tres «sorbos» de aire al inhalar por la nariz. Cada «sorbo» va acompañado de un movimiento de brazos. Te flexionarás hacia delante al exhalar. Usa aquí la respiración *ujjayii* más energizante.
- «Sorbo 1». Inhala por la nariz y lleva los brazos con suavidad frente a ti, paralelos al suelo.
- «Sorbo 2». Inhala nuevamente por la nariz mientras abres los brazos y los colocas en forma de T, abriendo el pecho.
- «Sorbo 3». Inhala y levanta los brazos y las manos por encima de la cabeza.
- Exhala. Exhala por la nariz bruscamente mientras bajas los brazos y los dejas descansar sobre los muslos al tiempo que te inclinas hacia delante suavemente. Antes de la exhalación, puedes optar por añadir un sonido «Ah» al ejercicio. Esto significa que exhalarás por la boca.

Los movimientos de los brazos son: frontales, laterales, arriba y abajo. El movimiento de la respiración es: hacia dentro, hacia dentro, hacia dentro y hacia fuera.

Contraindicaciones: La llamada respiración de la dicha no está recomendada para quienes sufren de presión arterial alta no tratada, lesiones en la cabeza, migrañas o glaucoma. Quienes tienen ciertas limitaciones físicas, o que fácilmente se sienten sobreestimulados con la activación del sistema nervioso simpático, pueden realizar movimientos más pequeños con los brazos. Y quienes tienen la presión arterial baja deben mantener un ritmo más lento y realizar más despacio la flexión delantera con exhalación.

Capítulo 3

Recuperación mental

La mente en la materia

Cuando las personas acuden a mí con problemas para dormir, éstos son los dos comentarios que suelen hacer:

> «No puedo desconectar de mis pensamientos».
> «Me meto en la cama y la mente empieza a ir a mil por hora».

Antes de empezar el tratamiento para recuperar el sueño, muchos de mis insomnes pasan las noches observando cómo el reloj marca las horas e intentando desesperadamente despejar la mente. Si al menos pudieran desconecta», pero los pensamientos inquietos, azarosos, repetitivos, invasivos, estresantes o simplemente abundantes le van invadiendo como si tratase de un río tumultuoso. ¿Por qué, me preguntan, desfilan ante mí todos esos pensamientos antes de dormir o en mitad de la noche? ¿Qué puedo hacer al respecto?

Es fundamental que, en vez de tratar de pasar del *on* al *off*, controlemos y trabajemos la mente. Una de las principales lecciones que se extraen de este tratamiento para recobrar el sueño es que no podemos considerarnos meras máquinas. En este capítulo se analiza cómo controlar y dejar de lado la actividad mental que puede llegar a invalidar el sueño, y cómo reparar los patrones mentales para dormir bien y de manera continuada.

Al hacerlo abordaremos uno de los factores del insomnio: el factor miedo. El miedo a no dormir bien puede convertir la dificultad de dormir o el sueño interrumpido en un insomnio en toda regla. Nuestras angustias pueden comenzar, o bien bloquearse, como una respuesta de miedo o de estrés que llega a involucrar a los procesos neuroquímicos y al estado físico. Es evidente que la mente afecta al cuerpo, dicho de otro modo: la mente afecta a la materia. Muchos de los métodos más comunes para combatir el insomnio se basan en el «enfoque de la mente sobre la materia». Pero esa relación contempla más interconexiones; la mente no es el único aspecto de nosotros mismos que influye en el cuerpo y en el sueño. De hecho, hemos visto cómo la posición y la tensión corporal afectan también a la mente y a las emociones.

La firme recuperación del sueño es el resultado de trabajar en la relación existente entre la mente, el cuerpo y todos los demás aspectos de la persona.

Del mismo modo que el cuerpo necesita digerir adecuadamente los alimentos, la mente también necesita asimilar y procesar todo lo que va ingiriendo durante el día. Este capítulo ofrece un método para cumplir precisamente con eso, con lo que yo llamo la «digestión mental». Igualmente veremos cómo la meditación puede ayudarnos a entrar en un estado mental y físico apropiado para iniciar y mantener un sueño profundo. En lugar de pensar en el *on/off*, deberíamos pensar en aminorar la marcha del cerebro para pasar de la vigilia al sueño a través de un estado llamado «respuesta de la relajación». Exploraremos dos métodos muy simples que, una vez aprendidos y practicados de modo regular, crean en la conciencia nuevos y potentes patrones.

Mientras que la meta tradicional del yoga y la meditación se centran en el despertar espiritual, estas prácticas te ayudarán a dormir dejando de lado las preocupaciones diarias que todos afrontamos cuando deslizamos el dedo y activamos el teléfono móvil, pasamos por los altibajos del materialismo y por los dramas cotidianos. Cuando descansamos entramos en contacto con una parte mucho más profunda y elemental de nosotros mismos; de hecho, la palabra sánscrita *svapna*, que significa dormir, se puede traducir como «cerca del yo». Al aprender a trabajar compasivamente con la mente como una parte de nuestro yo integral, adquirimos unas herramientas muy valiosas para conseguir una mejor *svapna*, es decir la proximidad al yo.

Mejorar la «digestión mental»

Las personas que se quejan de problemas de sueño tienen un patrón común. Uno de mis clientes me dijo:

> Todo el día me invaden la información: continuamente recibo correos electrónicos, llamadas, webs de noticias, mensajes, reuniones... Paso el tiempo viendo, escuchando, hablando, formulando y respondiendo cosas a toda velocidad. Mis pensamientos siempre están en *on*. La vida es tan rápida que no tengo tiempo para descansar y, cuando lo hago, me siento colapsado o aturdido. Durante las vacaciones, los primeros días ya me pongo enfermo porque estoy agotadísimo. (Simon)

Si no nos detenemos es como si nos diéramos un gran banquete sin permitirnos digerirlo. La comida se queda sin procesar, almacenada en el estómago y en los intestinos, y el resultado es una molesta indigestión. Cuando detenemos nuestras actividades y nos quedamos quietos, puede que, por primera vez en todo el día, gran parte de los procesos mentales no resueltos o digeridos vuelvan a visitarnos. Ése es el momento en que la mayoría de las personas ve aparecer situaciones, pensamientos o emociones no procesados o resueltos. En este capítulo se muestran conceptos y técnicas que encaran la necesidad de digerir los pensamientos e impresiones del día para poder dejarlo todo a un lado a la hora de dormir.

No debemos recurrir al off, pero sí cambiar nuestro estado anímico

La idea de que deberíamos poder desconectar la mente es errónea. Las personas que se duermen con facilidad y siguen profundamente dormidas dan la sensación de que puedan pasar automáticamente del *on* al *off* como si fueran máquinas. Sin embargo, eso no es posible. Quienes se duermen con facilidad es que son, simplemente, más proclives a pasar del estado de vigilia al de relajación de una forma suave y rápida, y después al sueño profundo. No existe ningún botón mágico para desconectarse, pero sí es posible controlar y aminorar la actividad mental intensificada que impide conciliar el sueño y lo interrumpe a medianoche. Incluso es posible desarrollar la habilidad de llegar al estado de descanso requerido por medio de unos ejercicios que reentrenen esencialmente el cerebro. En este capítulo, aprenderemos a controlar esos estados de actividad mental o de conciencia, trabajando con la mente, en primer lugar, para manejar los pensamientos repetitivos o angustiosos y, en segundo lugar, rehabilitar el proceso de desconexión.

Este capítulo describe: *1)* los principales métodos médicos y psicológicos modernos, *2)* los conceptos basados en el yoga de la mente en su relación con el sueño y *3)* las técnicas mentales para recobrar el sueño basadas en la sabiduría de ambos enfoques plasmados en ejemplos reales. Aquí aprenderás a realizar unas técnicas sencillas y prácticas que podrás traspasar fácilmente a tus alumnos o clientes.

Métodos cognitivos tradicionales acerca de la «mente sobre materia»

Durante mucho tiempo, los métodos médicos tradicionales para dormir se han centrado en:

1. La higiene del sueño para corregir los hábitos que impiden dormir bien.

2. La reprogramación del sueño o la limitación del mismo.
3. La medicación psicoactiva.

En la literatura publicada hasta el momento abundan muy buenas síntesis de los programas de limitación y reprogramación del sueño, y éstas pueden ser muy útiles. De hecho, sin llegar a utilizar los métodos más estrictos y estructurales, personalmente he implementado con éxito las técnicas de restricción del sueño en la mayoría de mis clientes: simplemente limitando el tiempo que pasan en la cama para que duerman las horas apropiadas y manteniéndoles lejos de ella hasta que la somnolencia disminuya.

En este libro, el método holístico de la yogaterapia para la recuperación del sueño combina los dos primeros puntos del método médico tradicional con un tercer elemento muy diferente. Nosotros sustituimos las pastillas por los ejercicios, y usamos unas técnicas yóguicas que crean cambios neuroquímicos y físicos capaces de estimular el sueño inmediato, y a largo plazo. Mientras que, con el tiempo, los somníferos son cada vez menos efectivos, las prácticas basadas en el yoga, a medida que se van usando, son cada vez más efectivas. Esas prácticas crean «*samskara*» o «huella», una idea a la que volveremos más adelante en este capítulo.

Los hábitos y los ejercicios mentales de los que hablamos aquí, así como las prácticas que reacondicionan el cuerpo, la respiración, el sistema nervioso y los patrones de respuestas emocionales para conseguir dormir bien, son sostenibles a largo plazo y no sólo evitan unos posibles efectos secundarios, sino que además proporcionan unos beneficios duraderos.

Terapia cognitivo conductual y TCC-I

En los medios médicos y de salud se han ido aceptando cada vez más los enfoques psicológicos, pues existe un amplio reconocimiento de que el insomnio está relacionado con la actividad mental. La terapia cognitivo conductual (TCC) aplicada a los problemas del sueño se conoce como TCC-I, la I es de insomnio. El principio fundamental de este método para combatir el insomnio es el de «la mente sobre la materia».

Si bien en el capítulo 4 hablaremos de otros enfoques psicológicos, aquí veremos la TCC, ya que ésta aborda los pensamientos y los comportamientos. Esta terapia es muy popular en el tratamiento para el insomnio por tres razones:

1. Es un tratamiento relativamente corto en comparación con la terapia psicológica tradicional.
2. Está enfocada a los problemas y las soluciones.
3. Se presta a una mayor estandarización y se ciñe al tiempo y a las limitaciones de los recursos del sistema de salud pública o de los seguros privados.

Según publica la National Sleep Foundation –una organización sin ánimo de lucro con sede en Estados Unidos–, en su página web, el empleo de la TCC para el insomnio se basa en realizar cambios de comportamiento (como seguir un horario regular para acostarse y despertarse, abandonar la cama unos 20 minutos aproximadamente después de despertarse y eliminar las siestas vespertinas), y a eso se le añade un componente cognitivo o de «pensamiento». La TCC surge efecto a la hora de enfrentarse a las creencias y temores poco saludables en torno al sueño y funciona para aprender a tener un pensamiento racional y positivo.

En el English National Health Service (Servicio Nacional de Salud Inglés), la TCC consta de entre 5 y 20 sesiones semanales o quincenales que duran 30-60 minutos cada una; en ellas, el cliente y el terapeuta trabajan conjuntamente para desglosar los problemas que aparecen en los pensamientos, las sensaciones físicas y las acciones. Juntos buscan identificar los patrones poco realistas o inútiles, determinar cómo interactúan los pensamientos y los hábitos, y descubrir el modo en que afectan al cliente. Ambos desarrollan una estrategia para cambiar los pensamientos y los comportamientos inútiles. El cliente se lleva a casa un plan de acción para llevar a la práctica que tendrá un seguimiento en las posteriores sesiones.

En la TCC se enfatiza en la aplicación de las habilidades aprendidas durante el tratamiento. El objetivo es manejar los problemas y evitar que tengan un impacto negativo en la vida.

La descripción que hace de esta terapia el US National Institute of Healths (Instituto Nacional de Salud de Estados Unidos) incluye el uso de técnicas de relajación y de biorretroalimentación para reducir la ansiedad, con un mejor control de la respiración, de la frecuencia cardíaca, de los músculos y del estado de ánimo. En la biorretroalimentación se utilizan máquinas específicas para medir las funciones corporales que se incluyen en algunos seguros privados de salud, pero que pueden ser una carga importante en los sistemas de salud pública.

La bibliografía sobre el insomnio que he consultado, basada en la TCC y en las técnicas del sueño, suele estar escrita por médicos y profesionales de la psicología muy bien informados. En ella, los tratamientos basados en las técnicas de relajación mediante la respiración o ejercicios físicos constituyen tan sólo un 1 o un 2 % del total, y relegan esas técnicas a una nota al margen, diría, por ejemplo, de 2-3 páginas en un libro de 250. Eso podría deberse a la incomprensible inquietud con la que esos profesionales abordan la tarea de instruir a sus clientes o pacientes en el ejercicio físico. De ser así, tiene lógica: los médicos suelen ser muy hábiles a la hora de escuchar las quejas de sus pacientes, diagnosticar luego y explicar la enfermedad y sus prescripciones. Sin embargo, inducir al movimiento implica un conjunto diferente de habilidades: algo más común en quien ha experimentado el movimiento antes y lo practica y explica después. Para sustituir las pastillas por ejercicios de una manera efectiva sugiero emplear un método personificado y experiencial: probar los ejercicios, practicarlos y después ofrecerlos al cliente.

Desde la perspectiva de la yogaterapia es fácil ver que reequilibrar una mente hiperactiva es mucho más sencillo si el cuerpo está relajado, se siente seguro y se tiene una buena conciencia de la respiración. Cuando nos sentimos físicamente mejor, también tenemos más facilidad para cambiar de hábitos. Las estructuras mentales y corporales son mucho más rígidas si estamos sometidos a estrés, y más maleables cuando alcanzamos un estado más relajado.

Reentrena tu cerebro: Teoría mente-meditación-sueño

Considerando que ya sabemos que existen diferentes patrones de ondas cerebrales que acompañan a los distintos estados del sueño, algo que ya hemos estudiado, retomaremos la revisión de esos patrones. A continuación, analizaremos un conjunto de teorías desarrolladas en colaboración con Heather Mason, del Minded Institute. Cuando en nuestros talleres empezábamos a cotejar clientes, cursos y experiencias a fin de materializar toda esa información en el Curso de Formación Profesional continua (FPC) de yogaterapia para el insomnio, observamos los diferentes patrones de ondas cerebrales involucrados en el sueño y los comparamos con los que los meditadores experimentaban y con los que se ejercitaban en sus prácticas según las investigaciones existentes. Partiendo del documentado impacto de la meditación en los patrones de las ondas cerebrales, sabemos que proporciona otro beneficio importante para las personas que sufren de insomnio: facilita el cambio necesario en dichos patrones para conciliar el sueño y dormir de una manera continuada.

«Onda cerebral» es el nombre que se da a un tipo particular de actividad cerebral mesurable por medio de un dispositivo llamado electroencefalograma (EEG). Este dispositivo, colocado sobre el cuero cabelludo de la persona, capta la actividad eléctrica en el cerebro mientras las neuronas se envían señales entre sí.

Cuando observamos una sección del cerebro, o bien la totalidad del mismo, esa actividad eléctrica aparece en forma de onda. La actividad eléctrica más rápida se correlaciona con un tipo particular de onda, se ve reflejada en unas funciones cerebrales específicas y en una experiencia subjetiva. Del mismo modo, las ondas lentas se correlacionan con otros tipos de actividades y experiencias.

A continuación, presentamos algunos ejemplos de patrones de ondas cerebrales que corresponden a experiencias diarias.

Las ondas beta están asociadas a la actividad cerebral de la vigilia. Ser capaz de abordar la lista de tareas pendientes, responder a los correos electrónicos de una manera eficiente, pero luego poder dejar de lado todo eso durante el tiempo de descanso, muestra una actividad de onda beta equilibrada. El hecho de permanecer tumbado en la oscuridad pensando en el día anterior y sentir ansiedad o miedo frente a los eventos pasados o futuros se relaciona con una actividad de onda beta demasiado intensa.

Las ondas alfa se asocian a un estado de vigilia relajado, o a la transición de la vigilia al sueño. Permanecer en silencio, observando simplemente la respiración o contemplando una vista agradable, escuchar música sin distracciones, o ver cómo hierve la tetera sintiéndose con los pies en el suelo puede corresponder a un estado de onda alfa equilibrado.

Las ondas theta se asocian al estado del sueño. Cuando están presentes en el estado de vigilia podemos experimentar la sensación de soñar despiertos, sentir poca motivación y un deseo de contemplar la nada. Durante la meditación, entrar en un estado de iluminación, visualizar o realizar un viaje chamánico puede crear un contexto apropiado que implica la producción de altas ondas theta estando despierto.

Las ondas delta aparecen en el estado de sueño más profundo, en el que acontecen los sueños. Si por la mañana nos sentimos lentos y confusos, es probable que se deba a que haya sonado una alarma en medio de un sueño, puede que durante el día experimentemos un estado de actividad de ondas deltas.

Las ondas gamma están asociadas a experiencias como ver una puesta de sol y sentirse emocionado por su belleza, ver niños jugando y sentir su alegría, apreciar el cariño de un amigo o sentirse feliz sin motivo alguno.

Según la disposición de cada persona y de sus hábitos corporales y mentales, se puede tender a ser demasiado activo o poco activo en los diferentes estados de las ondas cerebrales.

No apretar el botón off y sí disminuir la actividad

Las personas muy estresadas tienen una alta concentración de ondas beta y pueden tener dificultades para caer en las ondas alfa, el estado precursor para que se produzcan en cascada los estados de sueño de las ondas delta y theta. La práctica de la meditación puede ayudar a las personas con insomnio a comenzar a entrenar el cerebro para hacer más fácil la transición al sueño, no desconectándose sino «cayendo» en él. La práctica regular de la meditación nos ayuda a reducir la actividad del sistema nervioso simpático y nos permite entrar más fácilmente en el estado de respuesta de relajación.

La ondas delta, la dopamina y el sueño

Existe otro posible mecanismo gracias al cual la meditación puede ayudarnos a mantener el sueño: la conexión entre la dopamina y los patrones de ondas delta. También se ha demostrado que quienes experimentan insomnio, ansiedad y depresión tienen menos cantidad del neurotransmisor llamado dopamina, el cual hace que nos sintamos bien. La dopamina se libera en anticipación a la recompensa, también durante experiencias placenteras y cuando se toman narcóticos, como por ejemplo la cocaína.

Los medicamentos para aumentar el nivel de dopamina, como los que se utilizan para tratar el Parkinson, intensifican el sueño delta. Emprender actividades que incrementan el nivel de la dopamina puede contribuir a dormir mejor con un aumento de la actividad delta. Las actividades que elevan el nivel de la dopamina de una manera sostenible y saludable ayudan a mejorar el sueño, ejemplo de ellas son mantener contactos agradables (el automasaje o los masajes realizados por otros), las recompensas y los elogios.

Algunas investigaciones demuestran que existe una técnica de meditación guiada llamada yoga nidra que aumenta el nivel de la dopamina. Esta práctica puede favorecer la formación de dopamina y, por lo tanto, hacer que el sueño delta sea más accesible y profundo con el tiempo. Los clientes pueden sacar provecho de integrar esta práctica en la yogaterapia, una práctica agradable y relajante para quienes se sienten seguros tumbados y también escuchando en un entorno grupal una grabación o a un profesor. Sin embargo, yo personalmente no incluyo el yoga nidra en este método de yogaterapia porque para obtener sus beneficios se requiere un estímulo externo (una grabación o un profesor).

Perspectivas del yoga sobre la mente

El concepto occidental de la división entre el cuerpo y la mente es relativamente reciente. Las técnicas «mente sobre materia» que surgen de otra forma de pensar ofrecen valiosos medios para reducir la ansiedad y el agobio que llevan a la agitación del cuerpo y a los trastornos del sueño. El modelo dualista del «pienso, luego existo» es limitado y potencialmente inútil. Si contemplamos la mente incrustada en otras «capas» de nosotros mismos, podemos utilizar su conexión con todo nuestro ser. De este modo, se amplía el conjunto de herramientas disponibles y las maneras de ayudar al proceso de recuperación se vuelven más flexibles, profundas y sostenibles.

En términos generales, la tradición yoguística contempla la forma en que nos percibimos, a nosotros mismos y al mundo, desde la conciencia. Cabe decir que las tradiciones del yoga no estaban explícitamente relacionadas con la curación terapéutica de los problemas de salud, sino que creaban unas técnicas para alejar la mente y las sensaciones de las preocupaciones diarias, ya fuera para calmar la mente por completo o para alcanzar estados transcendentes, quizás más alineados con la divinidad o la unidad. En realidad, una gran parte de la meditación que realizaban los seguidores de las tradiciones espirituales no iba dirigida al sueño, sino al despertar. A veces, ese despertar podía tener un carácter intenso y activo, ser una extensión hacia reinos imaginarios y espirituales con una naturaleza irreal, y a veces tenía tan sólo un tono profundamente tranquilo y relajante.

En los estadios espirituales las prácticas de meditación tienen muchos propósitos, pero nuestro objetivo aquí no es analizarlos todos, sino ofrecer unos enfoques terapéuticos que ayuden a reparar los mecanismos mentales rotos, unos mecanismos necesarios para entrar en el estado de sueño.

Como señala el filósofo yóguico Georg Feuerstein (2011, p. 83), «Tan pronto como intentamos calmar nuestra mente, tendemos a pensar en todo lo que existe bajo el sol». Y continúa:

> ...todo el material psíquico reprimido y no asimilado del día (y de mucho tiempo atrás) surge y fuerza a nuestra conciencia a buscar compensación exteriorizándolo a través de los sentidos... En gran medida podemos reducir la tendencia de la mente a exteriorizar la atención desarrollando una disposición equilibrada y tranquila en todo momento, y no sólo durante unos minutos al día.

El principio yóguico del desapego sólo es posible cuando no creemos en todas las historias mentales, sino que desarrollamos una relación con la mente pensante que va más allá de cualquier pensamiento aislado.

Constitución mental y sueño según los principios ayurvédicos

Según la filosofía ayurvédica (Lad, 2007), la mente se desequilibra como consecuencia de una dieta y de un estilo de vida inapropiados, por la falta de claridad en las relaciones, por las emociones reprimidas y por el estrés (exceso de responsabilidad, aburrimiento, etc.). Según ese enfoque, la mente tiene tres constituciones:

- Sattva: Pacífica y equilibrada. Una persona sattvica tiene un dormir profundo pero alerta.
- Rajas: Ardiente y activa. El sueño de una persona rajásica es ligero y a menudo se ve interrumpido o perturbado por los sueños.
- Tamas: Lenta y constante. Una persona tamásica duerme mucho y profundamente, y gusta de hacer siestas durante el día.

Nuestros antepasados yóguicos supieron deducir con una mera observación un fenómeno que la ciencia moderna ha demostrado después mediante los datos obtenidos con los EEG y la observación de las ondas cerebrales. Las personas pasamos por varios estados que la tradición yóguica relaciona con diferentes aspectos de la mente. Según la comprensión yóguica, la parte de la mente llamada *Manas* está activa en el estado de vigilia, un estado en el que reunimos sensaciones a través de las facultades del pensamiento, de la percepción externa (*Manas*) y de los sentidos. En el estado del sueño, digerimos las impresiones con la inteligencia interior (*Buddhi*), y éstas se reflejan en forma de sueños por medio de los sentidos sutiles. Se dice que los sueños muestran el proceso de la digestión mental. En un estado de sueño profundo, los residuos de nuestras impresiones digeridas, reducidos a forma de semilla, se convierten en parte de nuestra conciencia más profunda (*Chitta*) (Frawley, 2005). Según el punto de vista del yoga, un estado transcendental, el cual impregna todos los demás estados mentales, puede conducir al despertar o la iluminación. A través del yoga podemos ir más allá de una mente estresada y preocupada, y encontrar nuevos estados mentales y también una conciencia más desarrollada.

La mente en los Sutras del yoga

«*Yogas chitta vrtti nirodha*» es una de las primeras estrofas de los llamados Yoga Sutras, y suele traducirse como «el yoga es el reposo de las fluctuaciones mentales». La traducción puede llevar a los modernos practicantes de yoga a la engañosa conclusión de que, por medio de algunas posturas y unos cuantos ejercicios respiratorios, dejar de pensar es tan fácil como apagar un interruptor. Las definiciones clásicas y tradicionales del yoga tienen una naturaleza filosófica y espiritual, y se basan en unas prácticas pensadas para alejar la atención de los sentidos externos y «volverse hacia el interior» con unos propósitos tan diversos como ver y experimentar más allá de un plano material, participar en una transformación alquímica o identificarse con lo universal o lo divino. Entrar en un estado mental que nos permita dormir es, en cierto modo, acceder a una forma de liberar la mente del pensamiento lógico y permitir que tome el control un aspecto más etéreo de ella.

Como hemos visto en capítulos anteriores, tanto los asanas como el pranayama ejercen efectos profundos en la mente. Para realizar las prácticas se requieren habilidades mentales de concentración y de conocimiento. En las ramas del yoga *pratyahara* y *dharana* se mencionan los movimientos más sutiles de la mente. El *pratyahara* se refiere a la abstracción de los sentidos externos para dirigirse a la conciencia interna, y el *dharana* puede traducirse como «recipiente» o un lugar en el que centrar la mente.

HERRAMIENTAS PARA CONTROLAR LA MENTE

Acerca de las prácticas

Las prácticas autoguiadas que se describen en este capítulo actúan con el fin de equilibrar y preparar la mente para dormir. Contribuyen a desarrollar la capacidad de pasar de un estado mental a otro, por ejemplo, de la vigilia al sueño profundo. Una gran herramienta para este fin es la meditación, y la otra, la escritura.

La atención plena y la meditación desarrollan una relación con nuestros sentidos de manera que no nos arrastran con ellos. Tomar conciencia del tiempo presente puede eliminar las respuestas de estrés. En este método utilizamos unos sencillos ejercicios de meditación que, practicados regularmente, aumentan la habilidad de entrar en estados de calma y de relajada conciencia y refuerzan la capacidad de pasar con facilidad de la vigilia al sueño profundo. Hay un ejercicio que se centra en la respiración, el «*dharana*» o recipiente contenedor de la conciencia plena, mientras que otro utiliza un mantra, una sílaba que repetida interiormente actúa de «vehículo».

También podemos utilizar la escritura para empezar a ralentizar la mente y ver lo que contiene. Esto puede ayudarnos a reestructurar y ajustar esas percepciones inútiles que parecen consumirlo todo. Muchos de mis clientes descubren que escribir sus reflexiones y enumerar los pensamientos que les pasan por la cabeza antes de acostarse les ayuda a dormir de una manera más fácil y efectiva.

ESCRITURA

Cathy, que está ahora jubilada y durante muchos años ha sufrido problemas de sueño, nos dice: «Siempre estaba exhausta, durante el día no podía pensar con claridad y, cuando me acostaba por la noche, mi mente parecía un circo de tres pistas con todos los pensamientos posibles e imaginables: cumpleaños familiares, reajustes en la agenda para tener cosas que hacer, pero no demasiadas, reproducción de charlas con mis hijos ». Cathy, antes de practicar los ejercicios diarios de yoga previos a acostarse, empezó a escribir en su diario y descubrió que al hacerlo tenía la mente más tranquila y le resultaba más fácil concentrarse en la respiración mientras llevaba a cabo los ejercicios. Con la mente más calmada, podía estirarse mejor. Si durante su rutina matutina para despertarse, que consistía en unos ejercicios centrados especialmente en posturas antidepresivas y de respiración, tenía pensamientos invasivos o se sentía preocupada, lo anotaba en las tareas y descubría que de este modo no sólo mejoraba su sueño porque los ejercicios de la mañana le aportaban más dinamismo en el momento adecuado del día, sino que también le resultaba más fácil programarse las actividades diarias agradables, ser más creativa con los regalos de cumpleaños de sus (muchos) nietos, sentirse menos preocupada y estar más al tanto de todo.

MEDITACIÓN

Simon afirma que cuando se despierta en medio de la noche le vienen a la cabeza todo tipo de cosas. Puede llegar a obsesionarse con una cuestión del trabajo y, siendo como es director general, sentir que todo el peso de la responsabilidad recae sobre él. Mientras el mundo duerme, él va ideando numerosas estrategias y planes. Si bien cree que es genial tener un poco de paz y tranquilidad para ordenar sus pensamientos, desearía que no fuera a expensas de sus horas de sueño. Gracias a su fuerte personalidad, Simon es muy disciplinado cuando se le ofrece un beneficio creíble y demostrable, una justificación y un plan plausible. Los muchos años de investigaciones sobre la meditación transcendental unidos a las explicaciones que le doy a Simon sobre cómo esta técnica me ha ayudado a recuperar el sueño son suficientes para que me diga que lo intentará. Él no es de ese tipo de persona que dice que hará algo que luego no hará, cuando dice que va a hacer algo, lo hace.

Juntos, revisamos sus horarios y vemos que hay dos períodos de tiempo en los que puede practicar 20 minutos de meditación. El primero de ellos es por la mañana, cuando llega al trabajo. Puede aparcar el coche en el parque que hay junto al despacho y, si hace buen tiempo, meditar en un banco. Los días grises o lluviosos, puede sentarse en el asiento del copiloto, y cerrar las puertas y también los ojos. Ha pactado con su mujer y sus hijos que, cuando después del trabajo llegue a casa, les saludará y se encerrará en su habitación durante 20 minutos, meditará y volverá a reunirse con la familia para pasar la tarde. Durante ese rato, «quemará» muchos de los sucesos del día, por lo general, durante los primeros 10 o 15 minutos de la meditación. Con el tiempo, Simon observa que, al menos durante unos minutos, su organismo parece asentarse, que alcanza un estado de calma y descanso y que con frecuencia un pensamiento creativo o una «memoria burbuja» afloran a la superficie. Descubre que, al comienzo y al final de su jornada laboral, esos «amortiguadores» lo dejan renovado, más centrado y presente. En primer lugar, le permiten enfrentarse a los retos de un trabajo exigente, y después dar por finalizada la jornada laboral de manera que no irrumpa en su espacio familiar, por lo que puede estar más presente en los momentos que pasa con su esposa y sus hijos. Ha notado que a la hora de acostarse está más relajado, y que de ese modo es menos probable darse de bruces con un «desfile de pensamientos». Ahora se despierta a medianoche con mucha menos frecuencia para «resolver problemas», algo que generalmente ya sólo le sucede cuando ha tomado una copa de vino en la cena.

1. Pautas para llevar un diario

A la hora de dormir, muchos de mis clientes y alumnos experimentan lo que llamamos un «desfile de pensamientos». Es posible que al final de un día largo y ajetreado la hora de meternos en la cama sea el único momento en que nos detenemos y tenemos la oportunidad de analizar el día. Los pensamientos, las preocupaciones, los resentimientos, las inquietudes o los desacuerdos pueden surgir de manera natural y provocarnos angustia, ansiedad o simplemente zozobra, pues han estado todo el día esperando nuestra atención.

Les sugiero a mis clientes que escriban un diario, que hagan en él un «volcado cerebral», que revisen su jornada y apunten las cosas que necesitan hacer al día siguiente, sin llegar a crear una lista exhaustiva de tareas pendientes. Les digo: «Si te preocupa alguna cuestión personal, anótala; si tienes una preocupación, anótala; si te inquieta algo del trabajo, anótalo. Escribe los pensamientos, las intuiciones y el sentido de una situación, y sigue escribiendo hasta que estés preparado para dejarlo. Hay personas que necesitan asegurarse de que nadie va a poder ver ese «volcado de ideas», en ese caso sugiero romper las anotaciones o deshacerse de ellas, bien antes de acostarse o por la mañana. Pero a otras personas les resulta muy útil mantener el diario a mano para recurrir a él en cualquier momento y poder averiguar cuáles son las diferencias entre la ansiedad nocturna, a menudo desproporcionada, y la realidad diurna.

2. *Mindfulness*, conciencia externa: La técnica BELL

La técnica BELL, de mi colega la Dra. Barbara Mariposa (2018), autora de *Mindfulness Playbook*, consiste en: Respirar, Desarrollar la conciencia, Escuchar, Mirar. Esta sencilla práctica hará que tu mente salga del «modo episodio» y lleve a tus sentidos al momento presente.

Es una técnica muy, muy sencilla, ni siquiera necesitas cerrar los ojos. Puedes practicarla en cualquier momento, siempre que te encuentres en un entorno seguro. Aun cuando te esté sucediendo algo muy emotivo, puedes practicarla y empezar a cambiar la química del cerebro.

Paso a paso

- Respira de una manera sencilla y fácil.
- Realiza dos o tres respiraciones profundas y luego amplía tu conciencia.
- Toma conciencia de lo que sucede a tu alrededor, también de lo que sucede en tu cuerpo, percibe lo que acontece en la habitación.
- Quizás te apetezca mirar por la ventana y ver qué hay allí.
- Cuando mires, observa tres cosas que puedas ver, tal vez un objeto o un color. Hacer esto te conduce a la corteza frontal anterior del cerebro.

- Después, mira qué tres cosas puedes escuchar mientras oyes. Éstas son cosas que te conectan con el momento presente, te liberan del estrés y te llevan a un estado más tranquilo.
- Puedes continuar el ejercicio observando tres cosas que puedas tocar, oler o incluso saborear.
- Hazlo sencillamente, practícalo a menudo para llevar la atención plena al momento presente.

3. La meditación para entrar en respuesta de relajación

La meditación es algo muy sencillo. ¡Esto no significa que en la práctica sea fácil! Los fundamentos de la meditación implican muy poco. Una de las claves principales del proceso de meditación consiste en guiar suavemente la mente errante hacia un enfoque previamente elegido. Según parece, esa acción de la mente entrena al cerebro a tener pensamientos, y a no dejar que nos causen angustia, sino volver al centro y entrar en un estado relajado, algo muy útil cuando a la hora de dormir la mente entra en una corriente continua de pensamientos. Sat Bir Khalsa, en su minilibro *Your Brain on Yoga* (Khalso with Gould, 2012), resume cómo meditar para entrar en respuesta de relajación con dos simples pasos.

Paso a paso

- Elige una palabra, un mantra, una respiración, etc., y centra la atención en ella de manera relajada.
- Cuando aparezcan por medio otros pensamientos cotidianos (sucederá), déjalos ir y vuelve a llevar la atención al primer paso de una manera relajada y paciente, hazlo sin frustrarte y sin juzgar.

4. Técnica de meditación con la respiración: Conciencia interior

Esta forma de meditación se centra en la «atención plena en la respiración». Se trata de una forma de meditación budista, común en el budismo tibetano, el zen, el budismo Tiantai y Theravada, y también en los programas de *mindfulness* (atención plena) occidentales. El término *Ānāpānasati* significa sentir las sensaciones que causan los movimientos de la respiración en el cuerpo, tal como se practica durante la atención plena. Según la tradición, *Ānāpānasati* fue el Buda Gautama quien enseñó esta técnica, la cual no difiere esencialmente de los dos pasos mencionados anteriormente; aquí el proceso se complementa algo más, se centra en la respiración, y la técnica de meditación que le sigue está enfocada en un mantra.

Beneficios

Esta técnica es particularmente útil como forma de meditación para aquellas personas que tienen dificultades con los pensamientos abrumadores que les perturban durante la primera fase del sueño. Un único y sencillo punto en el cuerpo, esencialmente en el punto del Tercer ojo, ayuda a calmar la mente y amplía la conciencia. Calma el organismo de una manera efectiva y rápida.

Paso a paso

- Siéntate tranquilo y cómodamente, sin moverte, pero sin forzarte a estar tan quieto que eso te cause tensión.
- Dirige la atención a la respiración, mientras inhalas por las fosas nasales, y especialmente en el interior de éstas, en la humedad de las membranas mucosas.
- Comienza percibiendo la temperatura, la textura, la humedad y la calidad del aire que entra y sale de tu nariz.
- Asienta ahí la conciencia y, cuando la mente se vaya a otra parte, condúcela suavemente hacia el interior de la nariz.
- Observa la respiración sin alterar la inhalación o la exhalación, nota el «surgir y pasar» de la respiración, y también el de los pensamientos.
- Quédate así entre 10 y 20 minutos, haz de esto una práctica de forma regular.

5. Técnica de meditación con un mantra

Esta forma de meditación está muy extendida y asentada en Occidente. La técnica consiste en usar una simple sílaba o frase que se va repitiendo mental e interiormente, sin aferrarse a ella ni forzarse a repetirla. El término mantra se compone de las palabras *manas* ('mente', en sánscrito) y *tra*, que podría traducirse como 'traspaso', 'movimiento'. El mantra se contempla como el vehículo que sostiene o transporta la mente. El mantra queda ligeramente retenido y la mente vuelve a él cuando surgen los pensamientos.

Esta técnica, como la anterior de meditación, tiene una gran variedad de beneficios, entre los que se incluyen:

- Mayor calma interior durante todo el día.
- Reducción del cortisol (la «hormona del estrés»).
- Normalización de la presión arterial.
- Reducción del insomnio.
- Menor riesgo de sufrir infartos de miocardio y accidentes cerebrovasculares.
- Disminución de la ansiedad y de la depresión.
- Mejora de las funciones cerebrales y de la memoria.

Buscar, elegir o recibir un mantra

En la mayoría de las escuelas de meditación tradicionales es el maestro quien proporciona un mantra al alumno. Por diversas razones se recomienda encarecidamente que sea un maestro de meditación, conocedor y experimentado, quien ofrezca estas prácticas al alumno. Se dice que hay que centrarse en la comprensión de los efectos vibracionales del mantra, de un modo muy similar al de seguir la prescripción de un medicamento. Teniendo en cuenta el concepto ayurvédico de que cada uno de nosotros tiene un tipo de constitución y una actitud mental diferente, como se cita en este libro, es lógico que no exista un mantra de una sola talla, o uno único para cada constitución corporal o mental.

Otra razón por la que un mantra deba transmitirse de maestro a alumno tiene que ver con la importancia de que el alumno aprenda del estado de meditación personificada del maestro. Se considera que el estado meditativo se enseña al alumno a través de lo que los yoguis llaman «transmisión», que puede tener algo que ver con la transmisión espiritual o explicarse a través de lo que actualmente entendemos como neuronas espejo, las cuales nos permiten captar los estados de otros mediante medios neurofisiológicos.

El método de meditación transcendental o meditación védica consiste en recibir un mantra del maestro y, una vez iniciado en la práctica, el alumno lo utilizará para meditar durante 20 minutos, dos veces al día. La primera práctica se realiza por la mañana, antes de empezar cualquier actividad; y la segunda por la tarde, antes de la cena. El compromiso y la concentración que aporta la meditación ayuda a regular el sueño, ya que ejerce efectos profundos en dos momentos claves del día: en el despertar y en el bajón de media tarde. Los beneficios pueden entenderse en términos de «purificación», al permitirnos que los pensamientos surjan, se procesen y se despejen, y en términos de «descanso profundo», el cual tiene lugar cuando el meditador siente que se está quedando dormido.

Paso a paso

- Siéntate cómodamente durante un corto período de tiempo.
- Comienza con la intención de pensar solamente en una sílaba (el mantra).
- Lleva el mantra a la mente; cuando ésta divague, regresa de nuevo al mantra.
- Haz esto sin cronómetro o temporizador. Si sientes curiosidad por saber cuánto tiempo ha pasado, mira el reloj. De este modo, desarrollarás una noción interna del tiempo que puede ser muy útil en los trastornos del sueño.
- Transcurridos 20 minutos, tómate un tiempo neutro, de 2-3 minutos, sin mantra, para volver a tu conciencia regular de vigilia.

Capítulo 4

Recuperación emocional para dormir bien

Muchos de mis clientes acuden a mí para hablar de su insomnio, pero en realidad de lo que sufren es de algún tipo de angustia emocional: están angustiados, enojados, tristes o tensos por las decisiones o sucesos que acontecen en su vida, o experimentan un conflicto entre su mente y su corazón. Esto puede resultar en una forma de perturbación del sueño que ellos consideran «insomnio», pero que en realidad se trata de una respuesta muy humana y completamente natural a unas emociones complejas y preocupantes. Es primordial tener en cuenta la capa emocional o «cuerpo de la sabiduría» (a la que en nuestro sistema de cinco capas yo equiparo con la cuarta capa, la *vijnanamaya kosha*). Este capítulo consta de dos partes, en la primera, en la parte A, analizaremos la forma en que nuestras emociones nos llevan a sufrir noches de insomnio. En ella ofrezco herramientas para controlar y resolver las causas emocionales que perturban el sueño. En la parte B, observaremos el trauma y el insomnio postraumático, que tienen una naturaleza emocional, mental y física. En ella encontrarás unas pautas para trabajar el insomnio cuando éste forma parte de una respuesta al trauma, y para realizarlo tanto en un trabajo individual como en la enseñanza de clases grupales de yoga.

Parte A: Las emociones pueden causar noches de insomnio

Los cambios de la vida

En la vida hay sucesos que por naturaleza alteran el sueño porque interrumpen nuestros ritmos de vida y horarios: el nacimiento o la adopción de un niño, los viajes frecuentes por trabajo o por placer, mudarse a vivir a un lugar con un nuevo clima, o compartir la cama con una nueva pareja, por nombrar sólo algunos. Hay acontecimientos que implican un dolor emocional y cambios en la logística cotidiana, lo cual puede aumentar el impacto en nuestro sueño en esos tiempos difíciles. Éstos incluyen rupturas sentimentales, pérdida de trabajo, jubilación, o el abandono del hogar de los hijos. En momentos como ésos, los recuerdos dolorosos nos remiten a veces a unos sucesos pasados similares, y las emociones guardadas durante mucho tiempo pueden volver a despertarse y alterar nuestro equilibrio emocional.

El estrés produce bloqueos emocionales

Muchos de los clientes que acuden a mi tratamiento de yogaterapia aprenden que no es prudente o bueno sentir emociones negativas. El psicólogo Carl Rogers (1961), padre de la psicoterapia centrada en la persona, hablaba de cómo aprendemos a ser incongruentes, a no relacionar nuestras expresiones y acciones externas con lo que sentimos interiormente. Es posible que eso empiece en la infancia, cuando los padres le dicen a un niño que llora: «No llores» o «No estés triste». Tal vez sientan que, si su hijo no está bien, es porque ellos le han fallado de algún modo; tal vez sea que todos nos sentimos incómodos ante las emociones negativas. Eso sucede en muchas circunstancias de la vida. De hecho, la profesionalidad y/o los buenos modales nos dictan que en un entorno laboral o social debemos ocultar o negar la tristeza, el miedo o la ira. Hay personas que han aprendido que sus emociones desagradaban a sus padres o a su familia, y ese aprendizaje las ha llevado a desconectarse de su sentido corporal y de sus emociones, de lo que expresa externamente. Podemos incluso llegar a cerrar la conciencia de las emociones cuando éstas nos parecen inaceptables, a nosotros mismos y a los demás.

Quienes practican posturas de yoga o meditación, dependiendo del modo en que lo hayan aprendido, pueden llegar a esperar que la práctica de yoga elimine en ellos sentimientos negativos como la rabia, la cólera, el miedo, el dolor, el resentimiento y el arrepentimiento. Hay quien cree que la vertiente espiritual del yoga sugiere que no sintamos emociones negativas ni tratemos de evitarlas. Cuando se evitan las emociones, pueden quedar sin resolver los miedos y las angustias más profundas, así como sus causas. Abordar nuestras necesidades emocionales de una manera más directa puede aminorar las tensiones emocionales que produce el insomnio, o dar lugar a unas actividades que ayudan a distraerse de las emociones complejas que surgen durante ese tiempo de calma antes de dormir o en medio de la noche.

Para abordar los aspectos emocionales del insomnio ofrezco tres cosas:

1. Una práctica personal que vincula la sensación corporal con la emoción.
2. Una estrategia de comunicación que, según muchos de mis clientes, transforma favorablemente las relaciones personales.
3. Un apunte para pedir consejo o acudir a la psicoterapia cuando los problemas emocionales son la base de los problemas del sueño.

Aquí lo importante es percibir que existen unos aspectos personales, a un nivel más profundo que los pensamientos conscientes, que no pueden ser abordados mediante el comportamiento cognitivo y unos enfoques puramente físicos.

Personalidad, reacciones emocionales y sueño

Las emociones pueden afectar al sueño de maneras diferentes. Aun cuando una persona no se identifique específicamente con el problema del insomnio o de las alteraciones del sueño, la mayoría de los individuos que experimentan rabia, tristeza u otros estados emocionales complejos ven perturbado su sueño. Hay quien lidia con el estrés y el malestar durmiendo más horas de lo habitual, o bien experimenta una sensación de agotamiento que hace que se acueste pronto sin llegar a sentirse mejor por muchas horas que duerma. Otros encuentran más difícil de lo normal conciliar el sueño, mientras que hay quien se despierta a medianoche después de dormir unas pocas horas y ya no puede volver a dormirse porque se siente demasiado agitado o preocupado. Cuando esas emociones alteran los patrones del sueño y éstos se afianzan porque tememos dormir, el tema nos llega realmente a preocupar, o nos creamos unos hábitos «secundarios» que sabotean el sueño, y el resultado puede ser un insomnio en toda regla.

Algunas personas experimentan emociones intensas y son conscientes de que están preocupadas, de modo que vinculan su estado emocional a los problemas de sueño. Otras no son conscientes de tener unos problemas emocionales no procesados, y ello las puede llevar a sufrir problemas físicos o mentales, incluido el insomnio. Las emociones no expresadas pueden quedarse atrapadas en el cuerpo y, más tarde, ser somatizadas en enfermedades, o bien pueden provocar reacciones negativas en las relaciones personales, o dar pie a adicciones u otros comportamientos de autoboicot, y todo ello acaba socavando el sueño.

Volviendo a la cuestión de los tipos constitucionales de los que ya hemos hablado, Vasant Lad (2007, p. 166) explica las diferentes tendencias emocionales de cada uno de los tres tipos principales desde una perspectiva ayurvédica. Si bien cada persona experimenta a lo largo de su vida toda serie de emociones, según Lad, los diferentes tipos constitucionales tienden a experimentar unas emociones más que otras. Es muy útil comprender esas tendencias, pues, atendiendo al método de yogaterapia para dormir mejor, desde el punto de vista emocional, permitir esas sombras emocionales que no se pueden sentir y expresar de una manera constructiva y encontrar la tolerancia adecuada a su presencia es una salida muy útil para canalizar las emociones.

- Una persona con una constitución ***vata***, predominantemente idealista, tiende a experimentar emociones derivadas del miedo, la inseguridad y la ansiedad. Las emociones de un *vata* parecen impredecibles, en un momento dado llora y al siguiente ríe. Es probable que la persona *vata* encuentre dificultades para liberar sus emociones a causa del miedo.
- El estado emocional e intenso de una persona ***pitta*** suele tender a la agresión, la irritabilidad, el juicio y la ira cuando se da un desequilibrio. La persona *pitta* siente apego, pero avanza rápidamente cuando llega el momento de decir adiós.
- La persona ***kapha*** suele ser tranquila, pero tiende a la posesividad, la ambición y el apego a causa de su naturaleza terrenal. Para ella es difícil decir adiós, pues el apego le hace sentir tristeza.

La personalidad y el carácter de un individuo conforman con frecuencia la forma en que experimentan y reaccionan a los eventos y los cambios de la vida.

Paul ya estaba cerca de cumplir los sesenta años y era un exitoso banquero experto en inversiones. Corredor entusiasta, padre de dos hijos en edad escolar y recientemente divorciado de un modo desagradable, Paul siempre estaba en movimiento y, como trabajador compulsivo que era, presentaba muchas de las características de la personalidad y constitución del tipo *pitta*. La mayoría de las noches, Paul tenía problemas para conciliar el sueño y se despertaba después de tres horas en la cama, invadido por la rabia, con pensamientos repetitivos sobre los conflictos con su exesposa y las discusiones acerca de sus hijos. Se sentía exhausto, agresivo, y desesperado por dormir. Su intensidad de trabajo no disminuía y, un día, de repente Paul se encontró agrediendo a un colega antes de una importante reunión, lo cual le condujo al departamento de Recursos Humanos de su empresa y a mantener una serie de charlas sobre su salud y bienestar.

Su médico le recetó pastillas para dormir y le recomendó que tomara medidas para reducir su nivel de estrés. Comenzó siguiendo una aplicación de *mindfulness* en Internet que había descargado en su móvil y que usaba dos veces al día, pero aun así seguía sin dormir bien, y la ira que sentía no disminuía.

Paul llegó hasta mí con la idea de realizar sesiones individuales de yogaterapia para combatir el insomnio. No quería hablar de los aspectos sociales de su vida, pero sabía que el insomnio le producía irritabilidad. Le enseñé la Secuencia simple del sueño y la Respiración en tres fases, y comenzó a meditar de manera regular. El cambio que experimentó fue espectacular: parecía mucho más tranquilo y con la ayuda de su médico disminuyó el número de pastillas para dormir. Empezó a conciliar mejor el sueño, aunque seguía despertándose con frecuencia a medianoche, a veces con taquicardia, y otras veces sudando, lo cual le angustiaba.

Las prácticas de yoga apaciguaron su sistema nervioso y le permitieron desarrollar la habilidad de permitirse sentir y aceptar emociones incómodas. Le pedí que echara un vistazo a su estado emocional y me informó de que durante la meditación se sentía alternativamente impaciente, lloroso y enojado. Me preguntó si ésas eran cuestiones para tratar con un terapeuta, y yo le respondí que de eso era exactamente de lo que debía hablar con un especialista, de modo que le busqué un profesional cercano a su domicilio.

Paul comenzó a hablar con el terapeuta sobre su divorcio, la pérdida, el miedo que le producía alejarse de sus hijos y estar solo.

Asumió su parte de responsabilidad en la ruptura de su matrimonio y encontró una manera de replantearse la posición de su expareja en el divorcio. Comenzó a darse cuenta de que su vida personal había transcurrido a una velocidad endiablada, que había estado huyendo del dolor y se había culpado a sí mismo y a los demás. Durante la terapia, fue consciente de que a lo largo de su vida siempre hubo largos períodos de tiempo en los que no dormía bien, como cuando era niño y su familia abandonó su Alemania natal por el nuevo trabajo de su padre en Londres; eso hizo que se sintiera solo, asustado y resentido. El Paul adulto pasó por el dolor de la separación, y lo hizo reproduciendo la pérdida de contacto con sus abuelos y amigos cuando era un niño.

En el momento en que Paul empezó a buscar las raíces de sus miedos y de su ira, a la vez se inició en la «meditación de liberación emocional» que yo le había enseñado en nuestras sesiones terapéuticas. Eso le ayudó a aliviar la presión e intensidad con la que vivía los cambios en su vida. Usaba esa técnica junto a las prácticas de yoga, especialmente cuando tenía que contactar con su exesposa y sus hijos. Todo ello le ha ayudado mucho a relajarse, su sueño ha mejorado extraordinariamente y ya rara vez se despierta en mitad de la noche. Paul sabe que cuando siente tensión corporal mientras intenta conciliar el sueño, o si se despierta preocupado, puede echar mano de las herramientas que aprendió en nuestro trabajo conjunto, y ya no aumenta su angustia preocupándose por no poder dormir. Sus ataques de pánico no han vuelto a aparecer y, a veces, siente una gran tristeza, pero también una mayor felicidad. Dice que se siente «más real», más «con los pies en la tierra» en lo que se refiera a sí mismo y a su vida.

Emociones, expansión y contracción: El concepto de *Spanda*

¿De qué modo nuestro cuerpo se ve afectado por las emociones? Una clave de ello reside en los mecanismos de contracción y expansión. Esto se remonta a la idea primigenia de Sigmund Freud: ante una emoción o un pensamiento, nuestro cuerpo responde expandiéndose (abriéndose, relajándose y descansando) o contrayéndose (tensándose, tensionándose y sintiéndose más cauteloso o más agitado). La aversión hacia algo hace que nos alejemos de ello. El miedo determina que nos protejamos tensándonos. Del mismo modo, si hemos aprendido que la tristeza, el dolor, el arrepentimiento, la ira y otras emociones son temibles o no aceptables, nos tensamos frente a ellas. Cuando sentimos emociones agradables o positivas, por ejemplo, cuando recibimos un abrazo de alguien que amamos, nos alaban, celebramos un éxito o nos sentimos aceptados, tendemos a abrirnos, a expandirnos físicamente. Pero si nuestro estado emocional general es de tensión, nos sentimos menos relajados, seguros y capaces de conciliar el sueño. Nuestro sistema nervioso responde cayendo en un estado de hiperactivación o de desconexión.

Las tradiciones yóguicas relacionan todo ello con la naturaleza de toda la creación. Los seres humanos, como todas las cosas en la naturaleza, experimentan la expansión y la contracción. Esta pulsación natural, que se materializa en los latidos cardíacos y en la respiración, se denomina «*Spanda*». Mientras que la tensión y la relajación suceden de un modo natural, cuando el equilibrio corporal señala a la tensión, sin la suficiente relajación el sueño se inhibe.

Hay un viejo aforismo que dice: «A lo que te resistes, persiste». Eso es lo que sucede con las emociones complejas. Las emociones negativas originan tensión, y, si esa tensión no desaparece, éstas pueden causar una hiperactivación que dificulta el sueño. Ese tipo de angustia causa problemas para conciliar el sueño y también la interrupción del mismo a medianoche. Las emociones pueden ser mucho menos conscientes que los pensamientos, y es posible que dejemos de lado sentimientos incipientes como la tristeza, la ira, el miedo, el dolor y el resentimiento durante el transcurrir de la vida diaria porque para nosotros carezcan de sentido, sean inherentemente irracionales o inaceptables. De hecho, mientras dormimos, nuestras funciones lógico-racionales disminuyen, por lo que el malestar emocional es más frecuente y difícil de descartar.

En 2010, una charla TED en Internet a cargo de Brene Brown sobre el tema de la vulnerabilidad tuvo más de 32 millones de vistas. Obviamente, el tema había dado en el clavo. En la charla, Brown describe cómo cuando tratamos de alejar de nosotros los miedos, la ira, la tristeza, el dolor y el duelo, todo lo negativo del amplio espectro de las emociones, comenzamos a bloquearnos. La conferenciante plantea cómo nos cerramos a la capacidad de sentir y nos tensamos frente a las emociones alarmantes. Según Brown, para poder experimentar estados positivos como la alegría, el amor y la sorpresa, emociones relacionadas con el sentirse seguro, relajado y cómodo, tenemos que desarrollar herramientas para experimentar el extremo negativo del espectro emocional. Como ella afirma, si queremos estar sanos, «no podemos bloquearnos selectivamente frente a las emociones».

Si bien es saludable hacer que las emociones negativas inconscientes sean más conscientes, también lo es mantener un estado positivo en la vanguardia de nuestra mente. Las prácticas que incluyen recordar cosas positivas, como, por ejemplo, crear listas de gratitud o hacer ejercicios para apreciar lo que uno tiene, pueden cambiar la neuroquímica cerebral a un estado más favorable que libere la tensión, y hacer que experimentemos un estado más expansivo y relajado, necesario para dormir. Cuando nos sentimos más felices, solemos estar más relajados y dormimos mejor.

Podemos ayudar a nuestros clientes a dormir mejor y más profundamente enseñándoles a reconocer las raíces emocionales de la tensión, ofreciéndoles unas estrategias simples como las que se describen en este capítulo, o bien remitiéndoles a terapeutas formados en psicología que les ayuden a enfrentarse a los problemas emocionales. Por lo general, los enfoques psicológicos favorecen la expresión y la resolución de las emociones difíciles, y a menudo abordan las reacciones a las expectativas o a los eventos que sucedieron hace mucho tiempo, en el pasado. Ya seas psicólogo, terapeuta o consejero, tu cliente te puede plantear cuestiones que le preocupan, como problemas matrimoniales o de pareja, estrés laboral, conflictos familiares o un aislamiento social o inabordable. Es posible que en sus respuestas frente a las dificultades veas un patrón repetitivo, reacciones como la tristeza o el abatimiento frente a la ira o la ansiedad. En esos casos, es útil recordar que un consejero o un psicoterapeuta puede proporcionarle una buena asistencia para resolver el problema o su respuesta. Las personas que anteriormente no han tenido en cuenta la terapia psicológica encontrarán que les será útil si sus preocupaciones repetitivas se reflejan en aspectos del pasado y si descubren que el asesoramiento y la terapia les sirve de ayuda. En algunas culturas existe la percepción errónea de que la terapia psicológica es sólo para quienes sufren enfermedades mentales graves, quizás porque hay quien confunde psicoterapia con psiquiatría, o bien porque se tiene la idea equivocada de que la terapia es sólo para personas que sienten o actúan «locamente». Aclarar esa confusión y desestigmatizar el asesoramiento y la terapia psicológica, alentar a buscar un profesional cualificado con quien trabajar ayudará a tus clientes a resolver esos problemas de sueño que surgen de la constante dificultad de procesar sus emociones.

Además de remitir a nuestros clientes a un psicólogo siempre que sea necesario, podemos ofrecerles unas prácticas de yoga que equilibren las tendencias emocionales que veamos en ellos. Basándonos en la ciencia hermana del yoga, el Ayurveda, podemos observar más fácilmente si nuestros clientes presentan algún desequilibrio emocional. Y podemos ver, por ejemplo, que quienes responden con rabia a las circunstancias adversas de la vida son muy diferentes de quienes responden con un estado depresivo o con ansiedad.

Hacia el equilibrio emocional: Los *yamas* y *niyamas* del yoga

Si un mejor equilibrio emocional conduce a dormir mejor, vivir una vida que reduzca la disensión e incluya la autoconciencia y el compromiso personal de crear armonía parece una muy buena idea. En muchos cursos de yoga actuales, una de las enseñanzas más citadas sobre cómo aplicar el yoga a la vida cotidiana es la de los Yoga Sutras de Patanjali: los *yamas* y *niyamas*. En las «ramas» del yoga, lo actitudinal de la vida diaria precede a las prácticas físicas, a los ejercicios de respiración y a la meditación. En cualquier práctica espiritual se dan unas pautas sobre el comportamiento como expresión de los valores espirituales en acción. Una interpretación clásica de los Yoga Sutras relaciona una práctica espiritual de purificación con la renuncia a los esfuerzos mundanos. Sin embargo, éste no es el propósito de la yogaterapia, nosotros, en vez de ello, recurrimos a los Yoga Sutras y adaptamos sus principios a la vida cotidiana, la cual engloba el trabajo, la familia, las relaciones y otros compromisos como «dueño de la casa». Sin embargo, en ambos contextos, los *yamas* y *niyamas* proporcionan un punto de partida muy útil para mantener bien alineado nuestro mundo interior con el exterior. Cuando estamos bien alineados, se crea una conciencia tranquila y se minimiza el impacto negativo de las dificultades y las alegrías que depara inevitablemente la vida. Dicho de otra manera: cuando no hay una buena alineación de nuestros principios éticos o valores, o existe un desequilibrio en nuestros hábitos, eso puede conducirnos a un estado de angustia que altera el sueño. Si bien ésta no es una lista de verificación que yo utilice con la mayoría de los clientes, sí son unos principios que mantengo mentalmente muy presentes para percibir aquellos campos en los que los clientes pueden estar desequilibrados. Las personas que suelen dormir bien normalmente pueden verse afectadas por una o más noches de insomnio a causa de una crisis de integridad, un conflicto interpersonal o una situación laboral difícil. Si no se trata con cuidado, la génesis emocional de un trastorno del sueño puede persistir o conducir a unos hábitos que afiancen aún más los problemas de sueño.

Yamas

Éstos pueden interpretarse como la manera en que tratamos a cualquier ente, incluyendo personas, nosotros mismos, seres vivos, animales y objetos. Si nos relacionamos con los demás y con nosotros mismos del modo más armonioso posible podemos descansar con la conciencia tranquila.

Ahimsa (no dañar): Actuar de manera violenta o perjudicial contra los demás o contra uno mismo crea conflictos y, a menudo, genera más violencia. Dañar a los demás puede llevar a una conciencia poco clara o a generar más violencia. Para muchas personas que tienen dificultades para dormir, no dañar se relaciona con algo más sutil: unas voces internas críticas que hacen que el individuo se vea a sí mismo intensamente dañado o lastimado, lo que puede llevarle a una tensión perpetua y dificultarle el descanso. Cuando la mente está en guerra con el corazón, o una persona siente que nada de lo que hace es lo suficientemente bueno para ella misma o para los demás, eso es una forma de autolesión emocional. En términos del sueño, el *ahimsa*, cuando se interpreta en un sentido físico, puede traducirse como el «no contradecir el flujo de la naturaleza» o mantener hábitos que contrarresten los ritmos circadianos, pues ir en contra de nuestra programación biológica del sueño es una forma de dañarnos a nosotros mismos.

Satya (ser honrado): Tendemos a dormir mejor por la noche cuando somos genuinos y auténticos. Actuar con integridad y honestidad, no mentir, no ocultar la verdad y no minimizar o exagerar ayuda a mantener la conciencia tranquila. Eso nos lleva a ser sinceros con nosotros mismos sobre nuestras propias necesidades. Por ejemplo, admitir que estamos realmente cansados en vez de quedarnos despiertos hasta demasiado tarde es una forma de ser honrado con uno mismo.

Asteya (no robar): El conflicto se produce cuando tomamos algo que no nos pertenece: dinero, bienes o méritos en el trabajo o la posición de otra persona. Si robamos la propiedad de otros o participamos en acciones ilegales, es posible que surja la amenaza de castigo, y ello causa miedo o paranoia, dos enemigos del sueño. En un aspecto físico, más sutil, en capítulos anteriores hablamos de «tomar prestado de la tarjeta de crédito de energía», lo cual es una forma de recurrir a estimulantes para obtener energía a través de unos medios insostenibles que agotan nuestros depósitos y saquean nuestras reservas.

Brahmacharya (preservar la energía sexual o conducta ética): Según las fuentes tradicionales, *brahmacharya* significa 'celibato'. Los Yoga Sutras se dirigían principalmente a quienes buscan el yoga para alcanzar la iluminación; en un entorno minoritario como un *ashram,* dedicado a la espiritualidad, ésta es una práctica tradicional. Sin embargo, para quienes llevan una vida hogareña y cotidiana, puede esto interpretarse como un control de la sexualidad, un comportamiento responsable y no adictivo respecto a la energía sexual. Varios de mis clientes me cuentan que «utilizan» la liberación sexual en sus relaciones sexuales o en la masturbación como una forma de relajarse para dormir bien. Esto no es en sí problemático a menos que se distorsione o que la persona se vuelva dependiente de esas prácticas sexuales, lo que causaría una adicción o la cosificación de su pareja. ¡Entrar en conflictos éticos debidos a un comportamiento sexual inapropiado puede hacer que uno pierda el sueño! A un nivel más sutil, podemos relacionarlo con el eros como energía creativa y cómo malgastar esa energía puede llevar a sentirse bloqueado o exhausto.

Aparigraha (no apego): Este principio se relaciona con el aferrarse a algo, con el no dejar fluir. Poder desprenderse de posesiones, de estatus y de otras circunstancias es provechoso. La incapacidad de dejar marchar personas, objetos, circunstancias puede crear una dificultad tremenda, pues no hay ninguna situación en la vida que sea permanente. Ésta puede ser una práctica difícil, está relacionada con no codiciar lo que no se tiene y no depender en demasía de lo que se tiene.

En relación con el sueño, aferrarse a algo o codiciarlo pone al descubierto una necesidad de tener el control. Podemos aferrarnos a seguir despiertos como una forma de control porque no nos sentimos seguros dejándonos llevar, liberándonos. Para poder dormir y descansar necesitamos dejar de aferrarnos a la vida y aprender a «soltarnos», y eso no llega repitiendo palabras, sino personificando la liberación de las tensiones y trabajando los problemas emocionales.

Niyamas u observaciones internas

Tradicionalmente, los *niyamas* se contemplan como prácticas y estados del ser que conducen al «*samadhi*» o la iluminación. Aquí encontrarás su reinterpretación para relacionarnos con el sueño.

Saucha (pureza): La limpieza del estado interno y de nuestro entorno externo genera un buen sueño. Una dieta libre de un exceso de estimulantes, de productos químicos tóxicos y de comida basura, así como un ambiente saludable y ordenado, y limpieza en los asuntos propios y en las transacciones personales, fomenta el equilibrio personal y el sueño saludable.

Santosha (complacencia): Puede que la ecuanimidad, la paz, la tranquilidad y la aceptación no formen parte de nuestro estado cotidiano, pero pueden convertirse en prácticas que hagan de ellas atributos más accesibles. Cuando nos centramos en aceptar las circunstancias de la vida, nos adaptamos al dolor o la pérdida volviendo a un estado de complacencia en la medida de lo posible, es más fácil vivir una vida propicia al sosiego y al descanso.

Tapas (búsqueda apasionada del despertar espiritual): Tradicionalmente, las tapas se consideran el «calor de la transformación» o la pasión relacionada con la práctica espiritual. El término puede estar relacionado con la calidad de la disciplina. Sin tapas, y sin deseo de cambio, lo más probable es no salir de la rutina, y estancarse y permanecer en una situación poco saludable puede provocar insomnio. Aquellos que hacen ejercicio regularmente y realizan un esfuerzo adecuado pueden dormir más fácilmente que quienes son sedentarios o indisciplinados. Sin embargo, el esfuerzo debe estar en equilibrio con las otras cualidades como el *santosha* (complacencia) a fin de que no exageremos nuestros esfuerzos y nos agotemos.

Svadhyaya (estudio de uno mismo): El autoexamen, la atención plena, el autoaprendizaje y el estudio de los textos yóguicos formaban parte de las tradiciones yóguicas. La autoconciencia y el estudio conducen a un mayor conocimiento y claridad. Aprender de estas tradiciones sanadoras e introspectivas puede mostrarnos el insomnio como un síntoma de algún aspecto del alma o del espíritu que busca equilibrarse o expresarse. El autoestudio puede marcar la diferencia entre sufrir de insomnio y ver una perspectiva más amplia, utilizándola como una llamada de atención y tomando medidas para observar el bienestar y la vida de uno mismo.

Ishvara Pranidhana (rendición a Dios/universo/divinidad/Naturaleza): Este principio se relaciona con nuestro sentido de todo lo que nos rodea: hay algo más grande, superior a nuestro control y a nuestra voluntad, un yo en relación con Dios, la naturaleza o el universo. Dejarse ir y rendirse constituye la base del buen sueño, así respondemos a nuestros ritmos naturales, y podemos confiar lo suficiente en el universo o en la naturaleza como para liberarnos en el sueño. Como ya hemos visto, las emociones son aún más profundas que el pensamiento consciente y la mente: se conectan con el corazón. Es posible pensar una cosa, pero sentir algo completamente diferente. Lo auténticos, lo congruentes que somos y lo bien alineados que estamos durante el día puede influir en cómo dormimos por la noche. En la tradición yóguica, existen herramientas y técnicas para todo, para transcender la negatividad o para asentarse en las emociones negativas y permitir que se transformen. Aquí ofrezco una guía conciliadora sobre algunos enfoques de la yogaterapia para lograr un equilibrio emocional.

Digestión y procesamiento de las emociones

El movimiento constante que supone la vida, las ocupaciones laborales o las responsabilidades familiares pueden dejar a quienes tienen problemas para dormir atrapados en inquietudes, soluciones e interpretaciones. Hay muchas personas que no son conscientes de sus emociones hasta que no llega el momento de meterse en la cama. A menos que contemos con una práctica fácil y asequible para entrar en un espacio de quietud y tranquilidad, no siempre podemos dar alcance y espacio a las emociones. Con frecuencia, el único momento de tranquilidad que podemos darnos es el de ir a dormir. ¿Qué es lo que sucede? El material emocional en forma de pensamientos no digeridos surge al acostarse, o bien conforma los pensamientos de ansiedad y nervios que nos despiertan a medianoche.

Asentarse en la emoción y moverse a través de ella

Existen unas bases neurofisiológicas de ansiedad y depresión en las que se incluyen ciertas deficiencias de neurotransmisores (serotonina, dopamina, GABA). Por otra parte, el cortisol y la adrenalina se acumulan en el sistema corporal y pueden provocar un estado de ira o expresión de furia. Sin embargo, debemos profundizar en el aspecto emocional de las afecciones y dolencias que inducen el insomnio. Si aprovechamos la oportunidad para permitir que surjan estos estados emocionales, presenciarlos, aceptarlos y vivirlos desde la conciencia, nuestra capacidad de soltar cambia fundamentalmente el sueño. Cuando dejamos de resistirnos a los sentimientos y permitimos que las emociones se asienten, surge la calma. A ello se refiere la tradición budista de *Vipassana* como el concepto de dejar «surgir y pasar», una sabiduría fundamental presente en muchas de las grandes enseñanzas espirituales.

Yo les pido a mis clientes que se detengan a pensar dónde sienten incomodidad o malestar en su cuerpo y se pregunten: ¿qué sensación tengo? Puede ser simplemente tensión, pero la incomodidad tiene a menudo un porqué. Si una persona accede fácilmente a sus emociones, éstas pueden informarle de si esa zona de su cuerpo siente enojo, frustración, asfixia, impaciencia o temor. Hay personas que perciben las emociones como una imagen visual, como por ejemplo una cuerda tensamente anudada, o bien un bloque de acero. O es posible que las perciban como una textura, una temperatura, un papel de lija caliente o un hielo resbaladizo; son cosas que las personas sensibles captan fácilmente. Esto da pie a la forma en que nuestros otros sentidos se relacionan con las emociones: les dan tiempo y espacio para ser exploradas. De este modo, ni nos consumen hasta el punto de sentir imposible actuar de una manera útil, ni las escondemos bajo la alfombra. En resumen: podemos tener y manejar nuestras emociones en lugar de dejar que ellas nos «tengan» y nos manejen.

Las prácticas que se citan en este capítulo no pretenden sustituir ni el asesoramiento profesional ni la psicoterapia, pero sí ofrecer un vínculo entre la percepción corporal y la emoción, lo cual permite que la persona acceda mejor a sus emociones para liberarse de ellas o trabajarlas.

La comunicación no violenta ofrece unas herramientas que crean una mayor armonía en el ámbito emocional, cuando la relación con uno mismo y con el mundo exterior crea una fricción emocional que nos mantiene despiertos toda la noche. Lo que se pretende es evitar un cúmulo de resentimientos y de conflictos que, con el tiempo, conducen a la angustia emocional y al insomnio. Este método comienza con la identificación de nuestras propias emociones y aquello que las ha generado, y nos ayuda a ver con claridad lo que necesitamos y queremos para poder: *a)* satisfacer nuestras propias necesidades, *b)* acordar con otros la manera en que nos ayuden, o *c)* reconocer que una situación no se resolverá de un modo que satisfaga nuestras necesidades.

Todo ello, y la autogestión y la meditación de la que se habla a continuación, se basa en la compasión hacia nosotros mismos y en la aceptación de la emoción. Existen innumerables otras técnicas para controlar las emociones, y los consejeros y los terapeutas profesionales ofrecen una variedad de habilidades y herramientas, así como su presencia relacional. Las herramientas que aquí se mencionan son unos indicadores para quienes en su metodología no siempre se ocupan de los aspectos emocionales, pero sí desean ofrecer algunas ideas a sus clientes.

PRÁCTICA: CONCIENCIA DE LA LIMPIEZA EMOCIONAL DEL CUERPO

Siguiendo con lo citado en anteriores párrafos, esta técnica puede ayudar a crear una conciencia de las emociones. Esto nos ayudará a no resistirnos más una emoción para que no persista en el tiempo. Llegar a la raíz emocional de la tensión corporal puede ayudarnos a dormir más profundamente. Es posible obtener información sobre lo que queda por debajo de la superficie de la conciencia. Esta meditación, combinada con una práctica reflexiva, ayuda a llegar a la raíz del malestar, del dolor o del autoboicot.

Paso a paso

- Siéntate cómodamente, derecho, con los ojos cerrados y respira suavemente durante 30 segundos. Toma conciencia de tu cuerpo.
- Percibe el lugar de tu cuerpo donde sientes más tensión.
- Pregúntate qué sentimiento o sensación asocias a esa tensión. Puedes sentir, por ejemplo, que se parece a la impaciencia, a la ansiedad, al miedo, a la ira o a la tristeza.
- Lleva la respiración consciente a esa zona.
- Di (mentalmente), mientras inhalas, «siento x», y luego añade el sentimiento que sea.
- Exhalando (y ésta es la parte revolucionaria) te dices a ti mismo, de nuevo mentalmente, «doy la bienvenida a x», o «acepto x», o «me permito x», y añade después la misma emoción.
- Quédate así durante cinco o diez minutos, o más.
- Observa cualquier cambio en la sensación y en la emoción asociada a ella.
- La mayoría de las veces notarás que la sensación y la emoción aumentan, cambian y, finalmente, disminuyen.

- Cuando la emoción cambia, la sensación puede disminuir o cambiar de zona.
- Si cambia la zona, quédate en ella hasta sentirte dentro y permitir los cambios que allí sucedan.

Muchas personas afirman tener un mayor conocimiento del vínculo que hay entre la sensación corporal y el estado emocional, y que esta práctica las hace sentirse más libres y serenas.

Comunicación no violenta: *Yamas* y *niyamas* en acción

Los libros de Marshall Rosenberg sobre comunicación no violenta (p. ej.: Rosenberg, 2003) hablan de un método para pasar de la emoción oculta a la comunicación y a las soluciones que pone en práctica el principio de no violencia presente en los *yamas* y *niyamas* de los Yoga Sutras.

La comunicación no violenta se basa en la idea de que entre las personas surgen conflictos debido a la falta de comunicación sobre sus necesidades humanas. Cuando sentimos malestar, podemos usar un lenguaje coercitivo o manipulador que tiene como objetivo inducir el miedo, la culpa o la vergüenza en otras personas en vez de aceptar nuestras emociones, trabajar con ellas, pedir a los demás lo que necesitamos y resolver los conflictos. En cambio, la comunicación no violenta trata de ayudar a las personas a aclarar sus necesidades, sus sentimientos, sus percepciones y sus solicitudes, minimizando así los conflictos.

El residuo emocional de un conflicto no resuelto puede aparecer en nuestra cabeza antes de dormir o a medianoche con una fuerte carga emocional. Comenzaremos por identificar el malestar y lo que lo ha provocado. A través de la meditación y una introspección corporal, aprenderemos a asentarnos en la emoción el tiempo suficiente para superarla, en vez de desconectarnos de ella o actuar para evitar la incomodidad. Luego, pasaremos a identificar las necesidades que nos da de modo que podamos buscar satisfacer esas necesidades interiormente o comunicándonos con los demás.

Parte B: Emociones y pesadumbres: Superar el insomnio postraumático

Cuando el insomnio es un síntoma de estrés postraumático, puede que las prácticas de este tratamiento sean útiles por sí mismas o pueden necesitar una adaptación. Es posible que se trate de un trauma si el insomnio va acompañado de:

- ansiedad
- fobias o miedos inexplicables
- cambios bruscos de humor, hipervigilancia
- obsesiones/compulsiones
- síntomas físicos que parecen no tener diagnóstico médico (dolores crónicos)
- dificultad de concentración y aprendizaje

En términos del trabajo de yogaterapia, es posible observar que un cliente responde a unas prácticas destinadas a crear relajación con pánico, estrés, disociaciones u otras reacciones paradójicas, ya sean físicas, mentales o emocionales. Eso puede ser una señal de que hay una reacción postraumática. El shock traumático puede haber sido causado por un ataque inevitable, una lesión física provocada por un accidente, una guerra, un desastre natural, un trauma de nacimiento, el abandono, la tortura, el maltrato, y otras muchas causas descritas en las páginas siguientes. Este capítulo analiza brevemente tres formas de reacción postraumática-TEPT (trastorno de estrés postraumático), trastorno traumático del desarrollo, y TEPT-C (complejo)-, y ofrece algunas sugerencias para el tratamiento de la yogaterapia para el insomnio cuando el trauma es el factor subyacente en los problemas del sueño.

Marielle, que se encuentra ya cerca de los sesenta años, está en forma, tiene un aspecto saludable, y lleva un estilo de vida muy activo y también artístico. En nuestra primera sesión, me reveló que no siempre estuvo tan bien. Cuando tenía cuarenta y tantos años pasó por un tratamiento de cáncer de mama, una enfermedad que gracias a haber sido diagnosticada a tiempo superó con éxito. Marielle no parece angustiada en el sentido tradicional, y a la hora de dormir no le acucian los problemas laborales ni los pensamientos del día anterior. Para ella, el problema es el sueño en sí, eso es lo que le causa miedo: desde su diagnóstico tiene problemas para relajarse y soltarse.

Después de hacer durante dos semanas, el tratamiento de yoga para antes de dormir, Marielle afirmó que le resultaba más fácil relajarse por la noche, y que se dio cuenta de que le entraba una sensación de pánico justo cuando empezaba a quedarse dormida. Mientras meditaba, notaba que le resultaba difícil cerrar los ojos y que, en vez de relajarse, se sentía más tensa y las imágenes del tiempo que pasó en el hospital le venían a la mente. Conocida su historia, le sugerí que viera a un especialista que le ayudara a replantearse la respuesta de «hundirse» o «soltarse».

La respuesta de Marielle frente a una intervención quirúrgica de importancia y el miedo por su vida se instaló en ella mucho después del miedo inicial, y también mucho después de que fuera consciente de su respuesta. La práctica del yoga le ayudó, y también el trabajo terapéutico de Somatic Experience (experiencia somática) que realizó con un profesional cualificado, con él pudo desactivar las respuestas al estrés que le impedían relajarse profundamente en su práctica de yoga y mientras dormía. Aún después de terminar las sesiones de SE, Marielle siguió con las prácticas de yoga y de respiración antes de acostarse como parte de su estilo de vida, pues eso le ayudaba a disfrutar del tiempo antes de dormir.

El TEPT es fisiológico, mental y emocional

Las últimas tendencias sobre la teoría y la práctica en torno a la recuperación de un trauma reconocen que el TEPT y otras perturbaciones postraumáticas implican problemas fisiológicos, y no sólo pensamientos, emociones o trastornos mentales. En los últimos 20 años, varios investigadores han desarrollado una serie de explicaciones acerca de los mecanismos mediante los que los traumas quedan alojados en el cuerpo, el cerebro y el sistema nervioso, y cómo nos recuperamos de ellos. La siguiente es una descripción general que tiene la intención de ayudarte a identificar si esto puede funcionar junto a la yogaterapia para combatir el insomnio. Tras una breve explicación de lo que es un trauma y la comprensión actual de cómo funciona la recuperación del trauma, ofrezco algunas maneras de estar más informado sobre el trauma en la yogaterapia para el insomnio.

En primer lugar, cabe aclarar que, puesto que un shock traumático ocasiona una respuesta fisiológica, biológicamente natural, su efecto no queda bajo un control mental, lógico-racional. Por esa razón, puede que la orientación psicológica o la psicoterapia no resuelvan los síntomas, y que algunos de ellos aparezcan en el cuerpo durante los asanas de yoga, el trabajo respiratorio o la práctica de la meditación. Los ejercicios de relajación, en especial, pueden causar respuestas al estrés en lugar de relajación. Por consiguiente, es posible que necesitemos adaptar las prácticas que ofrecemos.

El Dr. Peter Levine, en sus libros *Waking the Tiger* (1997) y *In an Unspoken Voice* (2010), señala cómo los sistemas de respuesta biológica de los seres humanos y los animales salvajes se activan en respuesta a unas situaciones percibidas como una amenaza. Los animales y los humanos, cuando se ven superados por una amenaza en la que no es posible la lucha ni la huida, entran en una «respuesta de congelación» (también conocida como de inmovilidad). Los animales vuelven a la normalidad de una forma innata y rápida con un mecanismo involuntario que permite a su sistema nervioso descargar su exceso de energía de supervivencia y restablecer el equilibrio. El trabajo de Levine ilustra cómo los seres humanos con frecuencia invalidan su sistema instintivo y bloquean la descarga involuntaria de su sistema nervioso: debido a las limitaciones sociales y culturales, nos quedamos en un estado muy activo pero congelado, al igual que un automóvil con frenos y acelerador activados de manera simultánea.

En su día, entrevisté a Frances Ross –un terapeuta que trabaja en el Reino Unido especialista en traumas y practicante del modelo de experiencia somática de Levine–, quien describió cómo se debe permitir que el sistema nervioso resuelva un patrón inacabado. Desde el punto de vista fisiológico, los humanos estamos preparados para enfrentarnos a momentos de orientación y de lucha o huida cuando nos encontramos en una situación amenazante. Cuando nuestra forma natural de orientarnos y de defendernos se bloquea, experimentamos uno de estos dos estados emocionales: la ira (lucha), o el pánico fisiológico (huida). La incapacidad de huir o de luchar da como resultado una angustia traumática. Ross afirma que «dado que la sensación física es el lenguaje del cerebro instintivo, ubicar la experiencia corporal sutil crea una apertura natural para la liberación involuntaria. Si guiamos a las personas suavemente hacia el ámbito de las sensaciones corporales, el trabajo somático les ayudará a recobrar la capacidad de regular su propio sistema nervioso».

Diferentes tipos de TEPT y su impacto

Trauma de desarrollo y relacional, apego y seguridad

El shock traumático impacta en la persona a medida que ésta va pasando por las diferentes etapas de desarrollo, desde la primera infancia, la niñez y la adolescencia hasta la edad adulta. El trauma del desarrollo puede resultar de la negligencia y la falta de sintonía o de problemas emocionales entre el niño y el cuidador. Frances Ross da algunos ejemplos: un niño maltratado a una edad temprana en el seno de su familia puede no ser capaz de formar vínculos seguros. Un niño hospitalizado durante largos períodos de tiempo puede perder parte de su sentido de apego, de cariño, en la primera infancia. Todo esto afecta a un nivel básico de seguridad y de protección, con el correspondiente impacto en el sistema nervioso. Es posible que un niño que haya estado en peligro durante los momentos de descanso o de sueño nunca haya aprendido a descansar ni a relajarse lo suficiente como para dormir bien. A menos que se restablezca, ese patrón persistirá en él hasta la edad adulta.

TEPT complejo

Judith Herman en su libro *Trauma y recuperación* (1992) fue quien describió por primera vez el trastorno de estrés postraumático complejo (TEPT-C). En esencia, el TEPT-C implica la distorsión y el daño a la identidad de la persona y al sentido del yo. Es el resultado de un maltrato persistente y prolongado por parte de un cuidador o de otra relación cercana. Entre las situaciones que pueden crear un TEPT-C destacan el maltrato sexual, emocional o físico, el abandono durante la infancia, la violencia doméstica, ser víctima de un secuestro, sufrir maltrato prolongado en el trabajo (esclavitud, servidumbre por contrato, trata de personas) o el paso por campos de concentración. Estas experiencias pueden prolongar los sentimientos de terror, inutilidad e impotencia a otras áreas de la vida. En aquellos que han sufrido este tipo de trauma es comprensible que sus patrones de sueño, entre muchos otros ritmos, estén perturbados y distorsionados.

Método de yogaterapia para el insomnio postraumático

A continuación, contemplaremos dos formas importantes en que las reacciones traumáticas pueden interactuar con la yogaterapia para el insomnio. Después, pasaremos a detallar cómo las prácticas de este libro se relacionan entre sí y pueden adaptarse para satisfacer las necesidades de quienes se están recuperando de un insomnio de origen traumático.

Como ya hemos visto, la respuesta a un trauma es la forma en que el sistema cuerpo-mente se mantiene alerta para protegernos del daño. Cuando existe un peligro presente, eso es meramente funcional. Sin embargo, los trastornos posteriores al trauma reflejan que las alarmas están siempre activadas, o bien se activan en respuesta a las cosas que percibimos a través de los sentidos: visiones, sonidos u olores específicos que desatan recuerdos o escenas pasadas. Lo que puede no significar nada para una persona, puede ser de gran importancia para otra con una respuesta traumática a esa misma información sensorial.

Como señala Judith Herman en su libro, las investigaciones realizadas nos dicen que *los sucesos traumáticos pueden reacondicionar el sistema nervioso humano haciendo que el sueño sea mucho menos relajado.* Las personas que experimentan un estrés postraumático sufren un aumento de la excitación del sistema nervioso que persiste durante el sueño, así como en los momentos de vigilia, lo que resulta en numerosos tipos de trastornos del sueño. Quienes sufren de estrés postraumático tardan más tiempo en quedarse dormidos, son más sensibles al ruido y durante la noche se despiertan con más frecuencia que quienes no lo sufren. Esto se traduce en un sueño mucho menos placentero, y la experiencia posterior al trauma puede agravarse aún más con un «sueño autorrestringido», o con evitar ir a dormir porque hacerlo llena de frustración.

En el trabajo de yogaterapia he observado lo siguiente:

1. **En ocasiones, «relajarse» no es relajante**: Considero que en cualquier grupo de más de diez personas es posible que al menos un cliente se siente incapaz de relajarse al final de una clase de yoga, o parece profundamente incómodo con los ejercicios de respiración, o bien encuentra perturbador cerrar los ojos durante la meditación. En una sesión de terapia esa persona puede sentirse tensa o fuera de lugar, y en un masaje mostrar una gran tensión muscular.

He visto a varios clientes mostrarse desesperados por practicar técnicas de relajación, pero tan pronto como entran en la sesión y comienzan a relajarse experimentan una sensación de pánico, un sobresalto o una reactivación. La relajación en sí misma puede llegar a percibirse como algo tan inseguro, debido a ciertos eventos de la vida, que las técnicas de relajación o la mera sensación de relajación incitan al pánico o la tensión. Cuando una persona con un patrón postraumático comienza a relajarse en las primeras etapas del sueño, a medida que va disminuyendo el agotamiento inicial del impulso homeostático hacia el sueño, o bien durante la actividad cerebral del sueño REM, puede despertarse con palpitaciones, respiración acelerada o pensamientos de ansiedad. También es posible que experimente pesadillas o terrores nocturnos.

Un cliente puede mostrar una respuesta de miedo, ansiedad al sueño o a eventos de la vida en general. Es posible que ninguna de las soluciones analíticas basadas en el pensamiento o en la conversación, ni ninguna de las soluciones médicas y de comportamiento conductual, haya podido liberarlo de sus problemas de sueño.

2. **El miedo al sueño puede boicotear el sueño:** Algunos de mis clientes saben lo que deben hacer, pero aun así sus hábitos de sueño se ven constantemente saboteados por acciones adictivas o compulsivas. Tengo otros clientes que temen las pesadillas y la angustia que les causa el sueño debido a un trauma, y por esta razón recurren al alcohol o a tomar pastillas para dormir. Estas formas de enfrentar el problema no solucionan la causa subyacente del insomnio, dejan de funcionar rápidamente y, a menudo, perjudican mentalmente. Hay otros que se quedan despiertos hasta muy tarde, evitan dormir hasta sentirse totalmente exhaustos, y no se permiten dormir las horas necesarias. Esto a menudo se combina con el despertar a medianoche, cuando la activación del sistema nervioso anula el impulso homeostático para dormir, y ello perpetúa el círculo vicioso del insomnio.

Recuperarse del insomnio causado por un trauma depende de que el individuo vuelva a aprender o a reorganizar su respuesta al sueño y a la relajación, o bien de que aprenda (como en el caso de un trauma muy nuevo) a autocalmarse. Además de liberar un estado de máxima excitación, como se ha descrito anteriormente, lo necesario es restablecer una sensación de seguridad. El hecho de reanudar o establecer por primera vez unos sentimientos de seguridad y comodidad disminuye la necesidad de escapar, de aturdirse o automedicarse, pues así se estimulan los hábitos de boicotear el sueño, como el abuso de alcohol y las drogas y otros comportamientos adictivos que causan o agravan el insomnio. Como dice Frances Ross, «el terapeuta y el cliente trabajan juntos para crear una base en el interior del sujeto en la que poder apoyarse, o un recurso para sentirse seguro, en vez de llegar a las personas y a las cosas desde fuera de ellas mismas». Esta sensación de seguridad interior se extiende a los patrones de sueño, partiendo de ello es más fácil liberarse al sueño: sentirse lo suficientemente seguro como para quedarse dormido.

Lo que expongo a continuación se basa en mi propia experiencia clínica y en el trabajo de David Emerson (2015) y Dagmar Härle (2017). El objetivo es ayudarte a:

1. Adaptar tu enfoque de yogaterapia para el insomnio de manera que tengas más información sobre el trauma.
2. Buscar más formación.
3. Dirigirte a un profesional apropiado, o buscar recursos, que te permitan comprender qué es lo que estás propiciando para ayudar al cliente en su búsqueda.

Escuchar los signos: La inspiración

He aprendido a escuchar atentamente durante la primera sesión con mi cliente y a tomar nota de su historial de problemas del sueño. Es muy útil saber si el problema puede ubicarse a partir de un suceso memorable o de un período de tiempo particular, o si te dice: «Nunca he dormido bien» y sus problemas de sueño se remontan a la infancia o la adolescencia. Sin embargo, hay muchas razones por las que un cliente no incluye sus experiencias traumáticas en el formulario inicial o cuando se le hace el historial. Es posible que parte de esa información vaya surgiendo en varias sesiones, a medida que trabaja junto al terapeuta. ¿Por qué un cliente olvida mencionar que ha experimentado un suceso o sucesos traumáticos?

- Es posible que tu cliente no considere apropiado, o seguro, revelar las dinámicas más profundas de su historia familiar o los eventos pasados. Puede que sus sentimientos de culpa o de vergüenza, o el miedo a sentirse enjuiciado, le impidan revelar una agresión u otro tipo de trauma.
- Quizás tu cliente no vea la conexión entre unos acontecimientos antiguos y su actual indisposición para dormir; o puede que no lo considere relevante.
- Hay personas que no recuerdan los sucesos traumáticos que han sufrido. La percepción consciente puede llegar a retener unos recuerdos demasiado dolorosos para volver a experimentarlos en el aquí y el ahora.
- Es posible recordar sucesos traumáticos, como la agresión o el abandono, porque ya se han normalizado. Puede que eso forme parte de un patrón de maltrato: «naturalizar» las prácticas del maltrato o del comportamiento agresivo.

¿Recuperar el sueño o dormir bien por primera vez?

Aunque una persona no revele un suceso traumático, es posible saber que existe un insomnio postraumático a partir de su historial. Si en algún momento hubo un patrón de buen sueño, la recuperación se convierte en un proceso de restablecimiento. Si nunca existió el recurso de un sueño placentero y reparador, es cuestión de que tu cliente establezca un conjunto de experiencias totalmente nuevo.

Trastorno de estrés postraumático: «Yo antes solía dormir bien»

Si a los sucesos traumáticos precedieron en la infancia un conjunto de buenas experiencias formativas, el cliente habrá tenido ya sensaciones físicas y mentales de seguridad, relajación y también un sueño saludable. Si una persona ha experimentado un trauma grave, es posible que pueda «regresar» al estado de relajación que una vez conoció. Para una persona así puede ser más útil un enfoque educativo o dirigido. En este caso, aprender prácticas de yoga puede ayudar al individuo a autorregularse (liberar la tensión o crear vigilia) y a reintroducir poco a poco la relajación. Marielle, de quien hemos hablado anteriormente, muestra este tipo de problema postraumático del sueño.

El trauma temprano, complejo o relacional: «Nunca he sido dormidor»

Cuando una persona ha experimentado maltrato, abandono o agresiones en su hogar, en sus primeros años de vida, es muy posible que diga cosas como: «Nunca he sido dormidor» o «Siempre he evitado dormir», o «En realidad no me gusta dormir, pero me siento agotado todo el día». Para esas personas el sueño nunca ha sido un refugio: más bien puede haber sido un preludio a la depredación o un momento de gran vulnerabilidad. Si los eventos de la vida conducen a un trauma complejo o relacional, ponerse a dormir puede producir sentimientos de terror, de opresión, o de sentirse dominado, coartado, inhibido o manipulado. Pudiera ser que el cuerpo, la mente y la psique de la persona nunca hayan sabido qué es la seguridad, la relajación y el sueño saludable, y que las cosas asociadas con la impotencia y el dejarse ir les produzcan auténtico terror. En este libro, el ejemplo de Lina muestra ese tipo de insomnio postraumático.

Identificar los efectos del trauma

Según Peter Levine, la respuesta a los ataques, los maltratos o las amenazas puede mostrarse de varias maneras fisiológicas, y, en un librito apto para profanos (Levine, 2008), ofrece una «larga lista» de síntomas adicionales del trauma en tres capas o conjuntos. Esto puede verse reflejado en lo que tu cliente siente y experimenta en su vida cotidiana.

1. Entre los síntomas traumáticos más directos se encuentran: dificultad para dormir, hipervigilancia, imágenes invasivas o flashbacks, sensibilidad extrema a la luz o al ruido, hiperactividad, grandes sobresaltos, pesadillas o terrores nocturnos, cambios bruscos de humor (berrinches, ira, arrebatos), vergüenza, falta de autoestima y poca capacidad para lidiar con el estrés (estrés crónico).
2. Una respuesta traumática puede aparecer en forma de amnesia, ataques de pánico o pérdida del conocimiento, evasión de ciertas situaciones, atracción por situaciones de peligro, adicciones, actividad sexual exacerbada o disminuida, incapacidad para amar o tener apegos, miedo a morir, automutilación o pérdida de creencias (espirituales o morales).
3. A largo plazo, las respuestas postraumáticas pueden implicar un replegarse frente a la vida: timidez, disminución de las respuestas emocionales, incapacidad de comprometerse o hacer planes, depresión. También pueden suponer «dolencias de larga duración relacionadas con el estrés» debido a una agitación crónica del sistema nervioso simpático que rompe el equilibrio hormonal: fatiga crónica, problemas del sistema inmunitario, enfermedades psicosomáticas, dolores crónicos, fibromialgia, asma, trastornos de la piel y digestivos, síndrome premenstrual intenso.

A partir de los tipos de causas fisiológicas que subyacen en los síntomas del trauma y Levine numera, podemos entender cómo los diferentes estados relacionados con el trauma pueden verse afectados con las prácticas de yoga, las cuales ayudan a aliviar o reacondicionar a largo plazo estas respuestas. Los efectos pueden no ser inmediatos, y en el caso de un trauma complejo, como se describe a continuación, es preferible quizás ofrecer, en lugar de instrucciones, opciones no directivas.

Hiperactivación: Aumento de la frecuencia cardíaca y respiratoria, de la sudoración, etc., como se describe en el apartado sobre la activación simpática. La conciencia o la práctica de la respiración pueden disminuir la activación del sistema nervioso. Si se le presta una atención suave y, finalmente, se ralentiza, la frecuencia respiratoria puede aumentar la propia confianza en los sentimientos de seguridad. Cuando una persona comienza a sentir y a percibir que puede estar más relajada a través de la respiración, esa habilidad va creciendo con el tiempo y se transforma en un recurso que puede usar frente a un detonante. Si, por ejemplo, siente que le invade el pánico, con el tiempo puede resultarle más fácil disminuir la respuesta fisiológica gracias a su capacidad de modificar la respiración.

El **constreñimiento** tiene lugar en el cuerpo como respuesta postraumática; con el estrechamiento perceptivo, los órganos internos se contraen y el sistema digestivo se inhibe. Para contrarrestar la sensación de una percepción reducida, cuando se produce la restricción, la persona puede comenzar a utilizar la respiración y el movimiento de una manera lenta, con su propio sentido interior del ritmo. Esto puede crear una sensación creciente de facilidad y de expansión. Aumentar la sensación de relajación y centrarse en el movimiento y la presión hacia fuera para alargar los músculos ayudan a ensanchar y expandir la musculatura física. Un movimiento suave, en las posturas de torsión, por ejemplo, puede generar también un mayor movimiento y la circulación hacia las vísceras y los órganos internos.

La **disociación** está relacionada con la secreción de endorfinas (según Levine «el opio interno de la naturaleza») para adormecer el dolor asociado con un ataque. Las endorfinas ayudan a una persona a soportar experiencias que de otro modo no habría podido soportar. Esto da como resultado lo que Herman y Levine llaman «fragmentación»: una parte del cuerpo se siente desconectada de la conciencia o adormecida. También la persona puede experimentar sentirse separada de sí misma o fuera de su ser.

En un entorno seguro, los ejercicios de yoga pueden devolver al cuerpo la sensación de corporeidad. En el yoga terapéutico nos movemos conscientemente, conectamos el cuerpo y el cerebro, y estamos atentos a las sensaciones. A veces es útil conectarse con el movimiento, hacerlo mientras el alumno observa cómo echa el pie hacia atrás o utiliza el autocontacto presionando, por ejemplo, la mano sobre los isquiotibiales mientras éstos se estiran. Unir la sensación visual, la física y el movimiento ayuda a la persona a restablecer un sentido de conexión.

La **negación** no es algo que una persona haga de manera intencionada. Un shock es un estado de aturdimiento en el que el individuo no puede asimilar que un evento determinado haya sucedido realmente. Una mayor apreciación de las sensaciones corporales (interocepción) proporciona a la persona claves sobre su estado mental, y la ayuda a volver a acceder a su realidad actual y a sus propios sentimientos de angustia antes de que éstos la colapsen. Por otra parte, eso puede ayudar a la persona a soportar experiencias difíciles y abrumadoras pues, si toma conciencia de ellas, puede procesarlas y liberarlas.

Sentimientos de indefensión, inmovilidad y congelación. Mover el cuerpo a voluntad propia, crear formas y ganar fuerza ayuda a generar sentimientos de eficacia e intervención. Así, por ejemplo. mantener la postura del guerrero da a la persona una sensación de fuerza y de una mayor estabilidad.

El tratamiento de yogaterapia para recuperar el sueño puede llevar a la persona a desarrollar con el tiempo, sentimientos de integridad corporal, actividad y seguridad. En estos casos se aconseja especialmente un tipo de yoga no dirigido o sensible al aspecto traumático.

Asanas: Consideraciones del trauma

Las posturas de yoga de los capítulos anteriores pueden ser de utilidad para personas que experimentan un TEPT, pues ayudan a restablecer la conexión entre el cuerpo y la mente. Algunos clientes encuentran de utilidad las indicaciones para alinearse y dirigir la atención a las diversas partes del cuerpo, especialmente si no hay una perturbación o disociación general. El enfoque común de la yogaterapia para el insomnio de este libro se basa en las instrucciones claras de unos métodos generalmente útiles, y en aportar recursos para realizar las prácticas, ya sea de forma individual o en grupo. Tras las instrucciones, la mayoría de las prácticas son individuales.

En la fase inicial de aprendizaje es esencial que el alumno y el profesor observen cualquier reacción adversa durante las posturas o las prácticas. Cada persona que sufra un TEPT puede tener una sintomatología diferente, lo que puede significar que algunos movimientos de yoga le resulten problemáticos, y otros, muy relajantes. Con el propósito de relajarse a la hora de dormir, he descubierto que tanto la Secuencia simple del sueño como la Secuencia profunda del sueño pueden adaptarse a lo que el profesional considere más seguro y confortable.

Yo, en primer lugar, ofrezco al cliente una aproximación a las posturas, según prefiera que se las demuestre en movimiento, o bien en unas figuras impresas de lo que estoy sugiriendo. El cliente, tras señalar la postura que le parezca más problemática, puede obviarla o sustituirla por unos estiramientos alternativos. Aconsejo probar las posturas lentamente con el fin de percibir cualquier signo de incomodidad o de angustia relacionado con cualquiera de sus movimientos. En ese caso diré: «Hay ésta otra opción», y se la mostraré. En personas que sufren un trauma complejo debido a una agresión corporal o a un trauma relacional, es importante tener cuidado con cosas como las que detallo a continuación.

Ciertos movimientos pueden desencadenar un **«recuerdo corporal»**: imágenes retrospectivas o una sensación corporal de angustia que surgen cuando se realiza un movimiento o una postura concreta. Algunos alumnos son conscientes del efecto de una postura y la evitan. Otros puede que sientan cierta sutil presión para «representar» la postura (incluso cuando las instrucciones permiten obviarla o sustituirla). Si el alumno realiza la pose, puede autoprotegerse interiormente con la disociación, llevando la conciencia fuera del cuerpo. En este caso pudiera darse que la persona se sintiera desprotegida, con la mirada perdida, con los ojos en blanco o con una mirada vidriosa. Es posible también que, al realizar una determinada postura o práctica, tenga unas sacudidas o convulsiones involuntarias. Si esto sucede, lo mejor es acercarse silenciosamente ella y hablarle con suavidad para ayudarle a regresar al momento presente, y a la sensación de estar presente, de sentir los pies sobre el suelo.

Los trabajos de Emerson (2015) y Härle (2017) señalan que, tras haber experimentado una persona un maltrato grave a manos de otra, **la naturaleza directiva de la enseñanza** o instrucción de unos asanas o prácticas de yoga puede establecer una dinámica de poca utilidad. Quienes hayan experimentado traumas complejos pueden mostrarse mucho más sensibles a la hora de seguir los deseos o las expectativas de otros. Es importante evitar recrear, incluso de manera tenue, una situación en la que el cliente perciba que su cuerpo está bajo el control, las demandas, la evaluación o el juicio de otra persona. Esto es difícil cuando las posturas son complejas y van acompañadas de unas instrucciones de seguridad para mantener una buena alineación. Aquellos que en edades tempranas hayan experimentado la manipulación o el control de su cuerpo pueden sentir en la práctica estándar de las posturas de yoga un patrón de invalidación de sus propias señales internas para «hacer la postura correctamente». Por el contrario, puede ser muy reparador y enriquecedor ofrecer a estas personas, a modo de invitación y por libre elección, unas posibilidades de movimiento sin estándares que alcanzar o formas que conseguir. El «yoga sensible al trauma» –tal como se enseña en el Trauma Center Trauma Sensitive Yoga (TCTSY), con sede en Boston– es de naturaleza exploratoria, se realiza por invitación o sugerencia, y es no directivo en gran medida.

Emerson (2015) detalla en su obra el uso de la «dinámica muscular», que consiste en detectar el movimiento y la calidad de las experiencias musculares, como el alargamiento y la contracción, la percepción de los cambios en la intensidad, añadir propósito al movimiento y usar la propia mano para percibir el movimiento muscular. Éstas son formas de desarrollar la interocepción, o la capacidad de percibir el interior del propio cuerpo, en lugar de seguir una forma específica para lograr un objetivo. Este rumbo interior crea las condiciones necesarias para que una persona «tome medidas efectivas» por sí misma para adaptarse a las circunstancias internas y externas.

Los libros de Emerson (2015) y Härle's (2017), y sus correspondientes programas de entrenamiento, suponen un gran apoyo a la hora de ofrecer opciones.

Pranayama: Consideraciones del trauma

Quienes experimentan una hiperactivación pueden encontrar muy difícil participar en cualquier técnica que controle o dirija la respiración. Es posible que el pranayama «remontador» cause cierta dificultad a las personas que hayan experimentado un shock traumático, como la explosión de una bomba o un ataque que les impedía respirar, y también a quienes hayan sufrido ataques de pánico. En esas circunstancias, no es recomendable practicar la retención de la respiración (retener tras la inhalación, en «lleno», o tras la exhalación, en «vacío»; o bien en cualquier punto intermedio).

El trabajo de David Emerson sugiere un enfoque abierto y exploratorio, no directivo, de la respiración siempre que se trabaje con personas que hayan sufrido un trauma complejo. De hecho, en el TCTSY no se enseña a practicar el pranayama en sí, sino la respiración consciente y las sensaciones corporales que la rodean, desarrollando de nuevo la conciencia interoceptiva. A diferencia de lo que se ejecuta en las prácticas de respiración de este libro, en el TCTSY no se practica la respiración con un propósito, para energizarse o relajarse, la respiración se ve «simplemente como otra forma de experimentar las posibilidades dinámicas que conlleva tener un cuerpo, darse cuenta de lo que se siente, y tomar opciones». En el TCTSY se trabaja con las «cualidades dinámicas de la respiración» a fin de ofrecer a los clientes la oportunidad de tener «nuevas experiencias corporales que se diferencien del trauma si el trauma limita o restringe de algún modo la capacidad de respirar». (Emerson, 2015).

Consideraciones del trauma respecto al *marma*, la meditación y los mantras

En quienes experimentan entumecimiento corporal, la autoacupresión puede ser muy útil como una forma de comenzar a conectar la respiración con la sensación física. Yo la he utilizado con clientes que buscan una alternativa a los comportamientos autolesivos, trabajando junto a ellos para asegurarme de que usen la presión moderadamente. Existen pruebas de que las autolesiones movilizan las respuestas al dolor de las endorfinas y, tal como se señala en la sección de este libro que habla de los puntos *marma*, corresponde al mismo mecanismo que el de la acupresión.

La meditación, como ya se ha señalado, ofrece numerosos beneficios, y muchos de ellos están indicados para las personas que ha sufrido algún trauma. Sin embargo, aquellas que están pasando por un estrés postraumático pueden considerar muy difícil o casi imposible realizar la relajación del final de las clases de yoga o aquella que forma parte de un curso de yogaterapia. Hay personas que no se sienten seguras cerrando los ojos, y otras que pueden experimentar cierta angustia estando tumbadas boca arriba o bien sentadas. Cerrar los ojos o tumbarse para relajarse puede desencadenar una respuesta de inquietud, de flashbacks, o de pánico. Dependiendo de la persona y de su experiencia, eso puede tener lugar en privado, en un encuentro de persona a persona, o bien en grupo. Hay pruebas que indican que las personas con respuestas no traumatizadas al cerrar los ojos cambian de las ondas cerebrales beta (activas) a las alfa (relajadas); mientras que las que tienen un TEPT cuando cierran los ojos experimentan ondas beta intensificadas. Quienes presentan dificultades para practicar técnicas de relajación con los ojos cerrados pueden intentar hacerlas con los ojos abiertos o bien entornados, mirando al suelo o a la colchoneta. Ir aumentando la tolerancia a la práctica de la relajación con los ojos cerrados, sin prisas ni presiones, puede significar que la persona incremente la sensación de seguridad durante el sueño.

Para los clientes con insomnio postraumático, también puede ser muy difícil repetir un mantra interiormente con los ojos cerrados. En ese caso, puede ser útil salmodiar, cantar o emitir sonidos. Es sabido que la salmodia y el canto proporcionan unos beneficios terapéuticos adicionales, como por ejemplo la tonificación del nervio vago, lo que a su vez hace que la persona se muestre más adaptativa y menos reactiva al estrés. Hay que ser consciente de que en personas que han sufrido cierto tipo de maltratos de tinte religioso o ritualista, los cantos o los salmos pueden tener un efecto desencadenante, por ello es fundamental consultar siempre antes con el cliente y observar sus reacciones ante la sugerencia de una u otra práctica.

Información sobre el trauma en las clases grupales

En mis clases y cursos grupales de yoga para el insomnio, hay una gran variedad de alumnos, desde aquellos que nunca han hecho yoga hasta profesores de yoga experimentados. En la enseñanza de yoga para el insomnio es importante considerar que es posible que una parte de los alumnos sufra insomnio como respuesta a un trauma, por tanto, lo mejor es tenerlo muy en cuenta en esas clases. Lo que a continuación sigue se basa en mi propia experiencia, y también en un útil artículo de Linda Karl en el *Yoga Therapy Today* (2012).

Entorno

Hacer que el entorno sea lo más seguro y previsible posible permite una mayor relajación y evita efectos desencadenantes adversos. Para la persona que ha sobrevivido a un trauma puede resultar difícil relajarse si siente que la sala no es segura, si hay, por ejemplo, una puerta abierta; si se encuentra de espaldas a ella; si irrumpen en la habitación inesperadamente varias personas; si hay mucha o muy poca iluminación; o si se producen ruidos inesperados. Lo mejor es evitar todo eso en la medida de lo posible. En algunas de mis clases, hay un ventilador con temporizador que se apaga a una hora determinada, generalmente suelo indicar que esto va a suceder y que es normal sobresaltarse un poco cuando suceda. Si olvido mencionarlo, cuando se produce el ruido, explico de qué se trata; añado que es normal sentir cierto sobresalto y ofrezco la posibilidad de prolongar la exhalación y sentir la conexión del cuerpo con el suelo para afianzar así el sentimiento de seguridad.

Lenguaje

Es muy importante transmitir las instrucciones de los ejercicios de yoga con un lenguaje conciso y directo, si bien en un tratamiento dirigido a un problema traumático se evitan generalmente las frases que suenen a control y se opta por otras que favorezcan el empoderamiento. Se aconseja encarecidamente que las instrucciones para enseñar la manera de recuperar el sueño tengan un ritmo pausado. Es bueno hacer una pausa después de cada apunte para que el alumno pueda integrarlo. En algunos métodos, incluido en el trabajo de Emerson (2015), se usa la repetición de las instrucciones, de modo que si un alumno o cliente se retira momentáneamente tenga la oportunidad de volver a participar. Las instrucciones dirigidas al trauma hacen hincapié en la elección: cuándo moverse y en qué medida alentando a los alumnos a hacerlo de una manera más segura; aunque el estiramiento sea fuerte, es fundamental la sensación de seguridad.

El lenguaje que enfatiza en investigar y prestar atención a las sensaciones del propio cuerpo, en lugar de en la realización o consecución del ejercicio, incrementa la capacidad de autorrelajación necesaria para conciliar el sueño y no caer en la vigilia de mitad del período de sueño.

Cuando se trata especialmente de una persona con un trauma complejo u otros traumas relacionales, comenzar con unas instrucciones del tipo: «quiero que hagas...» o «haz esto» puede que le resulte especialmente provocador. Ese tipo de lenguaje puede dar al alumno la sensación de que alguien está imponiendo su voluntad sobre él o sobre sus movimientos. Lo mejor es evitar esas señales, pues lo que buscamos es incentivar las propias opciones corporales del alumno.

Ayuda y contacto

En las clases de yoga, el contacto puede ser muy reconfortante para algunos alumnos, pero para otros puede resultar angustioso. Incluso puede generarles cierta inseguridad ver como el profesor toca a otra persona. En general, lo más adecuado es minimizar la ayuda física, restringirla a lo esencial y, si es posible, utilizar sólo instrucciones verbales, como por ejemplo: «Si en esta estocada diriges el talón hacia delante, justo por debajo de la rodilla, sentirás menos tensión en la rodilla». Esto ayuda a que el alumno aprenda por sí mismo el movimiento, además de propiciar la habilidad verbal y la claridad del profesor, respetar la integridad corporal del alumno, y ayudarle a alinearse y a asimilar el movimiento para utilizarlo posteriormente.

Pautas para los ajustes físicos

He aquí algunas de las pautas que uso yo para realizar ajustes físicos atendiendo a la posibilidad de que mis alumnos sufran algún tipo de trauma:

- Ser claro acerca de la intención que hay detrás de cualquier ayuda física, y no ofrecerla a menos que haya establecida una relación clara con el alumno.
- Pedir permiso y dar una idea de lo que estás ofreciendo: «¿Puedo ayudarte a que gires un poco más la parte superior de la espalda?».
- Describir en primer lugar y verbalmente lo que ofreces: «Esto es para ayudarte a estabilizar la espalda, y para ello te voy a colocar una mano sobre el omóplato, ¿de acuerdo?». Con frecuencia, muevo las manos para mostrar hacia dónde va dirigida la ayuda, así el alumno puede ver la acción y tomar una decisión.
- Moverse con cuidado, firme y brevemente, y si la persona se muestra angustiada, detenerse.
- Cuando se roza sin querer una zona sensible, hay que aclarar de inmediato que fue sin intención. Por ejemplo, «Siento el gesto involuntario (roce en el pecho, el trasero, la pierna)». Puede ser una situación incómoda, pero ayuda ser claro, y también recurrir al humor.

Y, sobre todo: sé claro y consciente.

Elección de los ejercicios físicos/asanas

Algunas personas consideran que un fluir lento es reconfortante, mientras que otras se sienten más estables manteniendo un durante un tiempo poses estáticas, especialmente en las posturas de pie. Hay quien considera relajante estar tumbado boca arriba, pero hay quien lo encuentra perturbador o incluso angustioso. Una clase lenta con algunas repeticiones puede ser reconfortante, y un ritmo más lento ayuda a que la conciencia se asiente en el cuerpo.

Es importante tener en cuenta que para quien ha sufrido un trauma sexual puede resultar aterrador o humillante flexionar o rotar las piernas y dejar expuesta la zona genital. Abrir el pecho o flexionarse hacia atrás puede evocar sensaciones corporales y emociones muy intensas. Karl, en un artículo publicado en el *Yoga Therapy Today* (2012), sugiere introducir las nuevas posturas de forma lenta, poco a poco; y presentar la nueva pose y realizarla antes y después de otras que resultan ya familiares para el alumno. La regularidad también es reconfortante, por lo que puede ser muy útil enseñar las mismas secuencias durante un período de tiempo. Ésta es mi experiencia con la Secuencia simple del sueño: la repetición y la familiaridad generan comodidad y seguridad cuando las posturas no son desencadenantes de ninguna sensibilidad especial. A aquellos alumnos que en la Secuencia profunda del sueño prefieren no tumbarse en decúbito supino hay que ofrecerles alternativas a varias posturas.

Gestionar una reacción inesperada durante una clase grupal

Las reacciones inesperadas pueden ser desconcertantes tanto para el alumno como para el profesor, pero es importante comprender que posiblemente sean una manera de controlar la ansiedad consciente o inconsciente.

En este caso, es útil proponer al alumno algunas alternativas:

1. Ofrecer la opción de movimiento que el alumno prefiera: se puede optar por una o dos alternativas que activen los músculos grandes del cuerpo. En el caso de una respuesta de estrés, se puede invitar al alumno a comenzar a mover los músculos grandes de las piernas (por ejemplo, en el caso de la postura del guerrero u otras posturas de pie realizadas dinámicamente). Se cree que esos músculos utilizan cortisol, la hormona del estrés. A algunos les será muy útil concentrarse en la respiración para calmar así el sistema nervioso.
2. Sentarse cómodamente. Es posible que el alumno se sienta más cómodo apoyando la espalda en una pared o haciendo la postura del niño, si corresponde.
3. Pasar un tiempo fuera de la sala siempre que sea necesario controlar una situación de angustia: es bueno contar con un lugar específico donde retirarse y alentar al alumno a reintegrarse al ejercicio cuando ya se sienta preparado.

Ofrecer recursos y recomendaciones

Si no eres un psicoterapeuta cualificado, es muy recomendable que cuentes con ciertos profesionales para recomendar a tus clientes y éstos se beneficien así de trabajar en su trauma. Yo aconsejo trabajar con profesionales de la psicoterapia que tengan una larga trayectoria, estén formalmente vinculados a una asociación y sean expertos en los problemas traumáticos. Hay terapeutas especializados en los matices de las relaciones terapéuticas o de «contenedor» para trabajar en profundidad. Los tratamientos psicoterapéuticos autorizados desarrollan la sensibilidad y la habilidad en la relación cliente-terapeuta, analizan cómo manejar el apego y los límites, y ofrecen estructuras que permiten la supervisión y la vigilancia de los profesionales. Además, es posible que el cliente se sienta más seguro y confiado con otro profesional a la hora de aportar información muy personal, especialmente si el contacto contigo se lleva a cabo en un entorno grupal o en un centro de yoga muy concurrido.

Capítulo 5

El alma

El insomnio como una llamada al despertar

Para que una persona sane realmente, y no tan sólo experimente un alivio en sus síntomas, debe darse una *transformación*, en la cual subyace el paso que va del malestar al bienestar. En la base de este tratamiento está la idea de que la recuperación forma parte de la fuerza vital de una persona. Ya lo llames alma, espíritu, o cualquier otra cosa, la curación forma parte de ello. Podríamos decir que la curación es una práctica espiritual en el sentido en que se inicia con la intención de estar bien y el deseo de poner fin al sufrimiento que causa encontrarse mal. Hay quien a esa intención la llamaría oración, nosotros podemos traducir esa intención en: plan de tratamiento. El camino hacia la curación se inicia tan pronto como una persona decide buscar ayuda, y tú puedes ayudarla tan pronto te unas a ese proceso.

En tanto sanadores, profesionales y médicos clínicos, nosotros escuchamos ese deseo del cliente de sanar y le ayudamos en el camino lo mejor que podemos. Se dice que la oración es el proceso de expresar aquello que se anhela, de pedirlo –a la vida, a la naturaleza, a un poder superior, a lo divino o a Dios–, y que la meditación es el proceso de sumergirse en la quietud y en la tranquilidad para escuchar las respuestas, la intuición, la orientación y la verdad. Mientras ayudamos a los demás a sanar, podemos facilitarles ambos procesos, especialmente si los aplicamos en nosotros mismos. No importa que tú o tus clientes seáis agnósticos, ateos, cristianos, musulmanes, judíos, hindúes o profeséis cualquier otra fe; el yoga, como modalidad curativa que es, te invita a llamar a ese proceso como desees, siempre que uses el potencial curativo de la fuerza vital, a todos los niveles, para recuperar el bienestar. En el camino, tendremos la oportunidad de desarrollar nuestra conciencia, de aprender nuevas habilidades y conocer nuevas herramientas, de lamentar pérdidas, celebrar el progreso y convertirnos en seres humanos más completos. Aprender a curarnos a nosotros mismos y a los demás es un gran regalo.

Cuando nos relacionamos con otra persona para curarla, necesitamos la capacidad de oír sus anhelos y de tener en cuenta lo que nos presenta para ayudarla a encontrar sus respuestas. Escuchamos esa llamada y la ayudamos con la respuesta.

Lo que nos mantiene despiertos puede «despertarnos»

Es posible que la recuperación del sueño se desbloquee cuando demos con la clave correcta: una combinación de prácticas yóguicas, un cambio de hábitos relacionados con la higiene del sueño, una salida emocional, o unas técnicas de control mental pueden restablecer un buen sueño. Las herramientas y las técnicas que he presentado hasta el momento en los capítulos de este libro pueden resolver muchas cosas cuando se usan de una manera clara y atractiva como parte de un curso, o cuando un terapeuta especialista y un cliente trabajan juntos y crean un camino de sanación inteligente y amable. En algunas ocasiones, el conocimiento, las herramientas y las técnicas expuestos en los capítulos anteriores no son suficientes, el sueño sigue siendo difícil de alcanzar y el cliente se muestra literalmente inquieto. Cuando ése sea el caso, tenemos que observar más de cerca esa inquietud para escuchar lo que nos está diciendo. Necesitamos estar atentos a la llamada de atención del insomnio, y darnos cuenta de que hay algo en el interior de la persona que la despierta y que, a un tiempo, le sirve para «despertar».

Este capítulo final se inspira en el *anandamaya kosha,* el nombre de la capa más interna del sistema de los cinco *koshas,* que se traduce como el cuerpo de la «dicha». Si bien las tradiciones espirituales reconocen que la vida implica sufrimiento, los cinco *koshas* invitan a dirigirse hacia algo que los antiguos llamaban «dicha». Esto difiere de una personalidad que es feliz todo el tiempo. Se trata de algo más generalizado, relacionado con una forma de conciencia que se prolonga en la naturaleza infinita del ser. En pocas palabras, lo que significa es que somos más que nuestro cuerpo, nuestra circulación, nuestra mente y nuestras emociones: somos algo que puede testificar todo eso como una forma de conciencia, y que a un tiempo estamos conectados y formamos parte de una vitalidad y de una fuente de energía que dura toda la vida y sigue existiendo más allá de nuestra propia vida. Algunos llaman a eso alma o espíritu, otros lo llaman conexión con Dios; lo divino, el universo o la naturaleza. El propósito de este capítulo no es definir qué significa la espiritualidad para ti o para tus clientes, sino remarcar que esa «capa interior» es vital para nuestro bienestar global.

Una dimensión espiritual, no dogmática, de la yogaterapia

En vez de, desde una perspectiva reduccionista, contemplar una parte del todo, la yogaterapia invita a contemplar a las personas como seres espirituales conectados con una fuerza vital universal o naturaleza. Esto puede parecer esotérico, pero en realidad es algo evidente, importante y vital. Dado que este tratamiento de yogaterapia engloba muchas tradiciones, también recurrimos a orientaciones de numerosas fuentes. El maestro budista Thich Nhat Hanh (2016) describe de manera muy práctica la importancia de tener una comprensión espiritual de la vida, y afirma: «Todo el mundo necesita tener una dimensión espiritual en la vida Si tenemos esta capacidad, podemos desarrollar una intimidad espiritual y duradera con nosotros mismos y con los demás». La sensibilidad con la que atendemos nuestras propias necesidades humanas, deseos y anhelos, así como la atención a las necesidades de nuestros cuerpos, y el vivir alineados con el ritmo del día y de la noche, forman parte de una práctica espiritual. Todo ello crea una especie de intimidad que nos honra a nosotros mismos y a nuestro lugar en el mundo.

Hanh considera que:

> ... sin una dimensión espiritual, es muy difícil lidiar con las dificultades diarias a las que todos nos enfrentamos. Si sigues una práctica espiritual ya no tienes miedo. Además de un cuerpo físico, tienes un cuerpo espiritual. Las prácticas de respiración, caminar, concentrarte y comprender te ayudarán enormemente a tratar tus emociones, a escuchar y abrazar tu sufrimiento, y también a reconocer y a aceptar el sufrimiento de otra persona. (p. 32)

A lo largo de milenios, la práctica espiritual ha servido para inculcar en el ser humano un sentimiento de confianza en la naturaleza o en el proceso de la vida. La espiritualidad ayuda a abordar el miedo a la muerte que subyace en la incapacidad humana de dejarse llevar, de soltarse, aspectos fundamentales en el proceso de dormir bien. Pero ¿qué entendemos exactamente por espiritualidad? Hahn señala que no se trata de un modo de aclarar nuestras dudas: la espiritualidad no significa creer ciegamente en una fe determinada. La espiritualidad es una *práctica* que brinda calma, comunicación y transformación. La yogaterapia, contemplada como conductora del alma o encarnación del espíritu, nos aporta los siguientes beneficios:

- Calma: en forma de alivio de la tensión, del dolor y de la excitación.
- Comunicación: en forma de un diálogo con los síntomas y con nuestros hábitos.
- Transformación en forma de los cambios creados a lo largo del tiempo en nuestro cuerpo, nuestra mente y en la orientación de nuestra vida.

Brian, del que hablamos anteriormente, apareció ante mí como un vampiro: demacrado, con la piel apagada y los ojos hundidos. Comenzó realizando unas cuantas posturas de yoga que le reanimaron el cuerpo y le dieron algo de color. Después, una vez que la tensión y la tirantez del cuerpo se lo permitieron, se sintió como pez en el agua, pudo sentarse cómodamente y meditar. Se hizo palpable su sensación de haberse encontrado a sí mismo. Comenzó a sentir calma: en cuestión de pocas semanas su sueño mejoró drásticamente, ya podía conciliar el sueño y, por lo general, conseguía dormir de seis a siete horas diarias.

Como se menciona en la Introducción, me reencontré con Brian varios años después de nuestro curso de yogaterapia y meditación y me dijo que seguía meditando y recurriendo a las posturas de yoga cuando lo necesitaba. Me pidió consejo respecto a su luna de miel: él y su novia, con la que cual no se había ido a vivir a causa de su problema de insomnio, estaban ahora a punto de casarse. Cuando contacté con él por motivo de este libro, casi dos años después de aquel encuentro, me dijo: «Otra vez vuelvo a dormir mal, pero esta vez por razones completamente diferentes y muy dichosas: ahora soy papá». Entró en contacto con las exigencias de su vida y vio que tenía herramientas para manejarlas. No sólo se curó de aquel insomnio paralizante, sino que ahora se siente tan seguro que ha formado una familia con la mujer que ama, y tiene la suficiente confianza para poder conducir su vida. Se trata, realmente, de una transformación profunda: Brian sabe que tiene las herramientas y la resistencia para recuperarse del insomnio, y no sólo para controlar su día a día, sino también para asumir la vida en plenitud.

Se trata de una mirada sobre el sueño muy diferente a la que tienen los tratamientos modernos. Un médico convencional habría recetado a Brian pastillas para dormir o le habría aconsejado seguir un enfoque propio de la TCC (terapia cognitivo-conductual) basado en los hábitos, lo que probablemente habría mantenido a Brian centrado en su parte mental, en su cabeza, donde pasaba la mayor parte del tiempo. Contemplar a Brian como un todo, comprender hacia dónde era necesario reenfocar su energía, su circulación y equilibrio, no sólo desbloqueó su sueño sino también su sentido de asentamiento en una vida en la que no todo era trabajo, también conexión y un amor creciente.

Una alternativa a las metáforas de las máquinas modernas

La medicina occidental moderna enseña a los médicos a descomponer un problema en componentes para tratar de resolver lo que está roto, es deficiente o está deteriorado y reparar la parte estropeada, como cuando un mecánico realiza una prueba de diagnóstico en un coche para ver qué ha provocado la avería, encuentra la pieza rota y la repara o la reemplaza, y añade el líquido o el aceite para los frenos. La especialización médica divide el cuerpo humano en piezas manejables, como el sistema endocrino, los músculos y huesos, el oído, la nariz y la garganta o los órganos reproductivos. Señalar un objetivo es útil en muchas enfermedades y trastornos, aunque la razón por la que aparecen numerosas dolencias se deba con frecuencia a algo mucho más generalizado que tiene que ver con factores orgánicos y psicológicos, y también con muchas fuerzas inexplicables que determinan quién enferma y quién se cura.

Brian acudió a la clínica describiendo así sus problemas con el sueño: «Necesito aprender a desconectarme». Mientras que Lina simplemente deseaba «encontrar el botón adecuado para acabar con las pesadillas». Simon sufría ataques de pánico y quería saber cómo «desconectar la mente». Cuando definimos el problema de esa manera, no es de sorprender que busquemos unas soluciones rápidas y mecánicas. En cierto sentido, así es cómo el modelo médico de diagnóstico y reparación nos ha enseñado a vernos a nosotros mismos, la metáfora de una máquina que elimina el misterio del ser humano porque eso puede parecernos incontrolable.

El yoga tradicional, por el contrario, no nos ve como máquinas con unos interruptores *on* y *off*, sino como seres capacitados para entrar y salir de diferentes estados de conciencia. Si bien pudiera parecer que hay personas que pasan del *on* al *off* porque se duermen rápida y fácilmente, lo cierto es que en el sueño existe un proceso que todos seguimos: pasar de un estado de vigilia a un estado de flotación, de duermevela, el cual puede ser más rápido o lento según cada persona. Si alguna vez has visto dormir a un ser vivo, habrás podido observar que el sueño implica unos patrones: respiraciones más rápidas o menos profundas, quietud total o bien sacudidas, cara relajada o párpados en movimiento. Estamos de cualquier manera menos totalmente «desconectados».

Mientras estamos vivos, nuestra fuente de energía nunca desaparece, por el contrario, vamos cambiando de un estado de conciencia a otro, con sus estados físicos correspondientes. Eso es totalmente diferente a lo que sucede cuando desconectamos una máquina o presionamos el botón de desconexión total. Una máquina en modo *off* no procesa nada, no puede autorrepararse sin energía. Así, un horno autolimpiante, por ejemplo, tiene que estar encendido para hacer su trabajo.

Un ordenador en modo de espera puede realizar algunos análisis antivirus, pero cuando una máquina está apagada no sucede absolutamente nada en ella. Es posible que el insomnio haya pasado a convertirse en una epidemia porque esperamos poder desconectarnos de la vigilia como si fuéramos máquinas, en vez de hacernos expertos en el manejo de nuestra propia conciencia humana.

Simon no necesitaba sólo desconectar su mente, sino escucharla, y también a su mundo emocional, y a su cuerpo y a su modo de consumir energía. Tuvo que pasar por tener ataques de pánico para poder realmente «despertar». Había soportado el insomnio crónico más tiempo del que podía recordar, y su estancia en el hospital le significó empezar a tomarse muy en serio su salud y su estado mental. Descubrimos lo que le había conducido a ese estado de angustia aguda: la muerte de un amigo cercano lo devolvió a sus propios temores a morir y a las pérdidas que había sufrido al principio de su vida. Trabajar con diversas posturas de yoga y los ejercicios de respiración le permitió aminorar su ritmo y sentir sus miedos; y hablar de cosas que le resultaban difíciles le produjo una sensación de bienestar. Cuando Simon se sentía tenso durante el día, las posturas de yoga le ayudaban a enraizarse. Los ejercicios de respiración le sirvieron para notar cuándo se tensaba: la respiración era superficial, la frecuencia cardíaca más alta; y tenía la sensación de flotar. A través de la respiración consciente, con exhalaciones más prolongadas, enseñó al sistema nervioso a dejar de estar en alerta máxima. La meditación diaria le dio un tiempo que él llamó «tiempo ejecutivo» en el que procesaba no sólo sus cuitas laborales, también las de su familia y su mundo interior; de ese modo pudo responder en lugar de ser reactivo, y descubrió que ahora ahorraba mucho tiempo y era más reflexivo. Simon se ha ablandado: en su mundo hay menos berrinches y menos presión. Camina un poco más despacio, pero sus zancadas son más largas. Sus ojos reflejan más tranquilidad, ahora, en vez de saltones se les ve brillar cuando bromea con sus típicos chistes. En su círculo de confianza de amigos y familiares, habla más de sus pensamientos, sentimientos y de su mundo interior: ya no se esconde tras una fachada de logros, de intensa actividad y de humor sarcástico. Se ha vuelto más eficaz en sus negocios, delega más, tiene un sentido menos acuciado de su tiempo, ha continuado con su trabajo político a la vez que minimiza los aspectos que solían afectar a su sueño. Prioriza más, es más consciente de sus necesidades y más eficaz: tiene menos tensión y más alegría.

Sueño y estados de conciencia

Los antiguos yoguis identificaron diversas formas de conciencia y les dieron distintos nombres (Feuerstein, 2014; Olivelle, 1998):

- El estado de vigilia (*jagrata*) significa el conocimiento externo y la conciencia del mundo en su totalidad, incluidas las cosas tangibles y los fenómenos físicos y externos. Cuando estamos despiertos podemos ver y escuchar, saborear y oler, tocar, conversar e interactuar con las personas, los lugares y las cosas. En este estado las cosas son tangibles.
- El dormir soñando (*svapna*) se logra cuando las cosas que has percibido en tu vida vuelven a ti y el inconsciente las organiza. Este estado no sigue las reglas del mundo tangible y concreto, pero ofrece fragmentos y símbolos de él.
- El sueño profundo sin sueños (*susupti*) es el denominado nivel «causal»; en él no se «hace» nada, no se juega con la conciencia en términos de sentidos, pero la conciencia está ahí, tranquila. Quizás sea un estado del ser puro.
- El estado de más allá del sueño profundo (*turiya*) es el estado al que aspiran los yoguis comprometidos, a menudo aislados en sus *ashrams* y en las cimas de las montañas. No estoy seguro de haber tenido una experiencia personal en este estado, por lo que no puedo compartir gran cosa desde mi propia perspectiva. Para muchas de las personas que trabajan y viven en un mundo de transacciones,

interacciones, de conseguir y gastar, puede ser una tarea difícil percibir la conciencia universal pura como una conciencia no separada del resto de los seres o de Dios, mientras que, para otras, la «conciencia no dual» es una realidad.

Lina hizo cambios en el entorno de su sueño y también en sus hábitos de vida, pero el cambio más importante fue el de su capacidad de «dejarse arrastrar» para descansar físicamente; eso le dio un sentimiento de más seguridad que impregnó todos los aspectos de su vida. Durante el tiempo que trabajamos juntos, Lina pasó de sentir terror ante la sensación de relajar sus músculos y descansar, de estremecerse mientras lo hacía, a poder entrar en la relajación, semana a semana, de manera cada vez más fácil. Volvió a llevar sus pesadillas a la terapia, y ahora está trabajando en ellas de nuevo: tras haber pasado por la experiencia de la relajación, ahora está en mejores condiciones para enfrentarse a sus miedos y ha comenzado a sentirse más segura en su piel. Desde pequeña, siempre había temido dormir por el sentimiento de vulnerabilidad que ello le suponía y porque se sentía expuesta a sufrir un ataque. Incluso comenzar a relajarse le hacía sentirse insegura, y dormir era para ella entrar en un campo minado. Comenzar con unas posturas de yoga en las que controlaba su cuerpo le ayudó a evaluar la tensión y la relajación de sus músculos: desarrolló lentamente la interocepción y comenzó a sentir lo que su cuerpo necesitaba: comida, descanso, sueño, estiramientos, así como poder cumplir con todo ello. La pieza que le faltaba era conectar con su necesidad de sentir seguridad en el cuerpo, algo que fue creando poco a poco, con el tiempo. Ahora se siente más segura, cuando empieza a dormirse tiene menos miedo a ser herida o a la muerte, sabe que estará bien y que, si experimenta dolor o angustia, puede conseguir ayuda.

Al comienzo de las sesiones de yogaterapia, Lina fumaba, tomaba café para controlar el agotamiento que se apoderaba de ella durante el día e iba al gimnasio a hacer ejercicio hasta sentirse exhausta. Después de haber roto una relación larga, estaba harta de seguir soltera, pero pensaba que le resultaría imposible iniciar otra relación. Cuando Lina empezó a ser consciente de su cuerpo, cambió a una dieta más nutritiva, aumentó de peso, lo que la llevó a estar más calmada y sana; empezó también a fijarse más en los demás, a establecer unas relaciones más fáciles y a abrirse poco a poco a la posibilidad de quedar con alguien, de tener alguna cita. Su trabajo se ha vuelto más agradable, se descubre a sí misma sonriendo y riendo más abiertamente, vive menos asustada, duerme mejor y se siente más vital.

El sistema de chakras, el despertar y la transformación alquímica

Durante el transcurso del día nuestra energía está delimitada. Es posible tratar de superar la somnolencia, pero también lo es llegar al agotamiento. Constatar que tenemos una fuente de energía finita pero recargable es algo esencial en la recuperación del sueño y del despertar durante nuestros días.

Existe un sistema claro para comprender el equilibrio de los diferentes aspectos del ser humano. Cuando una parte de nuestra personalidad y experiencia pasa a un primer plano, hay otros aspectos que retroceden. Si nos desequilibramos en exceso en algunos aspectos de la vida, es posible que nos quedemos cortos o deficientes en otros.

La comprensión moderna del sistema de chakras, tal como la expone la terapeuta Anodea Judith en su obra clave *Las ruedas de la vida* (1987), nos brinda una forma terapéutica y compasiva de ver los diversos aspectos del organismo humano.

La palabra sánscrita *chakra* significa 'rueda' o 'disco' y se refiere a cada uno de los siete centros básicos de energía del cuerpo humano, que corresponden a los ganglios nerviosos que se ramifican desde la columna vertebral a los órganos y las glándulas. Desde una perspectiva psicoespiritual cuerpo-mente estos centros están relacionados con diferentes aspectos de nuestras vidas: la conciencia, las etapas del desarrollo de la vida, los elementos arquetípicos, las funciones corporales, los colores, los sonidos y demás.

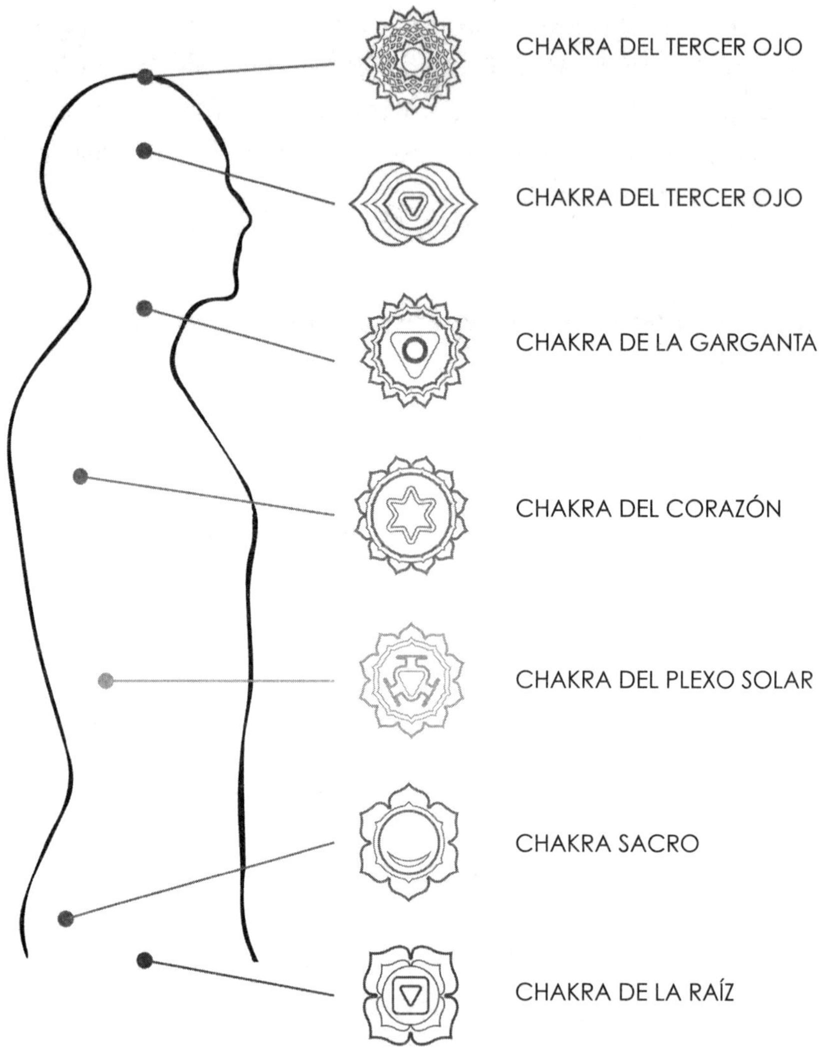

El sistema de chakras constituye un mapa de los diferentes aspectos del ser humano que ofrece una forma de vernos a nosotros mismos como un todo y nos proporciona un patrón para la transformación. Judith, en su obra *Las ruedas de la vida,* integra Oriente y Occidente y explora todos los aspectos interrelacionados de los chakras. Se dice que el sistema de los chakras se extiende por todo el cuerpo, y el número de chakras primarios varía según el sistema filosófico o la literatura que los refiere. Si bien hay autores que discuten la veracidad histórica del sistema que aquí se explica, cabe considerarlo como indicativo, como una manera de iniciar una conversación sobre el equilibrio holístico que nos ayude, a nosotros y a nuestros clientes, a volver a dormir bien y a tener una buena vigilia.

Los chakras inferiores se asocian con los aspectos relacionados con la estabilidad corporal, las relaciones y el deseo, mientras que los chakras superiores se relacionan con el amor, la expresión, la comprensión y la conexión espiritual. Una forma de entender el movimiento de los aspectos «inferiores» a los aspectos «superiores» del yo es considerarlo como un flujo *liberador*, un fluir que toma lo material y lo coloca en un contexto mayor y más espiritual. Y pasar de los aspectos «superiores» o más sutiles de uno mismo puede verse como una conexión con la tierra, o con llevar el espíritu a una forma material, con frecuencia llamada *manifestación.*

Trabajar con las perturbaciones y los desequilibrios que causa la pérdida de sueño puede llevarnos a explorar las siete zonas de los chakras. Se trata de una gran herramienta para la autoexploración por parte del cliente, y tú, lector, puedes facilitar ese proceso ofreciéndole unos ejercicios que le ayuden a equilibrar las zonas que él (con tu amable ayuda) identifique como necesitadas de apoyo.

A continuación, expondremos una descripción básica del sistema de chakras, según Anodea Judith (1987), con algunas correspondencias generales entre los diversos aspectos de nosotros mismos; consideraremos cómo se relacionan con el sueño. Por nuestra propia naturaleza, los seres humanos tenemos unas cuantas fortalezas innatas y algunas zonas que no manifestamos con facilidad. Quizás son potenciales subdesarrollados, quizás no los hemos reforzado nunca, o quizás nos han dicho «o hemos aprendido por las reacciones de los demás– que son partes que no debemos manifestar. Trabajar a través del sistema de los chakras nos ofrece una forma de identificar aquello que está sobreexpuesto (es excesivo) y lo que está subdesarrollado (es deficiente) y, con el tiempo, llegar a un equilibrio.

Fortaleza y necesidades: «Excesos y carencias» dentro de cada uno de los chakras

El sistema de chakras es una forma relativamente sencilla de entendernos de una manera holística, a nosotros mismos y a nuestros clientes o alumnos. Nos permite no enjuiciarnos ni enjuiciar a los demás y ver en cada zona dónde tenemos fortalezas o dónde tenemos necesidades. En cada una de las zonas que a continuación se enumeran podemos tener un propio aspecto superdesarrollado, y que llegue a ser excesivo, o bien subdesarrollado o carente, y resultar en una necesidad o una deficiencia. Este punto de vista constituye la base práctica y libre de prejuicios de un programa terapéutico.

Los chakras, resumen

Primer Chakra: Muladhara (*tierra, identidad física, autoprotección, seguridad, supervivencia*)

Este chakra, situado en la base de la columna vertebral, constituye nuestro fundamento, nuestra base. Corresponde al elemento tierra, y está relacionado con la estructura, la estabilidad y la supervivencia. Se asocia también con nuestro sentido de seguridad y con la capacidad de estar aquí y sentirnos enraizados. Nuestro sentido de estar presente en el cuerpo físico también se relaciona con todo esto. Los desequilibrios en esta zona pueden estar causados por sentimientos de peligro o de amenazas físicas provenientes de un trauma o de una experiencia violenta, o de una falta de recursos para satisfacer las necesidades básicas, como los alimentos, la vivienda o el dinero. Cuando esta zona es deficiente puede significar que la persona está totalmente desconectada de la tierra –que se vuelve demasiado delgada, que se consume–, o bien puede ser que se compense en exceso, acumulando cosas, codiciando dinero o comiendo excesivamente.

Segundo Chakra: Svadhisthana (*agua, identidad emocional, orientado hacia la autogratificación*)

El segundo chakra, ubicado en el abdomen, parte inferior de la espalda y los órganos sexuales, está relacionado con el elemento agua y con las emociones, el eros, la polaridad y la sexualidad. Representa la conexión con los demás a través de los sentimientos, los deseos, las sensaciones y los movimientos. Este chakra simboliza teóricamente las cualidades de fluidez y gracia, la profundidad de sentimientos, la satisfacción sexual y sensual y la habilidad para aceptar los cambios. Algunas interpretaciones del sistema de chakras relacionan el eros con el poder de crear, como cuando dos seres humanos se reproducen y crean otra vida. Cuando este aspecto está desequilibrado, la persona puede volverse demasiado emocional y sentirse angustiada, o bien puede reprimir sus emociones hasta el punto de expresarse sólo mediante una inconsciente actuación destructiva. Demasiada actividad en el segundo chakra puede manifestarse en forma de una hipersexualización o una codependencia, y ambas cosas otorgan un exceso de energía a los demás a expensas de la propia integridad; también puede expresarse como una forma de anorexia sexual o emocional, bloqueando la propia intimidad y la sexualidad. En las relaciones, la falta de una expresión saludable de la sensualidad de acuerdo con las necesidades personales, las tensiones innecesarias, los sentimientos de anhelo, la soledad o la falta de apetencia en la vida pueden llevar a una existencia tediosa.

Tercer Chakra: Manipura (*fuego, identidad del ego, orientado a la autodefinición*)

Este chakra, situado en el plexo solar, se conoce como el chakra del poder. Está relacionado con nuestro sentido de poder personal, de voluntad y de autonomía. Se encuentra en la zona del estómago y se asocia con el fuego digestivo, necesario para convertir los alimentos en el combustible imprescindible para encender la chispa de hacer y conseguir logros en la vida. Cuando la zona está sana tenemos ganas de levantarnos y ponernos en marcha» sentimos sangre en las venas, lo cual denota energía, efectividad, espontaneidad y un poder no dominante. Esto también lo encontramos en la zona de las glándulas suprarrenales, las que producen las hormonas del estrés necesarias para entrar en acción. Si éstas se sobreactivan, experimentamos fatiga y un letargo asociado con haber estado gastando energía durante demasiado tiempo. Cuando la presencia del tercer chakra disminuye es posible que falte la actividad necesaria para poder tomar el control de las situaciones de la vida, y que cedamos las decisiones propias a los demás pidiéndoles que se hagan responsables de nosotros. Si estamos constantemente estresados, con demasiada actividad, nuestra capacidad de relajarnos se quiebra; mientras que si no nos activamos lo suficiente puede fallarnos el impulso homeostático que induce el sueño.

Cuarto Chakra: Anahata Air (*identidad social, orientado a la autoaceptación y a la compasión*)

Éste es el llamado chakra del corazón y es el punto medio del sistema de los siete chakras. Está relacionado con el amor y contemplado como el integrador de los opuestos de la psique: mente y cuerpo; masculino y femenino; persona y sombra, separación y unidad. Un cuarto chakra sano permite amar profundamente, sentir compasión y tener una profunda sensación de paz y concentración. Se encuentra en la zona del corazón y de los pulmones, donde los latidos y la respiración son las pulsaciones que sostienen la vida. Cuando tenemos miedo, el ritmo cardíaco se acelera, la respiración también, y nos tensamos; cerramos el pecho para protegernos y para preservar la sensación de corazón abierto de cuando nos sentimos seguros y amados. Con el corazón roto, desconectados del amor, solemos dormir mal o demasiado, tenemos miedo, no somos compasivos, sentimos la falta de compasión o de amor de los demás, a veces en forma de soledad; si hemos amado y perdido el amor, experimentamos dolor, o no respiramos bien a causa del miedo. Todos estos desequilibrios en la zona física y energética del corazón pueden conducir a noches de insomnio.

Quinto Chakra: Vishuddha (sonido, identidad creativa, propensión a la autoexpresión)

Éste es el chakra situado en la garganta y, por lo tanto, está relacionado con la comunicación y la expresión creativa. Con él, experimentamos simbólicamente el mundo a través de la vibración, como la vibración del sonido en la formación del lenguaje y en la música. Los desequilibrios de esta zona pueden estar relacionados con la comunicación con los demás: cuando no nos comunicamos o no podemos hacerlo de manera que satisfaga nuestras necesidades, y no sabemos negociar para dar respuesta a las necesidades de los demás, nos sentimos a veces exhaustos, incapacitados, o resentidos, lo que puede hacernos perder el sueño. Hablar de manera que ocasione conflictos en nuestro yo interior y en nuestras vidas puede llevarnos a noches de insomnio. La zona de la garganta abarca también la tiroides y la paratiroides, y ambas cumplen funciones muy importantes en la energía cotidiana y en la regulación del sueño. Cuando la tiroides está poco activa (hipotiroidismo), nos volvemos lentos, necesitamos dormir mucho y no descansamos lo suficiente. Cuando estamos demasiado activos (hipertiroidismo), es posible que nos sintamos agitados, continuamente conectados y con dificultades para descansar, lo que resulta en una sensación de agotamiento relacionado con la fatiga suprarrenal, mencionada respecto al tercer chakra.

Sexto Chakra: Ajna *(luz, identidad arquetípica, autorreflexión, percepción y visión clara)*

A este chakra se le conoce como el chakra del entrecejo o del Tercer ojo, y se relaciona con el centro del cráneo, justo detrás del centro de los ojos, que se corresponde con la glándula pineal. Está relacionado con la vista, tanto física como en términos intuitivos, y con el equilibrio entre el intelecto y la percepción. Cuando este chakra está sano nos deja ver con claridad: de hecho, nos permite tener un panorama amplio de lo que sucede. Cuando perdemos la perspectiva y no vemos a largo plazo, nos volvemos intolerantes o tenemos una mente hiperactiva, obsesionada por el estrés y las preocupaciones que deja fuera las fuerzas calmantes y equilibradoras, y podemos perder el sueño o tener dificultades para conciliarlo.

Séptimo Chakra: Sahasrara (*pensamiento, conexión con la fuerza vital y comprensión espiritual*)

El chakra de la corona está relacionado con la conciencia como «conciencia pura» y con nuestra conexión con las mayores bases de la vida, con esa misteriosa conexión con la fuerza vital que une a todos los seres. El desarrollo de este chakra nos brinda una perspectiva más amplia de nuestra vida, un lugar al que la poeta Mary Oliver en su poema «Gansos salvajes» (2004) llama «familia de cosas», y que conlleva un sentimiento de confianza que proviene del sentido de nuestra pequeñez dentro de esa familia de cosas, así como nuestra conexión en su interior. Cuando carecemos de esa comprensión, carecemos también de un sentimiento de conexión espiritual (esté o no relacionada con la religión), del asombro y de la fascinación; la vida puede parecernos árida, inútil e indiferente; y las preguntas existenciales pueden mantenernos despiertos toda la noche.

La distribución de la energía entre los chakras

La energía en el sistema cuerpo-mente puede estar dirigida (organizada y canalizada) o dispersa. El sistema de los chakras nos sirve de guía para comprender los desequilibrios psicosomáticos. Podemos ver zonas en las que se dice que la energía o la fuerza vital está concentrada, sobreactivada, sofocada, fluye libremente o bien tiene fugas. Esto se relaciona con la circulación y el desarrollo en las estructuras físicas del cuerpo y, en un nivel más sutil, con los aspectos mentales, emocionales, psicológicos y espirituales de nosotros mismos.

Si partimos de la idea de que contamos a diario con una cantidad limitada de energía, si gastamos más en una zona determinada, ello significa contar con menos energía para gastar en otras zonas vitales. Carolyn Myss (1997), cuando habla sobre el sistema de chakras, utiliza la siguiente metáfora: es como si nos despertáramos cada día con 100£ de energía para gastar en cualquier zona vital. Mientras dormimos, recargamos el banco con el 100 % de esa asignación diaria de energía. Si tuvieras que gastar hoy 90£ de tu capital para satisfacer las necesidades de supervivencia: buscar refugio o trabajo, o asegurarte la alimentación, no tuvieras dónde vivir o qué comer, atender a las preocupaciones de seguridad del primer chakra te dejaría con tan sólo un 10 % de capital para gastar en otras áreas de tu vida, como cultivar relaciones amorosas (cuarto chakra), espiritualidad (séptimo chakra), etc.

Si estuvieras pasando por un duelo, experimentarías fuertes emociones de dolor y de tristeza. El centro de las emociones (segundo chakra) y el corazón pueden consumir ciertos días un 80 % de tu energía, y dejarte sólo un 20 % para distribuirlo en las necesidades de pensamiento/planteamientos (sexto chakra) (primer chakra) o conseguir trabajo (tercer chakra). En una misma situación, otra persona podría reprimirse el sentimiento de dolor, al menos por un tiempo, e incapaz de llorar o de sentir tristeza cerraría enérgicamente el área relacionada con el segundo chakra y desviaría la atención y la energía a hacer cosas (tercer chakra) o bien a atender las necesidades emocionales de otras personas (cuarto chakra).

Energía dentro o fuera del sistema

Para restablecer el equilibrio en cada una de las zonas relacionadas con los chakras y también entre ellas, existe un programa terapéutico que incluye unas prácticas que contemplan todas las zonas. Muchos de mis clientes con insomnio pasan gran parte de su tiempo centrados en otras personas, bien como padres o cuidadores, o bien en su trabajo, dedicando enormes cantidades de tiempo y de energía a sus responsabilidades profesionales o actividades. Cuando toda la atención en la fuerza vital propia se dirige a servir a los demás, o a una búsqueda externa, poco queda para mantener el equilibrio interior, y nuestra salud y bienestar pueden sufrir esa falta de atención. Un ejemplo clásico de autocuidado se da cuando subimos a un avión: las instrucciones de seguridad establecen siempre que, en una situación de emergencia, antes de ayudar a otra persona, primero hay que colocarse la máscara de oxígeno sobre la propia boca y nariz. Si tú no puedes respirar, no puedes ayudar a nadie.

«Dejar fluir»: El poder de las limitaciones, los finales y la finalidad

Es posible llegar a vernos a nosotros mismos como parte de un contexto espiritual mayor y, con el tiempo, encontrar una sensación de integración y equilibrio Nuestras preocupaciones diarias pueden ser muy reales y apremiantes, pero finalmente nos damos cuenta de que no «controlamos» y de que lo peor que puede suceder es que experimentemos sufrimiento o que nos muramos. Existen muchas tradiciones espirituales que abordan directamente la diferencia entre el dolor, que es inevitable, y el sufrimiento, que sobreviene cuando tememos el dolor, nos detenemos en el dolor pasado o presagiamos un dolor futuro. Con la práctica, uno puede reconocer el sufrimiento añadido y detectarlo como innecesario. Las tradiciones espirituales tratan directamente el miedo a la muerte y a la finitud de los finales, en vez de ir dando vueltas y vueltas a lo mismo. Esto, según mi experiencia clínica, está muy presente en quienes tienen dificultades para liberarse al sueño. A menudo existe un miedo profundo, existencial, subyacente, a que las cosas no vayan a ir bien, y la idea de que tenemos que aferrarnos «a la amada vida» de un modo sustancial. Puesto que seguimos estando desprotegidos y no estamos prevenidos en relación a nuestro entorno, no podemos defendernos de las amenazas; en un sentido muy real, somos vulnerables a los ataques, y también a la muerte. Según la mitología, cuando los reyes y los dioses dormían era el momento en que sus reinos y dominios quedaban vulnerables frente al ataque de los enemigos. Fue mientras Sansón dormía cuando Dalila le cortó su larga y espléndida melena y le robó la fuente de su fuerza. Los mundos de los sueños comportaban promesas y peligros por igual, no son estados de dominio y control, y cualquier cosa puede suceder. Cuanto más temerosos, consciente o inconscientemente, estamos frente a aquello que no podemos desentrañar y controlar, menos probabilidades tenemos de dormir.

Cuando existe la confianza en la naturaleza- o en una fuerza superior a nosotros-, de que todo continuará su camino, es posible sentirnos relajados y liberados. Eso no quiere decir que quienes sean personas espirituales se sienten dichosas y estén bien adaptadas, que no vayan nunca a enfermarse o a experimentar problemas físicos; ni tampoco significa que uno tenga que ser espiritual para dormir bien o estar saludable. De hecho, se sabe que algunas de las actividades que emprenden quienes siguen lo que puede llamarse un camino espiritual hacia el «despertar» les mantienen despiertos, literalmente despiertos, y eso afecta al sistema cuerpo-mente para crear la transformación. Sin embargo, si no funcionamos bien en la vida, si no le encontramos el color y la chispa porque el descanso y el sueño nos evitan, es que hay algo que está llamando nuestra atención. Puede que estemos llamados al despertar, a poner la vida en una perspectiva más amplia, a vivir cada día plenamente.

Encontrar significado en un mundo que cambia con rapidez

Muchos de mis clientes ven cómo la inseguridad y la inestabilidad van creciendo tanto en su vida laboral como en sus relaciones personales.

Hablan sobre las nuevas distracciones –obligaciones incluso– del mundo cibernético con su naturaleza siempre presente, con entretenimientos imparables, transmisiones en continuo, día y noche, de vídeos y noticias en potencia angustiosas. Y, aunque esos clientes no formen parte de ese grupo cada vez mayor de personas que viven solas, la soledad y la desconexión son temas que surgen en sus conversaciones. Es posible que las tendencias sociales, económicas y tecnológicas más extendidas en la actualidad afecten a nuestros sentimientos de seguridad y protección, y que, a menos que hagan un esfuerzo consciente para ir más despacio y mantenerse más centradas, son muchas las personas que sienten que la vida se vive con más rapidez que nunca.

Michelle se ha deshecho finalmente de las pastillas para dormir. Todas las noches, antes de acostarse, hace sus posturas de yoga, una forma de calmar el cuerpo y permitir que la mente desacelere su ritmo. Mientras lentamente va desarmando las tensiones del cuerpo, percibe los problemas no resueltos del día. Cuando termina de practicar yoga, hace algunas anotaciones de lo que quiere resolver al día siguiente, y luego cierra el cuaderno, lo mete en el cajón de la mesita de noche, y pone a dormir sus preocupaciones. En un principio Michelle se había resistido a tomarse un tiempo para reducir su velocidad diaria, pero en el transcurso de las sesiones se dio cuenta de que estaba viviendo la vida como si ésta se tratara de una crisis tras otra, de una presión tras otra. Apenas se daba tiempo para respirar, y mucho menos para descansar o dormir. Pero entonces comenzó a encontrar pequeños momentos para aminorar esa velocidad, disfrutar más y descansar cuando se sentía cansada. Se dio cuenta de que tomarse un tiempo durante el día le daba una idea de lo que su cuerpo necesitaba, y ahora le encanta el lujo del ritual que sigue cada noche antes de acostarse. Cuando no tiene tiempo para hacer varias posturas, tan sólo una sencilla torsión le basta para sentirla como un bálsamo relajante para el cuerpo. Le sigue costando meditar, pero con técnicas basadas en el cuerpo ha comenzado a desenmarañar años de tensión y, en vez de dar vueltas y vueltas entre las sábanas, consigue calmarse con más facilidad y dormir más profundamente.

Es posible que no dormir tenga una función o un propósito. En cada individuo aparecen los signos de desequilibrio o de angustia de manera diferente. Cada vez más y en un número mayor de personas, el malestar profundo se muestra en forma de insomnio. Carl Jung (1973) habló del síntoma como de un símbolo de algo que está sucediendo en nuestra conciencia, y afirma que somos «demasiado propensos a considerar como un mero "síntoma" un producto [del inconsciente] que en realidad puede estar lleno de significado». Existe algo que nos desvela o nos mantiene despiertos durante toda la noche y que podríamos contemplarlo como una señal de una necesidad o de un deseo más profundo. Muchos de mis «insomnes» consideran que tienen poco tiempo para ellos mismos durante el día y que es, quizás, cuando se despiertan a medianoche el único momento en que realmente no trabajan o atienden a las obligaciones familiares. Ésta podría ser la forma que tiene el «alma» de tomarse un tiempo personal, un tiempo silencioso de reflexión, algo que nos perturba hacer como un hábito diario.

Mi insomnio me estaba demandando que aprendiera el modo de equilibrar y tranquilizar mi cuerpo, de administrarme la energía más cuidadosamente, de conocer y trabajar mi mente, de escuchar mis emociones con compasión, y de conseguir que mi vida tuviera un mayor contexto espiritual. Al ir descubriendo esas capas, poco a poco, mi sueño fue convirtiéndose en la prueba de lo que sucedía en mi vida, y moverme hacia una mayor dicha y equilibrio se ha reflejado en un sueño más agradable y más fácil. Cuando mi sueño se ve perturbado, sé que algo va mal y que puedo trabajar para resolver lo que me preocupa.

Cada uno de los clientes cuyas historias aparecen en este libro ha hecho un viaje que podríamos, de algún modo, llamar espiritual. Han emprendido unas prácticas que les han proporcionado calma, comunicación y, en última instancia, transformación.

Gary vino al curso de yogaterapia porque tenía un tipo de depresión unida a una apatía extrema, sueño inquieto y aletargamiento matutino. Poco después su hija empezó a compartir con él los problemas de sueño: cada vez le costaba más quedarse dormida, y por las mañanas la veía cada vez más atontada mientras batallaba por prepararse para ir al colegio. Gary comenzó psicoterapia, y también prácticas de ciclismo, de correr, y unas posturas de yoga matutinas que hicieron que mejorara su circulación, y a eso añadió una meditación diaria. Todo ello originó en él una serie de cambios positivos que le ayudaron a abordar aquello que le estaba agobiando. Comenzó a sentirse más receptivo cuando se enfrentaba a las empresas de selección de personal y, finalmente, pudo encontrar un nuevo trabajo más estimulante. Más motivado, Gary empezó a sentirse más dichoso, más conectado con su familia, y a dormir mejor. A medida que Gary se sentía más alegre, notó un cambio general en su familia: su hija comenzó a dormir toda la noche y a despertarse con más energía.

Aquello que experimentamos en nuestra propia curación lo transmitimos a quienes nos rodean. Cuando las personas nos cuidamos bien –más allá del cuidado personal, de los lujos y de los deseos más profundos–, solemos dormir mejor. Como afirmaba el Dr. Jim Horne, a quien menciono en la Introducción del libro, «cuando las personas son más felices duermen mejor». De este modo se crea un ciclo virtuoso. Es un placer y un honor ayudar a las personas a crear este tipo de autocuidados.

El trabajo curativo como un servicio significativo, incluso sagrado

Terapeutas, médicos, profesores de yoga y especialistas en terapias mente-cuerpo, mientras ayudan a una persona a conciliar el sueño, llegan a convertirse en unos auténticos *sabuesos* que tratan de detectar dónde se origina la alteración. Nosotros también nos convertimos en *maestros y entrenadores,* impartimos información actual y técnicas para ayudar a mitigar, calmar y descansar a nuestros alumnos, y también para movilizar su energía siempre que sea necesario. Asimismo, ejercemos con ellos el papel que los padres desempeñan con sus bebés: les ayudamos a aprender a calmarse ellos mismos, ofreciéndoles unas técnicas explícitas, pero también les enseñamos algo, idealmente, a través de la tranquilidad con la que los recibimos. Les ayudamos de igual modo a percibir que es seguro soltarse y sentirse «sostenido» en brazos del sueño. Por otra parte, nos convertimos en unos expertos intérpretes de aquello que la tensión, la inquietud y el insomnio les transmite acerca de sus vidas. Podemos abrirles interrogantes e invitarles a encontrar por sí mismos las respuestas. A través de las diferentes secciones de este programa, orientamos a la persona para que pueda reconocer diversos aspectos de sí misma, perciba su propio equilibrio o desequilibrio y lo utilice como una señal de que tiene que hacer ciertos cambios.

Ayudar a los demás a sanarse y sanarnos a nosotros mismos es una forma de dar sentido a la vida. De niña, recibí una sencilla enseñanza espiritual de mis padres. «Deja todo mejor de lo que lo encontraste». Yo lo interpreté como: «Participa positivamente en el mundo que te rodea, de la manera que puedas». También me enseñaron que si tienes salud todo lo demás es más fácil, de modo que ésa es una manera fundamental de mejorar el mundo, y no es un lujo. Cuando me enfrenté a un insomnio terrible, tuve claro que no quería pasarme la vida atiborrándome a pastillas, que tenía que haber una mejor manera de enfrentarme a él. Así que me puse a buscarla. Y el resultado está aquí, en estas páginas.

Mis padres me enseñaron también que si en esta vida das y recibes amor tendrás una vida plena, llena de las riquezas que realmente cuentan. Es posible que te sientas muy comprometido con la llamada de la vida a ayudar a los demás, o puede que simplemente te hayas encontrado con ello y consideres ese aspecto en tu práctica profesional. Las técnicas y los enfoques de este libro te ofrecen una manera de mejorar tu propio bienestar, además de aportar algo valioso a la vida de los demás.

Cuando empieces a usar las prácticas de este libro, aprenderás nuevas herramientas o las redefinirás y desarrollarás tus propias habilidades. Las prácticas de los asanas te ayudan a sintonizar con la tensión y a la liberación del cuerpo, lo cual permite sentir lo que necesitas para dormir bien y vivir días llenos de energía. Practicando las diferentes técnicas de este libro, aprenderás cómo moverte para sentirte relajado o más enraizado, o a activar el cuerpo en los momentos adecuados del día y así poder sentir más el impulso de dormir. Prestando atención a las sensaciones físicas de tu cuerpo, serás más consciente de lo que les sucede a tus clientes y alumnos, y así podrás ver y sentir lo que necesitas para trabajar con ellos mejor. Cuando practiques los ejercicios de respiración (pranayama) y los sientas en tu propio cuerpo, podrás sentir sus efectos en tu propia circulación, en tu ritmo cardíaco y en tu estado mental, y serás una mejor guía para los demás, ya que comprenderás los cambios que sienten y detectar si ellos los han captado. Lo mismo sucede con las herramientas mentales y emocionales: cuando practicas la meditación, no sólo transmites palabras a tus clientes, también la riqueza que significa alcanzar en un estado de relax y conciencia. Las personas que meditan captan ese sentido y lo transmiten en su forma de hablar, de enseñar, de comunicarlo. De igual modo, contactar con las emociones, compasiva e internamente, significa ser más compasivos y aceptar a nuestros clientes de manera más paciente, o bien de manera más restrictiva, según sea necesario. No dejando de lado las dificultades, nos volvemos más ecuánimes, y eso permite a quienes nos rodean ser ellos mismos, lo que ya en es muy relajante. Y cuando contemplamos lo que hacemos en favor de los demás como una forma de servir, de dar sentido a la vida y de, simplemente, formar parte del compromiso humano, mejoramos en todo ello, nos comportamos menos influidos por el ego y, en última instancia, somos más eficaces en el proceso de curación.

Con la práctica te conviertes en un sanador más sutil. Después de un tiempo de utilizar las diferentes herramientas, de observar tus propias respuestas, usarlas con tus clientes y observar cómo responden a las prácticas, serás tan experto en ellas que te volverás más intuitivo con respecto a lo que das y cuándo lo das. Si trabajas con todas esas herramientas, al igual que cualquier artesano u operario, tu manera de usarlas y tu capacidad serán más precisas y magistrales, y podrás enseñar y guiar a otros con gran confianza, compasión y atención.

La bendición entre el maestro y el alumno

ॐ सह नाववतु ।

सह नौ भुनक्तु ।

सह वीर्यं करवावहै ।

तेजस्वि नावधीतमस्तु मा विद्विषावहै ।

ॐ शान्तिः शान्तिः शान्तिः ॥

Om Saha Naav[au]-Avatu |
Saha Nau Bhunaktu |
Saha Viiryam Karavaavahai |
Tejasvi Naav[au]-Adhiitam-Astu Maa Vidvissaavahai |
Om Shaantih Shaantih Shaantih ||

Significado:

Om, que Dios nos proteja a ambos (maestro y alumno) en el viaje del despertar de nuestro Conocimiento),

que Dios nos alimente a ambos (con esa fuente de Conocimiento que nutre la vida en el despertar),
que podamos trabajar juntos con energía y vigor (limpiándonos nosotros mismos con ese flujo de energía que permite la manifestación del Conocimiento),
que nuestro estudio sea esclarecedor (llevándonos hacia la Esencia auténtica que subyace en todo), y no dé lugar a la hostilidad (restringiendo la comprensión de la Esencia a tan sólo una particular manifestación),
Om, paz, paz, paz (estar presente en los tres niveles: *Adhidaivika*, *Adhibhautika* y *Adhyatmika*).

Referencias

ARNAUD, M. J.: «The pharmacology of caffeine». /Fortschritte Der Arzneimittelforschung/Progres Des Recherches Pharmaceutiques, 1987. Publicado en: www.researchgate.net/publication/19830348_The_pharmacology_of_caffeine

BENSON, H. y KLIPPER, M. Z.: *The Relaxation Response*. Quill, Nueva York, 2001. (Traducción al español: *Relajación*. Pomaire, 1977).

BROWN, B.: Conferencia TED: «The Power of Vulnerability», 2010. Disponible en: www.ted.com/talks/brene_brown_on_vulnerability

BROWN, R. R. y GERBARG, P. L.: *The Healing Power of the Breath: Simple Techniques to Reduce Stress and Anxiety, Enhance Concentration, and Balance Your Emotions*. Shambhala, Boston, 2012.

BUYSSE, D. J.: «Insomnia». *Journal of the American Medical Association*. 2013; 309, 7, 706-716.

CHANG, A., AESCHBACH, D., DUFFY, J. F. y CZEISLER, C. A.: «Evening use of light-emitting eReaders negatively affects sleep, circadian timing, and next-morning alertness». *Proceedings of the National Academy of Sciences*. 2014; 112, 4, 1232-1237. doi:10.1073/pnas.1418490112.

Dreams: «The 2016 UK Sleep Survey Results». 2016 Publicado en Internet: www.dreams.co.uk/sleep-matters-club/sleep-survey-uk-2016

EMERSON, D.: *Trauma-Sensitive Yoga in Therapy: Bringing the Body into Treatment*. W.W. Norton & Company, Nueva York, 2015.

Feuerstein, G., (n.d.): *Yoga and Yoga Therapy.* Publicado en Internet: www.iayt.org/default.aspx?page=YogaAndYogaTherapy

—: G.: *The Path of Yoga: An Essential Guide to Its Principles and Practices,* 2011. (Traducción al español: *La tradición del yoga. Historia, literatura, filosofía y práctica.* Herder, Barcelona, 2013).

—: *The Psychology of Yoga: Integrating Eastern and Western Approaches for Understanding the Mind.* Shambhala, Boston, 2014.

Frawley, D.: *Ayurvedic Healing: A Comprehensive Guide.* Lotus Press, Twin Lakes, WI, 2000. (Traducción al español: *Salud Ayurveda.* Ediciones Ayurveda, 2012).

—: *Ayurveda and the Mind: The Healing of Consciousness.* Motilal Banarsidass, Delhi, 2005. (Traducido al español: *Ayurveda y la mente: La sanación de la conciencia.* Ayurmed ,15 de noviembre de 2011).

—: *Yoga and Ayurveda: Self-Healing and Self-Realization.* Motilal Banarsidass, Delhi, 2013. (Traducido al español: *Yoga y Ayurveda. Autosanación y autorrealización.* Ediciones Ayurveda, 2002).

Frawley, D., Ranade, S., y Lele, A.: *Ayurveda and Marma Therapy: Energy Points in Yogic Healing.* Lotus Press, Twin Lakes, WI, 2003. (Traducción al español: *Ayurveda y la terapia de marma: Los puntos energéticos en la sanación yóguica.* Ediciones Ayurveda).

Gerbarg, P., y Brown, R.: «Sudarshan Kriya yogic breathing in the treatment of stress, anxiety, and depression: Part I – Neurophysiologic model». Artículo publicado en *The Journal of Alternative and Complementary Medicine.* 2005;11, 1, 189-201.

Hanh, T. N.: *How to Love.* Rider, Londres, 2016. (Traducción al español: *Cómo amar.* Editorial Kairós, 2016).

Härle, D.: *Trauma-Sensitive Yoga.* Singing Dragon, Londres, 2017.

Hauri, P. y Linde, S. M.: *No More Sleepless Nights.* Wiley, Nueva York, 1996. (Traducción al español: *Cómo acabar con el insomnio.* Medici, 1992).

Havens, C. M., Grandner, M. A., Youngstedt, S. D., Pandey, A. y Parthasarathy, S.: «International variability in the prevalence of insomnia and use of sleep-promoting medications, supplements and other substances». Trabajo publicado en: *Sleep* 2017; 40 (Suppl 1), A117-A118.

HERMAN, J. L.: *Trauma and Recovery.* Basic Books, Nueva York, 1992. (Traducción al español: *Trauma y recuperación*. Espasa Hoy, 2004).

HORNE, J.: Sleepfaring: *A Journey Through the Science of Sleep.* Oxford University Press, Oxford, 2007.

—: *Sleeplessness: Assessing Sleep Need in Society Today*. Cham, Palgrave Macmillan, 2016.

IYENGAR, B. K. S.: *Light on Yoga*. Schocken Books, Londres, 1995. (Traducción al español: *La luz del yoga*, Kairós, 2013).

JUDITH, A.: *Wheels of Life: A User's Guide to the Chakra System.* Llewellyn Publications, St. Paul, MN, 1987. (Traducción al español: *Las ruedas de la vida*, Arkano Books, 2017).

JUNG, C. G.: *Psychological Types.' In Collected Works of C.G. Jung:* The First Complete English Edition of the Works of C.G. Jung. Routledge, Londres, 1973. (Traducción al español: *Tipos psicológicos.* Trotta, 2013).

KARL, L.: «Compassionate presence: Teaching Trauma-Sensitive Yoga». *Yoga Therapy Today*, Septiembre, 2012; 20-22. Publicado en Internet: https://mettayoga.files.wordpress.com/2011/10/ytt-summer-insight.pdf.

KHALSA, S. B. y Gould, J.: *Your Brain on Yoga: A Harvard Health Book.* Harvard University, 2012. Publicado en Internet en: www.harvardhealthbooks.org/wp-content/uploads/2013/03/YourBrainOnYogaSampleChapter.pdf

KOAY, J.: *Science & Philosophy of Teaching Yoga & Yoga Therapy. Sun Yoga Press*, 2012.

LAD, V.: *Textbook of Ayurveda: A Complete Guide to Clinical Assessment* (vol. 2). Ayurvedic Press. UK edition, Albuquerque, 2007. (Traducción al español: *Curación Ayurveda*, Gaya).

LASATER, J.: *Relax and Renew: Restful Yoga for Stressful Times.* Rodmell Press, Berkeley, CA, 2011.

Levine, P. A.: *Waking the Tiger: Healing Trauma.* North Atlantic Books, Berkeley, CA, 1997.

—: *Healing Trauma: A Pioneering Program for Restoring the Wisdom of Your Body.* Sounds True, Boulder, CO, 2008. (Traducción al español: *Sanar el trauma.* Neo-Person, 2013).

—: *In an Unspoken Voice: How the Body Releases Trauma and Restores Goodness.* North Atlantic Books, Berkeley, 2010. (Traducción al español: *En una voz no hablada.* Alma Lepik, 2013).

Mariposa, B.: *Mindfulness Playbook: How to Bring Calm and Happiness into Your Daily Life.* Hodder & Stoughton, Londres, 2018.

Mason, H.: *Mechanisms of pranayama: how respiratory physiology can refine your teaching. Yoga Therapy To*day, Spring, 2017.

Mason, H. y Birch, K. (eds): *Yoga for Mental Health.* Handspring Publishing, Edimburgo, 2018.

Murphy, P. J. y Campbell, S. S.: «Nighttime drop in body temperature: a physiological trigger for sleep onset». *Sleep* 1997; 20, 7, 505-511. doi: 10.1093/ sleep/20.7.505.

Myss, C. M.: *Anatomy of the Spirit: The Seven Stages of Power and Healing.* Bantam Books, Sydney, 1997. (Traducción al español: *Anatomía del espíritu.* RBA, Barcelona, 2006).

National Sleep Foundation (n.d.): *Sleep Diary.* Publicado en Internet en: https://sleepfoundation.org/sites/default/files/SleepDiaryv6.pdf

Olivelle, P.: *Upaniṣhads.* Oxford University Press, Oxford, 1998. (Traducción al español [version bilingüe]: *Upaniṣhads.* Penguin Clásicos, 2019).

Oliver, M.: *Wild Geese.* Selected Poems. Bloodaxe, Tarset, 2004.

Rogers, C. R.: *On Becoming a Person: A Therapist's View of Psychotherapy.* Houghton Mifflin, Boston, 1961. (Traducción al español: *El proceso de convertirse en persona: Mi técnica terapéutica.* Paidós Ibérica, Barcelona, 2000).

Rosenberg, M. (): *Nonviolent Communication: A Language of Life.* Puddle Dancer Press, Encinitas, CA, 2003. (Traducción al español: *Comunicación no violenta,* Akanto, 2016).

Roth, T., Coulouvrat, C., Hajak, G., Lakoma, M.D. *et al.*: *Prevalence and perceived health associated with insomnia based on DSM-IV-TR; International Statistical Classification of Diseases and Related Health Problems, Tenth Revision; and Research Diagnostic Criteria/International Classification of Sleep Disorders.* Second Edition criteria: results from the America Insomnia Survey.' *Biological Psychiatry* 2011; 69, 6, 592-600.

Shannahoff-Khalsa, D.: *Kundalini Yoga Meditation: Techniques Specific for Psychiatric Disorders, Couples Therapy, and Personal Growth.* Norton, Nueva York, 2006.

Shearer, A: (trans. y ed.) *The Yoga Sutras of Patanjali.* Bell Tower, Nueva York, 2002. (Traducción al español: *Los Yoga Sutras de Patanjali.* Integral Yoga).

Sleep Council (2017): Great British Bedtime Report. Publicado en Internet: https://sleepcouncil.org.uk/wp-content/uploads/2018/04/The-Great-British-Bedtime-Report-2017.pdf.

St-Onge, M., Mikic, A. y Pietrolungo, C. E.: *Effects of diet on sleep quality. Advances in Nutrition,* 2016; 7, 5, 938-949. doi:10.3945/an.116.012336.

Stiles, M.: *Ayurvedic Yoga Therapy.* Lotus Press, Twin Lakes, WI, 2010.

—: *Structural Yoga Therapy: Adapting to the Individual.* Weiser Books, *San Francisco,* CA, 2013.

Streeter, C., Gerbarg, P. y Saper, R.: *«Yoga therapy associated with increased brain GABA levels and decreased depressive symptoms in subjects with major depressive disorder: a pilot study». BMC Complementary and Alternative Medicine,* 2012; 12, Suppl 1, P31. Doi:10.1186/1472-6882-12-S1-P31.

Weintraub, A.: *Yoga for Depression.* Broadway Books, Nueva York, 2004.

Wong, C. K., Marshall, N. S., Grunstein, R. R., Hibbs, D. E., *et al.* (2016): «*Spontaneous adverse event reports associated with zolpi-*

dem». Research in Social and Administrative Pharmacy 12, 5, e24. doi:10.1016/j.sapharm.2016.05.062

Wong, C. K., Marshall, N. S., Grunstein, R. R., Ho, S. S., *et al.*: «*Spontaneous adverse event reports associated with zolpidem in the United States 2003-2012*». *Journal of Clinical Sleep Medicine,* 2017; 13, 2, 223-234. doi:10.5664/ jcsm.6452.

Acerca de la autora

Lisa Sanfilippo es profesora titulada de yoga, psicoterapeuta, escritora, investigadora y experta en yogaterapia para el tratamiento del insomnio.

Con más de 20 años de experiencia, habiendo superado ella misma un insomnio incapacitante, sus tratamientos ayudan a dormir mejor a miles de personas mediante ejercicios de yoga y de su programa de bienestar cuerpo-mente. Su trabajo, basado en la experiencia, es práctico y está bien documentado. Lisa ha trabajado con atletas, empresarios, actores, padres estresados, personas mayores y niños, y todos ellos han usado sus métodos con gran éxito.

Graduada en la rama de ciencias en la Universidad de Brown, con un máster en la London School of Economics, Sanfilippo se formó como psicoterapeuta en el Centre for Counselling and Psychotherapy Education de Londres, y completó sus estudios con un máster de investigación en Yoga y Psicoterapia transpersonal en colaboración con la Northampton University. Es también profesora titulada y formadora de docentes en el centro Triyoga, en Reino Unido; en The Life Center; terapeuta yóguica titulada en IAYT, y también ha sido profesora adjunta en el Minded Institute. En la actualidad, a través del programa de diplomatura de yogaterapia Yogacampus, dirige e imparte módulos de capacitación y de formación profesional continua.

Lisa Sanfilippo ha creado un curso en Internet: Sleep Recovery Yoga (www.sleeprecoveryyoga.com) y ofrece diversos cursos metodológicos orientados a profesores. También imparte cursos a empresas, profesionales médicos y a personas que desean incorporar en su trabajo clínico los principios de la yogaterapia en el tratamiento de los problemas del sueño y del insomnio, y ayuda a empleados y clientes a mejorar el descanso, el buen rendimiento del sueño y el bienestar.

Índice analítico

Índice